口腔外科小手术操作指南

Manual of Minor Oral Surgery for the General Dentist

原著第 2 版

原　著　[美] Pushkar Mehra

　　　　Richard D' Innocenzo

主　译　胡开进

副主译　丁宇翔　薛　洋

中国出版集团

世界图书出版公司

西安　北京　广州　上海

图书在版编目（CIP）数据

　　口腔外科小手术操作指南 /（美）梅赫拉（Mehra, P.），（美）因诺森（Richard D' Innocenzo）著；胡开进译 . —西安：世界图书出版西安有限公司，2016.6
　　书名原文：Manual of Minor Oral Surgery for the General Dentist
　　ISBN 978-7-5192-1284-1

　　Ⅰ . ①口… 　Ⅱ . ①梅… ②因… ③胡… 　Ⅲ . ①口腔外科手术 – 指南 　Ⅳ . ① R782.05-62

　　中国版本图书馆 CIP 数据核字（2016）第 085038 号

版权贸易登记号　　25-2016-0109

Manual of Minor Oral Surgery for the General Dentist. 2nd Edition / by Pushkar Mehra, Richard D' Innocenzo / ISBN: 9781118432150

口腔外科小手术操作指南

原　　著	[美] Pushkar Mehra　Richard D' Innocenzo	
主　　译	胡开进	
责任编辑	刘小兰　邵小婷	

出版发行	世界图书出版西安有限公司
地　　址	西安市北大街 85 号
邮　　编	710003
电　　话	029-87233647（市场营销部）
	029-87234767（总编室）
传　　真	029-87279675
经　　销	全国各地新华书店
印　　刷	陕西金和印务有限公司
开　　本	787mm×1092mm　1/16
印　　张	19.75
字　　数	400 千字
版　　次	2016 年 6 月第 1 版
印　　次	2016 年 6 月第 1 次印刷
书　　号	ISBN 978-7-5192-1284-1
定　　价	138.00 元

☆如有印装错误，请寄回本公司更换☆

译者名单

主　译：胡开进

副主译：丁宇翔　薛　洋

译　者：（以姓氏笔画为序）

马　洋（第四军医大学口腔医学院）

王天珏（沈阳军区第 202 医院）

王维戚（第四军医大学口腔医学院）

王静娟（第四军医大学口腔医学院）

邓天阁（第四军医大学口腔医学院）

刘　川（第四军医大学口腔医学院）

刘　平（第四军医大学口腔医学院）

孙湘钊（中国人民解放军第 205 医院）

李　元（贵州省人民医院）

李亚娣（宁夏医科大学口腔医学院）

李国威（第四军医大学口腔医学院）

宋子健（第四军医大学口腔医学院）

张述寅（第四军医大学口腔医学院）

张博伦（西安交通大学第一附属医院）

陈江浩（西安交通大学第一附属医院）

莫静珍（第四军医大学口腔医学院）

贾　森（中国人民解放军 96111 部队医院）

黄　薇（西安北环医院）

原著作者名单

Louay Abrass, DMD

Hussam Batal, DMD

Jeffrey Bennett, DMD

Thomas C.Bourland, DDS, MS

Andrew Bushey, DMD, MD

Serge Dibart, DMD

Marianela Gonzalez, DDS

Pamela Hughes, DDS

Diana Jee-Hyun Lyu, DMD

Kyle Kramer, DDS, MS

Patrick J.Louis, DDS, MD

Michael Miloro, DMD, MD, FACS

David C.Stanton, DMD, MD, FACS

Omar Abubaker, DMD, PhD

Dale A. Baur, DDS

George Blakey, DDS

Frederico Brugnami, DDS

Alfonso Caiazzo, DDS

Thomas R. Flynn, DMD

Cesar A. Guerrero, DDS

Jason Jamali, DDS, MD

Antonia Kolokythas, DDS, MSc

Din Lam, DMD, MD

David W. Lui, DMD, MD

Daniel Oreadi, DDS

译者序

口腔外科学是现代口腔颌面外科学的重要组成部分，近年来发展和变化较快，在口腔医学中的重要性也越来越显著。口腔外科学是一门古老的学科，但在我国起步较晚，参考书目屈指可数，经典的指导用书更是少之又少，而以牙及牙槽外科为主的口腔外科小手术又是口腔门诊最常见的临床操作。因此，国内广大口腔医生迫切需要一本针对口腔外科门诊小手术操作的专业实用的指导用书。

本书第1版主编 Karl Koerner 教授，是美国著名的口腔外科专家和教育家，长期从事口腔外科的临床和教学工作，曾多次到我国各地参加志愿者活动。本人于2007年底在美国波士顿参加全美口腔年会时亲自聆听了 Koerner 教授有关牙拔除的专题讲座。在交流过程中发现，Koerner 教授不仅学识渊博，而且临床经验丰富，非常注重临床细节，有很多值得我们学习的地方。我们将该书第1版翻译成中文后在我国出版，受到了广大口腔医生的欢迎。2016年本书在第1版的基础上，根据口腔外科的发展及读者反馈的建议，对内容进行了更新，新增了很多内容。我们团队也在第一时间将本书第2版进行了翻译，以最快的速度将最新的理念及知识传递给广大口腔临床工作者。本书较其他临床操作指导用书更贴近临床，浅显易懂，旨在通过对口腔外科治疗中常见的临床操作进行详细的介绍，使广大口腔临床工作者能够较快地掌握口腔外科临床操作的相关知识，具有很强的实用性和指导性。

鉴于中美医学文化方面的差异，为适合我国口腔临床工作者的使用，本书在翻译过程中对以下细节进行了相应的改动：将美国医疗急救电话911改为120；将牙医、牙科诊所、牙医学院、牙科学会相应地改为口腔医生、口

腔诊所、口腔医学院和口腔医学会；将各类计量单位及药物名称根据我国标准进行了相应换算和改动；对未引进国内的药物，以药物的英文商品名表示，并对药物的用途进行了说明；对操作器械，也根据国内习惯，进行了相应的命名，同时对国内还未使用的器械，均以英文名表示，并对其用途进行了叙述。

本书的翻译由第四军医大学口腔医院口腔外科团队完成，其中绝大部分均由在读的博士或硕士研究生翻译，本人对他们在繁重的学习、科研及临床工作中抽出宝贵的时间按时完成了各自章节的翻译表示感谢，并由衷地感谢在本书翻译中给出建议和帮助的专家、教授，感谢在本书文字处理中做了大量工作的张林林女士，感谢世界图书出版西安有限公司的大力支持。

本书的第 8 章至第 12 章由丁宇翔副教授校对，其他章节由本人校对，最后由本人及薛洋博士对全书进行了整体文字校对。由于译者的专业、时间和能力有限，包括知识水平的限制及理解上的偏差，甚至每次翻译都有不同的理解，书中可能存在一些错漏和不足，我们真诚地希望同仁和读者们给予批评指正，以便及时修订更正！

第四军医大学口腔医院口腔外科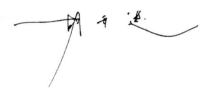

前　言

　　本书是为对口腔外科感兴趣的口腔科医生编写的一本指导手册,旨在帮助这些医生更快、更顺利、更简单、更安全地完成手术过程。本书以简洁、易懂的语言介绍了口腔外科手术的基本原则、病例选择、手术步骤、并发症防治等细节问题,因此,也是口腔专业学生必不可少的工具书。

　　口腔科医生拥有的外科专业知识和技术程度不同,有些人通过综合医疗、军事、毕业后再教育或者受到有经验医生的传授等途径获得了大量的经验和知识,而另外一些人则仅是在学校学习期间获得了极少量的相关指导和培训。本书可以缩小经验不同医生之间的差距,并且为对口腔外科感兴趣的临床医生提供详细的相关知识和信息。

　　本书综述了某些外科领域的临床操作步骤和原则,使口腔医生可以根据已经建立的治疗标准进行操作。读者应具备口腔解剖、医生和患者体位、术中软硬组织保护等方面的基础知识和技能,以及初步的临床管理能力。因此,作者(全部是相关领域的著名专家)直接介绍相关操作步骤,并分享了多年来积累的经验,以提高读者的信心和能力。另一方面,很多时候患者应被转诊至专科医生以获得更好的处理。本书可以帮助读者更清楚地了解每个步骤的实施标准,更准确地了解自己的诊治能力和范围。

郑重声明

　　本书提供了药物的准确适应证、副作用和疗程剂量，但有可能发生改变。读者须阅读药商提供的外包装上的用药信息。作者、编辑、出版者或发行者对因使用本书信息所造成的错误、疏忽或任何后果不承担责任，对出版物的内容不做明示的或隐含的保证。作者、编辑、出版者或发行者对由本书引起的作何人身伤害或财产损害不承担任何责任。

目　录

第 1 章 术前评估与病史

Dale A. Baur, Andrew Bushey, Diana Jee-Hyun Lyu

在外科手术之前对所有患者的全身状况进行初步的临床检查和评估是非常关键的。即便是一个非常简单的小手术，包括临床检查及病史在内的术前评估都是非常重要的。准确的术前评估可以帮助医生制订治疗方案，准确预判手术风险及术后并发症等。而忽视术前评估可以导致并发症的发生，甚至导致患者死亡。因而在所有手术之前，必须依据患者的主诉、现病史、临床检查、影像学检查（如全口曲面断层片等），才能做出准确的诊断。

一、病 史

在进行初步的临床检查和诊断之前应先仔细询问患者的病史。有经验的医生通过询问病史就可以判断患者是否能够接受手术或需要修改手术方案。口腔医生还应预判诊室现有的医疗设备和水平能否安全地为患者实施手术，并且不能影响术后伤口的正常愈合。术前应对所有手术患者使用详细的、标准的、统一的方法进行评估，只有这样才能减少或避免并发症的发生。患者病史应每年更新一次，应特别注意有没有新增加的疾病史或临床症状。

让患者如实填写一份包含了所有常见医疗问题的病史调查问卷表（表 1.1），通过问卷表收集的信息即可确定患者的病史。口腔医生应仔细审阅该问卷表，并应重点注意患者存在的医疗问题及既往的病史。若发现患者回答的问题存在矛盾或不同时间的问卷调查表存在差异，则必须仔细询问，明确原因。口腔科制订的问卷调查表应包含患者的病史、手术史、社会史（吸烟、酗酒和吸毒）、家族史、药物过敏史。若发现问题，可咨询患者的私人或社区保健医生。如果患者因认知障碍不能准确提供病史，可向其监护人和（或）家人询问。应仔细询问患者是否使用抗凝剂、糖皮质激素、治疗高血压药物或其他药物，对女性患者还应询问是否怀孕，如果不确定，可以通过尿液检查（人绒毛膜促性腺激素）快速确诊。此外还应询问患者是否有药物或其他口腔材料（如乳胶等）的过敏史。病史调查表中应包含重要的脏器系统，如心血管系统、中枢神经系统、呼吸系统、内分泌系统及肝和肾系统等。

表 1.1　病史问卷表

患者姓名：_____　　　　出生日期：_____

医生姓名：_____　　　　电　　话：_____

请尽可能完整地回答以下问题：

1. 你认为自己健康吗？　　　　　　　　　　　　　是　　　　　否
2. 目前或近几年内是否接受过医生的治疗？　　　　是　　　　　否
   如果是，请写明详细的治疗情况：_____
   _____
3. 是否服用过药物，包括避孕药？　　　　　　　　是　　　　　否
   请详细写明药物名称及服用目的：_____
   _____
4. 是否患有或者曾经患有心脏病或血液疾病？　　　是　　　　　否
5. 是否曾被告知存在心脏杂音？　　　　　　　　　是　　　　　否
6. 是否因心脏问题而需要在治疗前服用抗生素？　　是　　　　　否
7. 是否患有或者曾经患有高血压？　　　　　　　　是　　　　　否
8. 是否感染人类免疫缺陷病毒或是艾滋病患者？　　是　　　　　否
9. 是否曾患有肝炎或其他肝脏疾病？　　　　　　　是　　　　　否
10. 是否曾患有风湿热_____哮喘_____血液系统疾病_____
   糖尿病_____风湿病_____关节炎_____结核_____
   性传播疾病_____心脏病发作_____肾脏疾病_____
   免疫系统疾病_____其他疾病_____
   如果是，请详述_____
   _____
11. 是否很容易出血？
12. 是否曾对药物存在异常反应或过敏，包括以下药物？
   青霉素_____　　　　布洛芬_____
   阿司匹林_____　　　　可待因_____
   对乙酰氨基酚_____　　巴比妥类药物_____

   是否正在服用下列药物？
   抗生素_____　　　　洋地黄或治疗心脏病的药物_____
   硝酸甘油_____　　　　抗凝药物_____
   阿司匹林_____　　　　抗组胺药_____
   镇静药_____　　　　口服避孕药_____
   胰岛素_____
13. 是否容易晕倒？　　　　　　　　　　　　　　　是　　　　　否
14. 是否曾对牙科治疗材料或局麻药有反应？　　　　是　　　　　否
15. 是否对局麻药过敏？　　　　　　　　　　　　　是　　　　　否
16. 是否有其他过敏反应？　　　　　　　　　　　　是　　　　　否
   如果是，请详述：_____
   _____

术前评估与病史 第 1 章

17. 是否曾有精神失常或接受过精神治疗?	是	否
18. 是否曾对酒精或药物成瘾?	是	否
19. 女性：是否在孕期?	是	否
是否在哺乳喂养期?	是	否
20. 牙齿现在是否感到疼痛?	是	否
21. 上次看牙的时间：		
22. 上次看牙的医生：		
23. 你的牙是否影响全身健康?	是	否
24. 你的牙龈是否出血或敏感?	是	否
25. 是否曾服用食欲抑制药物?	是	否
26. 是否吸烟?	是	否
如果是，每日吸多少支?		
27. 是否饮酒?	是	否

如果是，多长时间喝一次?

我保证对上述问题回答的准确性。由于我医疗状况或者用药的改变都会影响牙科治疗，所以我同意在以后的诊疗过程中告知医生任何变化，并理解这样做的重要性。

签名（患者，法定监护人或患者委托人）：_____　　　日期：_____

1. 心血管系统

当代社会心血管疾病患者越来越多，最常见的是高血压，并且有些患者并不知道自己患有该病。最近研究表明近 1/3 的美国人患有高血压（收缩压 >139 mmHg 或舒张压 >89 mmHg）。另有 1/4 的美国人患有正常高值血压（收缩压 120~139 mmHg，舒张压 80~89 mmHg）[2]。对有心血管疾病史的患者，在手术过程中应常规监测生命体征（表 1.2）。

反复多次测量患者的收缩压和舒张压仍然是诊断和分级（表 1.2）高血压的金标准。如果发现患者血压高于正常血压，则应告知患者的私人或社区保健医生对其进行评判或处理。对这类患者在进行手术时，应常规监测血压。另外还可以对该类患者使用抗焦虑治疗。如果患者血压很高（收缩压 >200 mmHg 或舒张压 >110 mmHg[2]）

表 1.2 血压分级

血压分级	收缩压 （mmHg）	舒张压 （mmHg）
正常	<120	<80
正常高值血压	120~139	80~89
1 级高血压	140~159	90~99
2 级高血压	≥160	≥100

则应停止口腔治疗，并建议患者进行内科或急诊处理。

充血性心力衰竭多发生于老年患者，典型症状是呼吸困难、端坐呼吸、疲劳及下肢水肿。对刚刚发作的或尚未控制的充血性心力衰竭患者应停止手术，经药物治疗有效控制后方可手术。

在现代社会，冠状动脉疾病的患者越来越多。持续渐进性冠状动脉狭窄会打破心肌供氧和耗氧的平衡，进而导致心肌缺氧。在手术过程中，患者因劳累、心理压

3

力或紧张焦虑都会引起心肌需氧量急剧升高。一旦发生心肌缺血，就会引起胸骨下部疼痛，并且疼痛可向上肢、颈部或下颌放射。另外，患者还可能出现出汗、呼吸困难及恶心呕吐等症状。口腔医生可能会遇到不同类型的冠状动脉疾病史患者，如心绞痛、心肌梗死、冠状动脉支架植入、冠状动脉搭桥等。在牙槽外科手术前，对这类患者进行术前评估的重要因素是准确评估患者的心脏功能状态。对患者心脏功能状态可通过患者日常生活的代谢当量（MET）进行量化分析。代谢当量的定义是指人体在休息时的代谢率 [休息时的氧气消耗量，大约为 3.5 mL/（kg·min）]。2 个 MET 表示人体因活动而消耗的氧气量为休息时的 2 倍（表 1.3）[3]。如果是能够进行轻微活动（4 个或 4 个以上 MET，能够以 4.8~6.4 km/h 的速度步行或轻度家务劳动）的患者，可行常规的牙槽外科治疗，而不会引起心脏病发作。但是对那些症状不稳定的患者（新出现的或不稳定的胸前区剧痛，未控制的充血性心力衰竭）应在病情稳定之后再进行口腔治疗。

心脏节律紊乱常伴有充血性心力衰竭或冠状动脉疾病。老年患者最常见的心律不齐疾病是心房颤动。这些患者经常长期服用大量不同类型的抗凝药物。口腔医生应当熟悉这些药物的药效和作用机制。因牙槽外科多为治疗时间短、创伤较小的手术，所以这类患者不需要停药即可手术，但术前应该检查其凝血功能。如果口腔医生认为术前应调整抗凝药物用法或停药，则应请内科医生会诊。

心律不齐的患者往往佩戴或植入心脏起搏器和（或）植入式除颤仪。目前尚

表 1.3 日常活动代谢当量表

活动名称	MET
轻度体力活动	<3
睡觉	0.9
写字、办公、打字	1.8
轻度家务劳动（洗盘子、做饭、叠被子）	2~2.5
步行速度 4 km/h 以上	2.9
中度体力活动	3~6
步行速度 4.8 km/h 以上	3.3
骑车速度 16 km/h 以下	4.0
花园园林工作	3.5~4.4
高强度体力活动	>6
慢跑	8.8~11.2
打篮球	11.1

无以上患者不能行口腔治疗的报道，此类患者也不需要预防性使用抗生素。但使用某些仪器会对佩戴或植入的设备产生干扰（如电凝电刀等），所以对这类患者应避免使用此类设备。

口腔医生应重点关注如何预防亚急性细菌性心内膜炎等心血管疾病。

如果现有的设备和技术无法保证心血管疾病患者安全实施手术，应建议患者转诊至口腔颌面外科专科医生和（或）有条件的医疗机构进行治疗。

2. 呼吸系统

呼吸系统疾病多发生于老年患者，随着年龄的增长，其肺活量、肺容量及肺功能均逐渐下降，表面肺泡气体交换量也会减少。

口腔医生最常遇到的呼吸系统疾病是哮喘。哮喘是炎性分泌物覆盖支气管引起的阵发性支气管狭窄，多由化学刺激、呼吸道感染、过敏反应、紧张或以上某些因

素综合引起，表现为气喘和呼吸困难。这类患者术前评估的重要内容是仔细询问其诱发因素、发病频率和严重程度，使用的药物名称及药物治疗效果。发病的严重程度可以通过询问发病时是否需要急救、住院及插管等确定。应特别询问是否有阿司匹林过敏史，因为哮喘患者对非甾体类抗炎药过敏的概率非常高。另外哮喘患者常需使用 β_2 受体兴奋喷剂，局部或全身使用激素及白三烯抑制剂，因此口腔医生在术前应了解以上药物的作用机制，要注意因紧张及焦虑而引起的支气管痉挛是诱发哮喘的关键因素之一，此外接受激素类药物治疗的患者，其肾上腺分泌常受到抑制。一旦患者出现呼吸道感染或患有运动性哮喘，应停止手术。如患者的哮喘未得到有效控制，应请专科医生会诊并行肺功能测试。

在美国，慢行阻塞性肺疾病的致死率排名第四，由于该疾病患者气管丧失弹性，同时因气管黏膜水肿、呼吸道过度分泌及支气管痉挛而引起气管阻塞。这类患者在早、中期常表现为呼吸困难、长期咳嗽，且有大量浓痰，并常因呼吸道感染而使病情持续恶化。

慢行阻塞性肺疾病的病程可从轻度症状到晚期必须通过鼻导管吸氧维持。口腔医生必须注意这类患者应保持低氧血症，而不是高二氧化碳血症状态。

慢行阻塞性肺疾病的患者如果病情控制欠佳或晚期，应停止常规手术。对长期使用激素的患者应在术前增加激素剂量；对吸烟的患者最好是术前停止吸烟 4~8 周，因停止吸烟 72 h 后虽会降低二氧化碳浓度水平，但会使分泌物暂时性增加。如果仍然无法确定能够对患者安全进行手术

时，应对患者进行血气检测、肺功能检测及专科医生会诊。

3. 中枢神经系统

随着年龄增长，患者会因大脑萎缩而引起记忆减退，严重的表现为老年痴呆。对出现认知能力减退的患者，应使用精神状况测试表对患者精神状态进行评估（表 1.4）[3-4]。

有脑血管意外病史的患者通常对周围变化非常敏感，并且长期使用抗凝剂和抗高血压药物，对这类患者应在病情有效控制后才可手术。术前应评估并记录患者的基本精神状况。

癫痫患者也比较常见，在进行手术之前，应询问并记录其癫痫发作情况，包括癫痫发作的频率，最近一次发作的临床表现，以及能够有效控制病情的药物。术前应仔细询问患者服用抗癫痫药物（如丙戊酸钠和卡马西平）的剂量。手术过程中抗癫痫药物的使用剂量不能低于正常量，最好稍高于正常服用量。

4. 肝脏和肾脏系统

肾功能和其他系统一样会随年龄的增长而逐渐衰退。30 岁以后，由于肾脏的血循环量和肾小球滤过功能逐渐降低，肾功能会以每年 1% 的速度衰退，这将导致药物半衰期的延长和肾脏排出代谢药物的能力下降。对肾脏疾病患者，应避免使用经肾脏代谢的药物，或调整其剂量避免药物中毒。可以通过检测患者的肌酐清除率计算出合适的用药剂量。对于肾衰竭的患者应特别注意避免使用对肾脏有损害的药物（如非甾体类抗炎药）。

术前要特别注意肾透析的患者。因肾透析需要在患者手臂上建立动静脉通路，

表 1.4 精神状态测试表

（通过 11 道有关认知能力的问答题测定患者的精神状态，共计 30 分）

分段	问题	得分
定位感		
时间定位（5 分）	现在几点了？	1 分
	今天是星期几？	1 分
	今天是几号？	1 分
	现在是几月？	1 分
	今年是哪一年？	1 分
空间定位（5 分）	你现在在哪？	1 分
	这是什么地方？	1 分
	这里的地址是什么？	1 分
	你在哪个城市？	1 分
	你在哪个省？	1 分
记录		
记忆力	连续说出 3 个物体的名字（每秒 1 个），然后让患者复述这 3 个物体的名字。记录患者能说出几个及花费时间	1 分
注意力和推算	简单计算题连续出 7 道（对 5 题即可）	每对 1 题得 1 分（5 分）
远期记忆	再说出以上 3 种物体的名称	3 分
语言		
识别并说出两种物体的名称	手表和钢笔	2 分
重复	按顺序重复说出以上两种物体名称	1 分
听懂指令	能够听懂并完成以下指令："右手拿起一张纸，然后对折，再放在地上"	3 分
写一个完整句子	能够写出一个比较通顺的语句	1 分
自己复述并完成	闭上眼睛	1 分
复制图表	画出两个五角星	1 分
总分	30	
得分	**结果**	**痴呆**
30~29	正常	
28~26	临界认知障碍	
25~18	患有认知障碍	可以确诊
<17	严重认知障碍	严重痴呆

故口腔医生不能使用患者手臂进行静脉输液和测量血压。口腔治疗最好选择在透析治疗隔日实施。此时用于透析的肝素已代谢完毕，另外患者的血容量、电解质及生理代谢也均处在最佳状态。

由于肾脏等器官移植的患者需要长期

大量服用免疫抑制剂，常导致患者的免疫功能低下，容易发生发展迅速的牙源性感染，严重的可危及生命，所以在进行口腔治疗前应预防性使用抗生素。

引起肝损伤的常见病因是肝炎或酗酒。这类患者由于肝脏功能降低常导致凝血因子和血小板减少，此外由于脾脏功能亢进会大量消耗血小板，所以患者术后容易发生出血。因此在手术前应检查该类患者的凝血功能，检测指标包括部分凝血酶原时间或凝血酶原时间及血小板计数，应使其凝血因子和血小板处于适当水平。此外还应常规进行肝功能检查。除出血风险外，由于肝功能下降会导致肝代谢的药物半衰期延长，因此在重复用药时要根据患者的肝功能状况调低药物的剂量。

5. 内分泌系统

口腔患者中最常见的内分泌疾病是糖尿病。糖尿病被分为胰岛素依赖型（1 型）和非胰岛素依赖型（2 型）。1 型糖尿病患者通常从童年或青年就开始发病，其病因是胰岛素生成细胞的自身免疫性破坏。2 型糖尿病是由脂肪组织过量导致的胰岛素抵抗所致。

口腔医生在手术前应了解糖尿病患者降糖药物的使用方式和规律，并了解患者的血糖水平。如果患者血糖控制不佳，则在术前 2~3 个月通过检测患者的糖化血红蛋白来评估其血糖水平。目前临床上常用的胰岛素包括短效、中效和长效制剂。口腔医生应了解患者使用胰岛素制剂的种类、起效时间、药物达到峰值的时间和作用时间。如果因手术导致患者进食时间改变，就必须调整用药剂量以防止发生低血糖，如何调整最好请教患者的经治医生。

术前应常规检查患者血糖水平。由于患者发生低血糖的危险更大，手术过程中及术后宁愿让患者的血糖水平稍高。

肾上腺皮质疾病可导致肾上腺功能不全。肾上腺功能不全的初级症状包括虚弱、体重减轻、疲劳及皮肤和黏膜色素沉着，其最常见原因是长期治疗性使用糖皮质激素类药物（也叫继发性肾上腺功能不全）。慢性长期使用类固醇的特征包括满月脸、水牛背和皮肤变得薄而半透明。理论上讲，这类患者由于长时间手术而无法合成更多的肾上腺素应对心理及生理上的压力，会导致低血压和腹部疼痛。实际上这种情况非常罕见，因为可以让患者在手术前使用适量的激素，既可避免该情况的发生，并且副反应很小。

最常见、最典型的甲状腺疾病是甲状腺功能亢进症，简称甲亢，这类患者在进行手术时可能会发生甲状腺危象。甲亢的原因是血清三碘甲状腺原氨酸（T_3）和甲状腺素（T_4）增高。甲亢多见于弥漫性甲状腺肿大、多结节性甲状腺肿及甲状腺腺瘤患者。甲状腺激素分泌过多的症状包括头发稀疏易断、皮肤色素沉着、多汗、心动过速、心悸、体重减轻和情绪不稳。突眼症（眼球后脂肪增多使眼球凸出）是弥漫性甲状腺肿的典型表现。通过直接或间接实验室检查，如发现甲状腺素增高即可明确诊断。

甲亢患者可通过使用甲状腺素抑制剂抑制甲状腺素的合成和释放，或手术切除甲状腺，以及 [131]I 放射治疗法。未治疗或未经正确治疗的甲亢患者可能会发生甲状腺危象。甲状腺危象是指大量先前合成的甲状腺激素突然释放进入血液，其早期症状包括心神不定、恶心、腹部痉挛，随后出现高烧、多汗和心动过速，甚至心力衰竭。如不及时发现并适当及时治疗，患者会变得衰弱、血压降低，并有猝死可能。

通过完整地收集病史和细致的临床检查，口腔医生就有可能及时确诊那些未被发现的甲亢患者。临床检查包括甲状腺的视诊和触诊。如果患者有甲亢病史，应禁止触诊甲状腺，因为单纯的触摸激惹就可能诱发甲状腺危象。甲亢患者在术前应对其状况进行评估。

治疗后控制良好的甲状腺疾病患者可行口腔诊疗。但如果发现患者有口腔感染，特别是患者有典型的甲亢症状时，应告知其内分泌科医生。如果怀疑患者的甲亢尚未完全治愈，应禁止使用阿托品和含有较高肾上腺素浓度的制剂[5]。

口腔医生能够早期发现那些未知情的甲状腺功能减退症患者。甲状腺功能减退症，简称甲减，其早期症状包括疲劳、便秘、体重增加、声音嘶哑、头痛、关节痛、月经不调、水肿、皮肤干燥、头发和指甲变脆。如果症状轻微，无须更改已制订的口腔治疗计划[1]。

6. 孕 妇

对已经怀孕的患者，不仅要注意患者，还应重点注意胎儿。因药物或射线可能会导致胎儿畸形，这类患者除急诊手术外，其他手术最好在分娩后实施。若急需手术，应告知患者使用药物或手术治疗都存在风险。美国食品药品监督管理局根据药物可能对胎儿造成的影响将其分为 A、B、C、D、X 共 5 类。A 类最安全，最可能致畸的是 D 和 X 类，如需使用 B 和 C 类药物，应严格控制使用剂量（表 1.5）[6]。

孕妇在进行口腔治疗时相对安全的药物有对乙酰氨基酚、可待因、青霉素、红霉素及头孢类抗生素。阿司匹林和布洛芬可能引起产后出血及动脉导管早闭，应避免使用[7]。应避免治疗时让患者长时间处于仰卧位，因孕妇仰卧位时会压缩盆腔静脉并限制静脉血液回流。通常情况下，孕妇怀孕 4~6 个月时，口腔治疗相对安全[8]。

二、检 查

1. 全身及实验室检查

术前应常规检测患者的生命体征（血

表 1.5　孕妇用药类别

类别	定义	举例
A	人体研究未发现对胎儿有风险	
B	动物实验无风险，但人体研究尚未证实无风险	阿莫西林、阿莫西林克拉维酸钾（安灭菌）、头孢氨苄、羟考酮、利多卡因、昂丹司琼
C	动物实验有副作用，无人体研究结果，但是潜在的益处大于风险	氢可酮、肾上腺素、芬太尼、阿替卡因
D	人体研究证实对胎儿有风险，但是潜在的益处大于风险	阿司匹林、布洛芬、咪达唑仑、劳拉西泮、地西泮
X	研究显示对胎儿有异常和（或）明确的风险，且风险大于益处	

压、脉搏、呼吸频率、体温、脉搏血氧饱
和度；表1.6），它既可作为判断患者是
否健康的标准，也可作为判断疾病变化的
基线。将以上数据测量后进行记录。测量
脉搏最常用的方法是触诊患者腕部的桡动
脉。如发现脉搏减弱或不规则，应先咨询
患者的社区或私人医生，根据具体情况确
定是否实施口腔手术。可通过患者 1 min
内的呼吸次数确定其呼吸频率，该方法也
可提供患者呼吸功能的信息，如在测量呼
吸频率时，观察患者呼吸是否吃力、是否
规律、是否存在其他异常声（如哮鸣音等）。

除以上提到的指标外还应收集患者
的其他信息，如身高和体重，因患者使
用的药物剂量需要通过体重来确定。体重
指数是用于确定患者肥胖程度的工具（表
1.7）。肥胖患者患冠状动脉疾病、糖尿病、
阻塞性睡眠呼吸暂停综合征的风险明显
增加。

多数患者口腔手术前无须进行实验室
检查，但是有化疗史的患者除外。因化疗
药物不仅作用于恶性肿瘤，还会严重影响
造血系统。化疗后患者的白细胞和血小板
数量均有可能减少，术后有可能会引起伤
口感染和（或）大量出血。所以术前应检
查这些患者的白细胞和血小板数量。如果
数值较低，应延期手术或改变治疗方案（如
输入血小板，提高抗感染能力等）。

表 1.6　成年患者生命体征指标

	正常	过高	过低
脉搏	60~100/min	>100/min	<60/min
呼吸频率	12~18/min	>25/min	<12/min
体温	37℃	>38.3℃	<36℃
氧饱和度	97%~100%		<94%

表 1.7　世界卫生组织定义的体重指数

类别	体重指数	患其他疾病的风险
体重不足	<18.5	低
正常	18.5~24.9	中
超重	≥ 25	中
肥胖前期	25.0~29.9	略高
肥胖Ⅰ级	30.0~34.9	高
肥胖Ⅱ级	35.0~39.9	更高
肥胖Ⅲ级	≥ 40.0	非常高

2. 头颈部检查

口腔医生临床上重点检查的部位是口
腔、面部和头颈部，如其他部位有异常也
应仔细检查。检查方法是望、触、叩、听。
此外还应对患者皮肤进行检查，查看头颈
部和其他部位暴露的皮肤是否存在病变，
要通过触诊检查下颌下及颈部淋巴结。检
查患者头发是否正常、面部是否对称、眼
球的动度、眼结膜的颜色及脑神经的功能。
应重点检查口内情况，包括口咽部、舌、
口底及口腔黏膜，查看这些部位的组织是
否存在病变及病变范围。

术前还应对患者的颞下颌关节功能进
行检查，包括测量最大开口度、侧方移动
度及关节区的触诊。张口受限患者会增加
口腔手术的难度。此外，如果患者存在关
节疼痛，应告知患者口腔手术有可能使疼
痛感增加。最后，如果患者需手术的疾病
包含有疼痛症状，术前应评估疼痛的等级。
疼痛通常被分为10级，0级代表无痛，10
级表示患者从未经历过的剧痛。

对所有异常的情况均应记录在患者病
历中。对可疑病变应活检或转至有条件的
医疗单位进行活检。应高度重视黏膜的红
色和白色病变，一经发现应进一步确诊（图
1.1~1.4）。

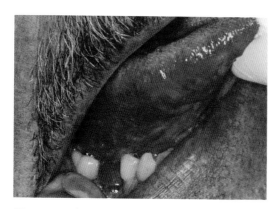

图 1.1　口内见舌腹部原位癌

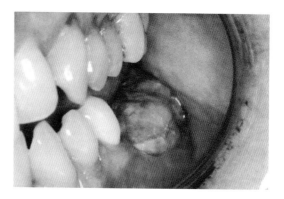

图 1.2　左下颌骨中央型巨细胞肉芽肿

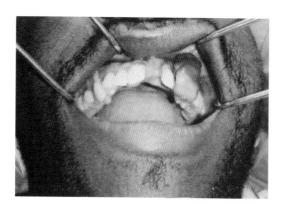

图 1.3　左上颌骨化脓性肉芽肿

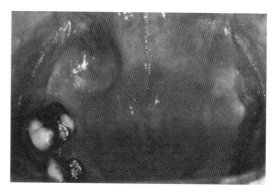

图 1.4　上腭部低分化多形性腺癌

三、结　论

一个慎重的有责任心的口腔医生必须全面了解患者现在和过去的身体状况，因这些信息不仅会对治疗的安全性产生重要影响，还会影响患者今后的口腔健康状况。

参考文献

1. Becket DE. Preoperative medical evaluation: Part 1: general principles and cardiovascular considerations. Anesthesia Progress, 2009, 56(3): 92–103.

2. Pickering TG, Hall JE, Appel L J, et al. Recommendations for blood pressure measurement in humans and experimental animals. Hypertension, 2005, 45: 142–161.

3. Simmons BB, Hartmann B, Dejoseph D. Evaluation of suspected dementia. American Family Physician, 2011, 84(8): 895–902.

4. Becker DE. Preoperative medical evaluation: part 2: pulmonary, endocrine, renal and miscellaneous considerations. Anesthesia Progress, 2009, 56(4): 135–145. Contemporary Oraland Maxillofacial Surgery. 4th ed. St. Louis: Mosby, 2003.

5. Ainsworth BE, Haskell WL, Whitt MC, et al. Compendium of physical activities. Medicine and Science in Sports and Exercise, 2000, 32: S498.

6. Pregnancy categories for prescription drugs, FDA Drug Bulletin. FDA, Washington DC, 2008.

7. Little J, Falave D, Miller C, et al. Oental management of the medically compromised patient. 6th ed. St. Louis: Mosby, 2002.

8. Malamed SE Orr DL. Medical emergencies in the dental office. 6th ed. St. Louis: Mosby Elsevier, 2007.

（莫静珍 译，胡开进 审）

第2章 伴全身性疾病患者的处理

David W. Lui, David C. Stanton

通过进行针对性的病史收集及临床检查之后，一旦确定患者应采取手术治疗，医生就应将注意力转向患者的全身性疾病。明确患者全身性疾病的严重程度既能预判手术风险，又能确定是否对治疗计划进行修改。只有这样才能为有全身性疾病的患者提供安全的口腔治疗保证。本章的目的是为口腔医生在门诊处理伴有全身性疾病的患者提供帮助。

一、心血管疾病

1. 冠状动脉粥样硬化性心脏病

冠状动脉粥样硬化性心脏病（简称冠心病）主要表现为冠状动脉硬化及狭窄。冠状动脉的这种结构变化通常是因动脉粥样硬化引起。动脉粥样硬化是血小板和胆固醇在血管内长期缓慢沉积所致。通常情况下，人体在休息时心肌耗氧量已接近最大值；为了满足因活动而增加的耗氧量，常通过增加血流量来维持所需的血红蛋白水平。冠心病常导致血流量增加的能力下降，表现为心绞痛或急性冠脉综合征。稳定型心绞痛的临床典型表现是心前区持续性疼痛，长达5~15 min，疼痛可放射至左上臂、颈部、下颌骨，疼痛经休息或舌

下含服硝酸甘油后缓解。急性冠脉综合征是指因心肌缺血引起的一系列临床症状，包括不稳定型心绞痛、非ST段抬高的心肌梗死及ST段抬高的心肌梗死。不稳定型心绞痛的症状与稳定型心绞痛的症状相似，只是发作的频率和强度增加了，疼痛时间常在15 min以上，并且发作的因素并非劳累或紧张引起，休息或舌下含服硝酸甘油不能缓解疼痛。不稳定型心绞痛的预后更差，且易在短期内发生心梗。非ST段抬高的心肌梗死是由冠状动脉血流部分阻塞引起，ST段抬高的心肌梗死是由冠状动脉血流完全阻塞及严重的心肌大面积缺血引起。

美国心血管学会和（或）美国心脏协会于2007年发布的心血管患者在心脏围术期的评估及非手术的治疗指南，可作为处理心血管疾病患者在口腔外科门诊手术的依据[1]。根据该指南可确定患者能否安全承受口腔外科手术，若发现手术有可能危及患者生命安全，应转给口腔颌面外科医生或住院治疗。缺血性心脏病患者的风险程度由以下3个因素确定。

■ **心脏病的严重程度**

心脏病在急性发作期的风险程度最高，对此类患者应进行心脏检查及治疗，

口腔手术应推迟：

- 冠脉综合征：冠脉综合征处于急性期（7 d内）或近期（1个月内）发生过心肌梗死。
- 失代偿性心力衰竭：突发或晚期心力衰竭。
- 严重的心律失常：严重的房室传导阻滞、心律失常并伴有临床症状、未控制的室性心律失常。
- 严重的心脏瓣膜病：严重的主动脉瓣或二尖瓣狭窄。

■ **口腔外科手术大小及难度**

大型口腔颌面外科手术的难度及大小相当于头颈部手术，是引发心脏病发作的中等程度的风险因素，风险发生率为1%~5%。

口腔小手术及牙周手术相当于表皮手术或门诊手术，诱发心脏病的风险很低，发生率小于1%。

■ **患者病情的稳定性及心肺功能状况**

若患者在不出现任何临床症状的情况下，不能完成4个代谢当量（MET）以上的体力活动时，会增加心血管疾病发作的风险。1个MET是指体重为70 kg的40岁男性在休息时氧的消耗量。人体的心肺功能状态可分为4个等级：好（>10个MET）、较好（7~10个MET）、一般（4~7个MET）、差（<4个MET）。

若患者的心肺功能状态处于差的等级，且伴有以下一个或多个中等程度的临床风险因素时，在围术期可通过使用β受体拮抗剂控制心率，最好在术前进行心脏功能测试或请心脏病专家会诊：①心脏病史；②曾有心力衰竭或代偿性心力衰竭病史；③脑血管病史；④糖尿病；⑤肾功能不全。

心脏功能测试内容包括心电图、超声心动图、心脏负荷试验、核影像或心血管造影。由于局麻药中的血管收缩药可引起突发的心动过速或心律失常，对缺血性心脏疾病患者还可引起血压升高，因而最好使用不含血管收缩剂的局麻药。如果必须使用含有血管收缩剂的局麻药，但患者又有中度程度的临床风险因素且又服用非选择性β受体拮抗剂时，在30~40 min的手术期内可给予0.036 mg肾上腺素[相当于2支1.8 mL安瓿（含有1/100 000肾上腺素的利多卡因）]，注射时应避免误入血管。为了缓解患者的压力可口服具有镇静作用的地西泮或吸入笑气（一氧化二氮）。

曾行经皮冠状动脉介入手术的患者，无论是否放入支架，术后常需要长期服用抗凝药物以避免冠状动脉再次发生栓塞（常用的方法是氯吡格雷与阿司匹林的联合治疗），因此口腔手术后应注意局部的止血措施。

若患者在手术中发生急性心肌梗死，应停止手术，尽快对患者进行急救处理，并实施以下急救方案：①呼叫120；②记录并用心电监护仪监测患者的生命体征；③静脉注射吗啡以缓解疼痛，并降低交感神经的兴奋性；④通过面罩给氧；⑤若无禁忌，应舌下含服硝酸甘油0.4 mg，每隔5 min可重复给药1次，共3次；⑥325 mg阿司匹林，咀嚼服用；⑦其他治疗措施，如转院后行溶栓处理或心脏手术治疗。

2. 充血性心力衰竭

充血性心力衰竭是由于心室或瓣膜功能异常、神经内分泌失调等导致的心输出量不足。

引起充血性心力衰竭的原因如下：

- 心肌收缩力受损（收缩功能障碍，其典型特征是左心室射血分数降低）。
- 心肌僵硬度增加或心肌扩张受限（舒张期功能障碍，通常情况下左心室射血分数正常）。
- 其他心脏疾病，包括阻塞性或反流性瓣膜病、心内分流、心律失常。
- 心脏功能不能满足外周血容量及新陈代谢的需求。

左心衰导致的肺血管栓塞可引起肺水肿、劳力性呼吸困难、端坐呼吸、阵发性夜间呼吸困难及心室肥大。右心衰常导致全身静脉瘀血、四肢凹陷性水肿及颈静脉怒张。

美国心血管学会和（或）美国心脏协会将充血性心力衰竭分为 4 个阶段，并确定不同阶段所采取的不同治疗方法[2]：

- A 阶段：患者发生充血性心力衰竭的风险很高，但心脏没有实质性的损害，也没有充血性心力衰竭的临床症状。
- B 阶段：患者有实质性的心脏病损，但没有充血性心力衰竭的临床症状。
- C 阶段：患者有实质性的心脏病损，并且曾出现或现在出现了充血性心力衰竭的临床症状。
- D 阶段：患者患有内科难治愈的充血性心力衰竭，需要其他特殊治疗。

纽约心脏协会根据临床症状及体力活动的情况将充血性心力衰竭分成 4 级[3]：

- I 级：体力活动不受限，不会引起心力衰竭的临床症状。
- II 级：体力活动轻度受限，可引起呼吸困难。
- III 级：体力活动明显受限，可引起明显呼吸困难。
- IV 级：休息时即出现心力衰竭症状，体力活动加重心力衰竭症状。

如前所述，代偿性心力衰竭（I 级）的风险程度是中等，而失代偿性心力衰竭（II ~ IV 级）风险程度很高。若患者出现急性失代偿性充血性心力衰竭时，应停止口腔手术，这是因为患者在围术期出现严重并发症（急性心肌梗死、不稳定型心绞痛）及死亡的风险很高。处理充血性心力衰竭患者的主要目的是在围术期降低心脏的前、后负荷，预防心肌缺血及避免心律失常，以维持正常的心输出量。超声心动图是测量左心室射血分数、观察左心室结构及心脏瓣膜病变的首选方法。用于缺血性心脏病患者的血管收缩剂的使用方法及减压方案也可用于充血性心力衰竭患者。

3. 心脏瓣膜病

心脏瓣膜病常增加心房和心室长期性的容量和压力负荷，引起心房和心室特征性的变化及改建。

主动脉瓣狭窄是老年患者中最常见的瓣膜异常，是由正常的主动脉瓣进行性钙化及狭窄引起。主动脉瓣二叶瓣畸形是最常见的先天性主动脉瓣狭窄的病因。患有严重主动脉瓣狭窄（主动脉瓣面积小于 $1\ cm^2$）的患者，典型临床症状是心绞痛、晕厥及充血性心力衰竭。

主动脉瓣反流是由主动脉根部扩张造成的，由结缔组织病（如马方综合征或感染性心内膜炎）引起，其临床症状常发生在左心室肥厚及充血性心力衰竭之后，由心功能障碍引起，其症状有呼吸困难、阵发性夜间呼吸困难、端坐呼吸及心绞痛。

二尖瓣狭窄主要是风湿性心脏病的后

遗症，临床表现主要有左心房增大、肺动脉高压、心房颤动、肺源性心脏病、呼吸困难及心绞痛。

二尖瓣反流早期可以表现为急性或慢性。急性二尖瓣反流可由感染性心内膜炎或急性心肌梗死导致的腱索或乳头肌断裂引起。慢性二尖瓣反流可由风湿性心脏病、二尖瓣脱垂、马方综合征或埃勒斯 – 当洛斯综合征（Ehlers-Danlos Syndrome）引起。慢性二尖瓣反流的临床表现为肺水肿、低血压、呼吸困难及疲劳等。

超声心动图可诊断心脏瓣膜病，并可对心脏瓣膜病的严重程度进行分级，且对判断心室的功能非常重要。有劳力性症状的心脏瓣膜病患者不宜在门诊进行口腔手术。对心脏瓣膜病患者的围术期处理应请教心脏病专家。通常对有瓣膜反流病变患者的处理方法是维持适度的心动过速、足够的前负荷及收缩力和降低后负荷。对有瓣膜狭窄病变的患者需要维持正常的窦性心律或轻度的心动过缓，加重前负荷、收缩力和后负荷[4]。

人造心脏瓣膜可以是无机的或生物的。无机瓣膜植入者应终身使用抗凝药物（如华法林钠片等），而植入生物瓣膜（取自牛或猪）者可在术后3个月停用抗凝药。

如何在围术期内处理接受抗凝治疗（如华法林）的患者取决于患者发生血栓、心血管意外的风险，以及手术的大小及难度，这将在本章的后部分进行说明。

由于感染性心内膜炎造成心脏状况严重受损的风险很高。因此，美国心脏协会建议对表2.1中所列的情况应预防性使用抗生素[5]：

- 人工心脏瓣膜植入史。
- 感染性心内膜炎病史。
- 先天性心脏病：①未治疗的先天性心脏病患者，包括使用姑息分流器及导管的患者；②通过外科手术植入人工材料完全修复先天性心脏病，手术半

表2.1　2007美国心脏协会指南建议的预防用药表[1]

患者状况	药物	给药方案：术前30~60 min 单次剂量	
		成人	儿童
可口服用药者	阿莫西林	2 g PO	50 mg/kg PO
不能口服用药者	阿莫西林	2 g IM 或 IV	50 mg/kg IM 或 IV
	头孢唑林或头孢曲松钠	1 g IM 或 IV	50 mg/kg IM 或 IV
对阿莫西林过敏者	头孢氨苄	2 g PO	50 mg/kg PO
	克林霉素	600 mg PO	20 mg/kg PO
	阿奇霉素或克拉霉素	500 mg PO	15 mg/kg PO
对阿莫西林过敏且不能口服用药者	头孢唑林或头孢曲松钠	1 g IM 或 IV	50 mg/kg IM 或 IV
	克林霉素	600 mg IM 或 IV	20 mg/kg IM 或 IV
	磷酸盐		

PO：口服；IM：肌内注射；IV：静脉注射

年以内者；③先天性心脏病患者在心脏手术后修补或邻近部位出现缺损者。

- 接受心脏移植的患者。

头孢菌素不能用于对青霉素类药物过敏的患者。

4. 心律失常

心律失常通常分为缓慢性心律失常、室上性心动过速及室性心律失常三大类。由于心律失常的诊断是通过 12 导联心电图的检查来确定的，因此在口腔外科手术过程中，对患有心律失常的患者进行心电监护非常有用。术前还应让患者按常规继续使用抗心律失常药。若手术当中发生突发的心律失常，应立即按照高级生命支持的方法进行急救并立即呼叫 120。

5. 高血压

高血压是通过测量血压的数据进行分级的[6]：

- 正常：收缩压 <120 mmHg，舒张压 <80 mmHg
- 正常高值血压：收缩压 120~139 mmHg 或舒张压 80~89 mmHg
- 高血压 1 级：收缩压 140~159 mmHg 或舒张压 90~99 mmHg
- 高血压 2 级：收缩压 160~178 mmHg 或舒张压 100~109 mmHg
- 重度高血压：收缩压 ≥ 180 mmHg 或舒张压 ≥ 110 mmHg
- 恶性高血压：高血压合并靶器官受损（高血压脑病、高血压心力衰竭、高血压肺水肿及高血压肾衰竭）

当患者血压 <180/110 mmHg 时，可常规进行口腔小手术，手术引起严重后果的可能性很低。当血压 ≥ 180/110 mmHg 而患者又没有高血压症状时，应请内科医生会诊并进行高血压治疗 1 周后再手术。若患者为重度高血压并伴有临床症状或为高血压危象时，应停止常规手术，对患者血压进行急诊处理后再根据具体情况确定是否手术。对血压未被控制的高血压患者，在术中及术后应注意疼痛、感染及出血等问题，如出现以上问题应立即处理，且术中应进行血压及心电监护，建立静脉通道，术中最好使用镇静方法，若有异常，应请内科医生会诊。高血压患者是否能进行口腔手术的关键指标是术后的好处是否大于潜在的风险。

二、肺部疾病

1. 哮　喘

哮喘是指支气管对各种刺激的过度反应，并伴可逆性气流受限。尽管哮喘是可逆的，但长期慢性气管炎的临床表现仍然是哮喘的临床特征。气道反应过度即支气管的高敏感性，也可见于慢性支气管炎、肺气肿、过敏性鼻炎、呼吸道感染等疾病。哮喘的临床表现为气短、胸闷、咳嗽、呼吸哮鸣音、辅助呼吸及呼吸音减弱或消失。通气功能检测能辅助诊断及客观评价哮喘的严重性及对治疗的效果 [第一秒用力呼气量（FEV_1），FEV_1 占用力肺活量的比值]。如果最大呼气量减少，且低于正常值的 80% 表明病情加重。此时，可通过吸入支气管扩张药治疗哮喘。哮喘患者的术前处理为继续使用哮喘药物，基本的治疗药物（如类固醇激素喷雾剂、茶碱、白三烯调节剂及色甘酸钠）能够改善气道内环境。急救药物（β 受体激动剂、抗胆碱能类）

能快速缓解急性支气管痉挛。通常医生在选用哮喘药物时多遵循以下原则：

- 短效 β 受体激动剂（如沙丁胺醇）
- 皮质类固醇（如氟替卡松）
- 长效 β 受体激动剂（如沙美特罗）
- 白三烯受体拮抗剂（如孟鲁司特）

2. 慢性阻塞性肺疾病

慢性阻塞性肺疾病分为慢性支气管炎和肺气肿两大类。慢性支气管炎通常由吸烟或各类呼吸道感染引起，其特征是不可逆的气道阻塞、长期慢性气道刺激、黏液分泌过多及支气管炎。肺气肿的特征是肺泡破坏及肺泡弹性减退，最终导致肺泡体积过度增大。肺气肿通常是由吸烟或 α_1 胰蛋白酶抑制剂不足引起。慢性阻塞性肺疾病的特征是二氧化碳潴留及慢性血氧不足，继续发展可导致肺部以外脏器的并发症，如恶病质、肺动脉高血压及肺源性心脏病。目前国际公认的慢性阻塞性肺疾病的严重程度是根据患者的肺活量的测定结果而定。当 FEV_1 占用力肺活量比值 <0.7 时即可诊断为肺气肿。慢性阻塞性肺疾病的严重程度由 FEV_1 决定[7]：

- 轻度：$FEV_1 \geq 80\%$ 预计值
- 中度：$FEV_1 50\% \sim 79\%$ 预计值
- 重度：$FEV_1 30\% \sim 49\%$ 预计值
- 极重度：$FEV_1 < 30\%$ 预计值

术前应让患者继续使用治疗慢性阻塞性肺疾病的药物，重点注意麻醉问题，避免使用笑气，因笑气可在肺泡内积聚导致肺泡过大，过大肺泡有可能破裂引起气胸。另外需要注意患者氧气的使用问题，理论上讲患者的呼吸由低氧驱动。因此，对肺动脉高血压及肺源性心脏病患者门诊供氧的条件是血氧饱和度 $<90\%$ 时。

过去认为慢性阻塞性肺疾病患者二氧化碳潴留是由低氧驱动呼吸引起的，然而现在的研究表明慢性阻塞性肺疾病患者呼吸衰竭时，给予高浓度氧，患者血中二氧化碳水平反而升高[8]。因此，对于这些患者应使用低浓度鼻导管或面罩给氧，而不是高浓度快速给氧。

三、内分泌系统疾病

1. 糖尿病

糖尿病分为 1 型糖尿病和 2 型糖尿病。1 型糖尿病是胰岛素分泌缺乏引起，由于体内缺乏胰岛素，机体细胞不能正常摄取葡萄糖，导致高糖血症、脂肪分解、蛋白水解及酮体形成。2 型糖尿病主要是由于胰岛素抵抗作用及胰岛素分泌相对不足引起的。2 型糖尿病通常不易发生酮症酸中毒，因血液中的胰岛素浓度足以抑制生酮反应。糖尿病患者早期临床表现为多尿、口渴、多食。因糖尿病会引起患者机体的微血管及大血管发生病变，从而导致相应的靶器官受损（如心血管疾病、脑血管疾病、肾病、神经病变及视网膜病变），因此，对糖尿病患者在术前还应评估因糖尿病所致的机体靶器官受损程度。可通过了解患者目前的空腹血糖浓度、糖化血红蛋白（HbA1c）、是否发生低血糖及酮症酸中毒，以及使用降糖药物的名称、剂量、方法及次数等，以评估患者血糖控制的状况。若血糖控制较差，易发生术后伤口愈合延迟及感染。糖尿病患者在手术及麻醉期间，可因胰高血糖素释放而引起胰高血糖症及机体分解代谢增加，而引起术中一系列并发症（如脓毒血症、低血压、血容量减少及酸中毒等）。1 型糖尿病患者易发生糖尿病酮症酸中毒；2 型糖尿病患者易发生高渗性非酮症高血糖综合征，偶可发生酮症酸中毒。

手术当天应检测患者的血糖浓度，若低于 2.2 mmol/L，术前应给予葡萄糖；若超过 11.1 mmol/L，表明血糖控制较差；若超过 19.4 mmol/L，应先治疗糖尿病，待血糖浓度控制后，再进行手术。

若为局麻手术且患者术后进食不受任何影响，用于治疗糖尿病的药物的使用方法不做任何调整。若患者是通过静脉镇静等方式进行麻醉时，因术前需要禁食，因而应对治疗糖尿病药物的使用方法做以下调整[9]：

- 手术当天停用所有口服降糖药物。术前停用口服降糖药，而停用时间取决于药物的类别：①第一代磺脲类长效口服降糖药（妥拉磺脲、氯磺丙脲等）应在术前 3 d 左右停用；②第二代磺脲类药物（格列本脲、格列吡嗪、格列美脲）可在手术当天停药。但因噻唑烷二酮及二甲双胍可能会诱发乳酸中毒，所以应在术前 48 h 停药。
- 使用胰岛素治疗的患者：①手术应安排在上午；②如果只采用基础胰岛素量（全天胰岛素治疗量的 50%）治疗的患者，其围术期胰岛素使用剂量不变；③对血糖控制较好的使用全天胰岛素治疗的患者，应将手术当天上午使用的胰岛素剂量减少一半；④对于血糖控制较差的患者，术中应严密监测血糖浓度变化，并采用静脉注射胰岛素的方式控制血糖，对这类患者采

用皮下注射胰岛素通常难以达到术中控制血糖的目的。

- 静脉用药应使用生理盐水而不是葡萄糖。
- 术中患者血糖浓度每隔 2~3 h 检测 1 次。
- 术中应根据患者血糖浓度变化采用皮下注射胰岛素的方法调节血糖浓度。
- 一旦术后患者恢复正常进食，糖尿病的治疗方法同术前。

2. 甲状腺疾病

甲亢分为原发性和继发性两大类，由弥漫性毒性甲状腺肿、毒性多结节性甲状腺肿、垂体腺瘤及甲状腺激素过量等引起，其临床表现包括发生心动过速或心房颤动、体重减轻、躁动、震颤、眼球突出及多汗，治疗方法包括抗甲状腺药物（丙硫氧嘧啶、甲巯咪唑）、^{131}I 治疗和手术治疗。若患者的甲亢未治疗或经治疗未良好控制，则易发生甲状腺危象。甲状腺危象早期的临床表现为异常躁动不安、恶心、呕吐及腹部疼痛，随后出现发热、多汗、心动过速、心律失常、肺水肿、充血性心力衰竭，之后出现昏睡、昏迷，进而发生严重的低血压，最终导致患者死亡，这些临床表现或多或少与肾上腺皮质功能不全有关。甲状腺危象发生后的紧急处理方法包括：使用丙硫氧嘧啶或甲巯咪唑、碘化钾、普萘洛尔、氢化可的松及冰袋冷敷降温。为了避免甲状腺危象发生，对于未接受治疗或甲亢控制较差的患者，选择性口腔手术应推迟，如因各种原因需要急诊手术时，局麻时应使用不含肾上腺素的局麻药。

甲减是由循环血量中甲状腺激素（甲状腺素、三碘甲状腺原氨酸）减少或外周甲状腺激素拮抗引起。甲减是由原发性的

腺体萎缩，继发性、暂时性或全身性的甲状腺激素拮抗引起。甲减的病因主要是桥本甲状腺炎、^{131}I 治疗或抗甲状腺药物治疗史、甲状腺切除术、碘缺乏、药物诱导及亚急性甲状腺炎。甲减的临床表现包括嗜睡、食欲缺乏、便秘、眶周水肿、怕冷、心动过缓及思维迟缓。若患者出现严重的甲减或黏液性水肿，可表现为精神活动障碍、昏迷、舌体肥大、声音嘶哑、低通气、抗利尿激素分泌失调综合征，进而出现充血性心力衰竭、体温下降及低钠血症。对黏液性水肿的患者应立即住院，静脉注射甲状腺激素，并采用给予足量类固醇的替代疗法，且应严密监测患者的生命体征。医生应根据患者病情的严重程度、全身状况及脏器功能状态制订麻醉及手术方案。通常情况下，轻微的或控制良好的甲亢不会增加手术风险，但甲亢患者对镇静比较敏感。

3. 肾上腺疾病

肾上腺分泌失调可导致肾上腺激素分泌过多或不足。肾上腺素功能亢进是由肾上腺皮质醇、盐皮质激素、雄激素或雌激素中的一种或多种分泌过多引起，最常见的是糖皮质激素分泌过多。当因糖皮质激素分泌过多导致疾病时，称为库欣病。肾上腺功能不全分为原发性和继发性两类。原发性肾上腺皮质功能不全又称为艾迪生病，其特征是由于肾上腺皮质的破坏导致所有类型的肾上腺激素分泌不足。临床上常见的是继发性肾上腺皮质功能不全，是由下丘脑或垂体疾病、危重病、使用外源性糖皮质激素等引起，可伴有原发性皮质醇分泌不足。这两种类型的肾上腺皮质功

能不全均为皮质醇的分泌量减少引起。临床上需行口腔手术的肾上腺皮质功能不全的患者多为使用皮质类固醇药物的患者。若围术期未制订正确的皮质醇类药物的给药方案，可导致患者体内的电解质紊乱及精神状态的改变，严重的可导致急性肾上腺危象，其临床特征是严重的低血压。传统观点认为，若患者在过去 2 年内，服用泼尼松（或与泼尼松药效相当的药物）20 mg 以上且超过 2 周的，围术期应给予皮质醇类药物[10]。循证医学观点认为，若患者为原发性肾上腺皮质功能不全，且每天服用皮质类固醇类药物，在术中应使用适量额外剂量的皮质类固醇类药物；若为继发性肾上腺皮质功能不全，无论是器官移植还是类风湿性关节炎患者，口腔手术时都不需要使用额外的皮质类固醇类药物，因其长期服用等量或低剂量的皮质类固醇类药物（每天 5~10 mg 泼尼松）的基础治疗即可维持肾上腺的功能，所以即便是较大的口腔颌面外科手术，风险也很小。此外，对数年来长期服用泼尼松（每天用药量为 5~50 mg）的患者，在进行较大的口腔颌面外科手术前 1 周停用药物，患者术后也未发生肾上腺危象。需要注意的是肾上腺功能不全患者进行较大的口腔颌面外科手术时通常需要住院，由于术中能够严密监测患者血压及保证体液平衡，所以能将各种不良事件的发生率降到最低。对患有肾上腺疾病的患者，如有必要可在术前请内分泌科医生会诊，但患者如果存在以下两种情况，应在术前常规注射 25 mg 氢化可的松或同类药物[11-13]。

- 患者患有库欣病并伴有明显临床症状，或在过去 6~12 个月内每天服用高剂量

（>20 mg）的类固醇，并持续 3~4 周以上者。

- 患者为原发性肾上腺皮质功能不全。

嗜铬细胞瘤是起源于肾上腺髓质嗜铬组织的肿瘤，通常表现出儿茶酚胺分泌过多的症状和体征。为避免术中高血压危象的发生，此类患者应在病情稳定后才手术。

四、血液病

1. 贫　血

贫血是指女性患者血红蛋白浓度低于 110 g/L，男性低于 120 g/L。贫血的病因是血红蛋白产生减少、溶血、失血、释放受阻与稀释。在各种引起贫血的病因中，需要注意的是镰状细胞贫血。镰状细胞贫血是一种遗传性血红蛋白病，其特征是慢性溶血、急性疼痛性血管阻塞及终末器官受损。由于细胞镰状病变的进展很难逆转，因此关键是预防，对于这类贫血患者，围术期的处理方法包括避免发生酸中毒、低氧血症、脱水、静脉瘀血、低温，在手术中持续给氧、充分止痛及有效的抗感染治疗。

2. 凝血功能障碍

凝血功能障碍包括血小板功能或数量异常、外源性或内源性凝血途径异常，均可导致术后出血。当血小板计数 $<20 \times 10^9$/L 时可发生自发性出血。当血小板计数 $>50 \times 10^9$/L 且血小板功能正常，并无其他凝血功能异常时，进行口腔手术是比较安全的。

血友病是遗传性出血性疾病，其特征是凝血因子缺乏，导致部分凝血酶时间延长。血友病 A、B、C 分别是凝血因子Ⅷ、

Ⅸ及Ⅺ缺乏。血友病 A 的病情严重程度由凝血因子Ⅷ的功能状况及含量决定。对血友病 A 患者的围术期处理方法取决于其患病的严重程度 [14]。

- 轻型（Ⅷ因子水平为正常人的5%~30%）：术后使用局部止血剂（胶原蛋白、吸收性明胶海绵、止血纱布或凝血酶）即可；全身可以使用氨甲环酸或口服氨基己酸。
- 中型（Ⅷ因子水平为正常人的1%~5%）：通过静脉滴注、皮下注射或鼻腔滴入去氨加压素的方法促进内皮细胞中血管性血友病因子的释放，血管性血友病因子可使体内Ⅷ因子水平提高 2~3 倍。
- 重型（Ⅷ因子水平低于正常人的1%）：对于重型血友病患者，可采用替代治疗方法，即补充缺失的凝血因子（如新鲜冷冻血浆、凝血酶原复合物、Ⅷ因子浓缩剂、重组纯化的Ⅷ因子等），并与冷凝蛋白、去氨加压素或氨基己酸联合使用。

轻型血友病 B 的替代疗法包括静脉输入新鲜的冷冻血浆或凝血酶原复合物浓缩剂（Ⅱ因子、Ⅶ因子、Ⅸ因子、Ⅹ因子）。Ⅸ因子的替代疗法用于病情严重的患者。除了以上局部止血措施外，应注意氨基己酸不能与凝血酶原复合物浓缩剂同时使用。

血管性血友病因子具有结合并稳定Ⅷ因子并介导血小板黏附的作用。通常术前使用去氨加压素即可使内皮细胞释放血管性血友病因子及纤溶酶原激活剂，以预防出血。对血管性血友病患者，通过注射血管性血友病因子（0.4 mg/kg）即可使血小板的活性大幅度提高。血液科医生常通过

测定凝血因子的水平来确定患者去氨加压素的输入剂量。对所有血友病患者来说，术后辅助使用局部止血剂非常有效。

血管性血友病可分为以下三类[14]：

- 第1类：血管性血友病因子及Ⅷ因子功能正常，数量减少。
- 第2类：血管性血友病因子功能降低。
- 第3类：血管性血友病因子及Ⅷ因子数量明显减少。血小板及内皮细胞中缺乏血管性血友病因子，并且对外源性凝血因子及去氨加压素的作用缺乏反应。

使用华法林进行抗凝治疗的患者往往有心房颤动、人工心脏瓣膜置换、卒中、心肌梗死、外周血管病、深静脉血栓或肺栓塞的病史。对这类患者进行口腔手术时，其围术期处理方案应根据患者抗凝治疗后的临床效果、手术大小及患者的国际标准化比值来决定。通常对于小的手术（如拔除几颗简单牙），且国际标准化比值 <3.0，若有局部止血措施，则可不停用华法林。对这类患者若使用含有肾上腺素的局麻药进行局部浸润麻醉时，可能会掩盖术后出血的可能性，因此，最好在手术结束时及时处理。若手术涉及的范围较大且包含骨组织及软组织（如种植体植入或阻生牙拔除）时，为确保国际标准化比值在正常范围内，可在术前 3 d 停用华法林，但在停药前应请内科医生会诊。如果停药有发生血栓栓塞的风险，则不能停用华法林，若必须停药时，可采用肝素或依诺肝素替代疗法。

五、免疫缺陷

对正在化疗的患者进行口腔手术前应考虑的是化疗药物引起的多种副作用。几乎所有化疗药物的主要副作用是骨髓抑制，表现为全血细胞减少，一般在停药 6~8 周后才能恢复正常。因此，对这类患者进行口腔手术时，最好建议患者在化疗结束后 6~8 周待骨髓恢复功能后再进行手术，术前行血常规检查，并根据检查结果制订治疗方案。如前所述，当血小板计数减至 50×10^9/L 以下时，即便是只进行简单的牙拔除术，也可能存在术后出血的风险。如果患者的中性粒细胞计数绝对值小于 1.5×10^9/L 时，应考虑为粒细胞减少症，可分为 3 类[15]：

- 轻度粒细胞减少症（中性粒细胞计数绝对值 ≥ 1.0×10^9/L）：此类患者在不考虑其他因素的情况下，进行口腔小手术不需要预防性使用抗生素。
- 中度粒细胞减少症 [中性粒细胞计数绝对值为（0.5~1.0）× 10^9/L]：对此类患者进行口腔小手术时需要预防性使用抗生素。
- 重度粒细胞减少症（中性粒细胞计数绝对值 <0.5×10^9/L）：此类患者进行口腔小手术时需要预防性使用抗生素。

美国心脏协会建议，经中心静脉导管灌注实施化疗的患者应在术前预防性使用抗生素。

六、肝炎及肝硬化

大多数肝炎是由肝炎病毒引起的，但也可由毒素（特别是酒精、药物、工业有机溶剂及产物）、其他感染及自身免疫性疾病引起。肝脏疾病晚期通常表现为肝硬化，常引起肝脏代谢失调及合成（凝血因子）功能受损、胆汁淤积及门静脉高压等。根据肝脏疾病的严重程度临床可表现为疲劳、恶心、右上腹痛、高胆红素血症、易出血、黄疸、肝脾大、精神状态改变、肝肺综合征。对于急性期的肝炎患者口腔手术应推迟。肝脏疾病患者的术前检查应包括肝功能检查、血小板计数及凝血功能检查。应尽量避免使用经肝脏进行代谢的药物，若必须使用应适量减少药物剂量。

七、肾脏疾病

肾脏疾病分为急性和慢性。急性肾衰竭是指在数天或数周内的整个疾病过程中肾功能被迅速破坏。急性肾衰竭可分为肾前性、肾性、肾后性。在围术期导致急性肾衰竭的两个主要病因是灌注不足或使用了导致肾损害的药物。本章节不讨论急性肾衰竭。慢性肾衰竭患者病程多长达数月或数年，表现为长期肾功能不全。慢性肾衰竭是由肾小球或肾小管间质系统的结构性及实质性破坏引起。慢性肾衰竭最终将发展为晚期肾病，若不经过肾替代疗法（如透析、肾移植）将导致患者死亡。对进行口腔手术的慢性肾衰竭患者在围术期应考虑以下几点：

- 晚期肾病患者术中及术后出血的可能性增加，其原因包括：①尿毒症可导致血小板功能障碍；②血液透析可对血小板产生物理性破坏，透析使用的肝素可增加手术出血的可能性。因此，口腔手术最好在透析 1 d 后进行，应避免在透析当天（尤其是透析后 6 h 内）进行。

- 由于通过血管介入设备治疗（如透析）

的患者在口腔治疗时导致动脉内膜炎及感染性心内膜炎的概率很低，因此，美国心脏协会 2003 年的指南并没有建议对这些患者在进行侵入性口腔操作时预防性使用抗生素，除非是脓肿切开引流术[16-17]。

- 贫血导致肾功能减退的原因是红细胞生成素减少。

- 应减少经肾脏排泄药物的服用剂量及频率，并应避免使用非甾体类抗炎药及氨基糖苷类药物。

- 对经血管介入透析的患者肢体应避免使用袖套式血压计测量血压，并避免实施静脉给药。

- 在进行口腔小手术时，对留置腹膜透析导管患者的治疗方法不应进行调整。但在手术过程中，发现腹膜透析液大量外流时，应及时调整治疗方法。

八、孕 妇

对进行口腔小手术的妊娠患者应注意其生理改变，治疗时应注意以下几点：

- 择期手术最好在孕期中间 3 个月进行。

- 应避免因妊娠子宫压迫腔静脉而导致的仰卧位低血压综合征（特别是妊娠后 3 个月），治疗时可采取左侧卧位。

- 避免使用静脉镇静。

- 根据美国食品及药物管理局对药品的分类，在给妊娠患者用药时，应考虑对胎儿产生的影响[18]。①A 类：暂未发现对妊娠患者有任何风险；②B 类：动物繁殖研究未发现对胚胎造成风险，但没有对照研究表明此类药物对妊娠后期女性及动物繁殖产生不利影响，人体研究也未证实可产生不利影响；③ C 类：动物研究显示有不利影响，但没有人类的研究报告；④ D 类：有证据表明此类药物对胎儿有风险，但如果不考虑胎儿，为了保护母体的健康可以使用；⑤ E 类：有证据表明此类药物对胎儿有风险且对母体也是弊大于利。

九、神经系统疾病

1. 癫痫发作

癫痫发作是指大脑神经元以同步的方式出现自发的不受控制的过度放电，导致肌肉运动、感觉、行为或身体功能的突然停止。口腔医生应询问患者癫痫发作的特征及用药情况。若发现患者有未控制的癫痫，或近来因癫痫发作需要用药控制或调整用药，提示这类患者在术中出现癫痫发作的风险较高。若患者在围术期出现癫痫发作，首要的处理方法是保证患者呼吸道通畅及生命安全。在一段时间内癫痫反复发作而没有停止的迹象时称为癫痫持续状态，此时需要急救处理。这种情况多由突然停用抗惊厥类药物或滥用药物引起，也可由感染、肿瘤或创伤引起。当发生这种状况时，患者处于严重的缺氧及酸中毒状态，并可导致永久性的脑损伤。积极恰当的急救措施是保持患者的呼吸道通畅，以及静脉注射苯二氮䓬类或巴比妥类药物。

2. 脑血管意外

短暂性脑缺血发作，即一过性脑缺血发作，发病急骤，导致局部神经功能短暂受损，引起暂时性的脑缺血，但最终不会引起永久性的神经损害。脑血管意外或中风是一种严重的、潜在的、致命的神经损害，是由脑血管阻塞或破裂而引起供给大脑的富含氧气的血流中断，由于氧及营养物质无法进入大脑组织，导致脑缺血及梗死。发生过脑血管意外的患者常需服用抗凝血药（华法林）或抗血小板药（阿司匹林、波立维），此类患者主要涉及的是出凝血方面的问题，通常只有口腔急诊手术才会在发生短暂性脑缺血发作及脑血管意外 6 个月内进行。

十、头颈部放疗及二膦酸盐治疗

在理想状况下，所有必须拔除的患牙应在头颈部放疗前完成，放疗通常在口内黏膜伤口完全愈合后开始。在治疗头颈部恶性肿瘤过程中，若出现骨面暴露，术后又需要放疗时，应对患者在围术期行高压氧治疗，因经放射照射的组织是低血供、低氧、低细胞活性。高压氧治疗的目的是创造一个组织氧梯度，以促进照射区组织内血管生成。高压氧治疗主要用于术区照射剂量超过 5000 Gy 的患者，包括术前 20 次及术后 10 次的高压氧治疗，以预防放射性颌骨坏死的发生 [19]。使用无创外科技术的放疗患者，则不需使用高压氧治疗。

若患者曾口服或静脉注射二膦酸盐，则有发生与药物相关的颌骨坏死的风险。因此在理想情况下，所有必须拔除的患牙均应在使用二膦酸盐类药物前拔除。有静脉注射二膦酸盐史的患者应避免口腔外科小手术。对口服该药的患者，应考虑以下建议 [20]：

- 口服二膦酸盐类药物少于 4 年且无其他临床风险因素的患者，不需要改变或推迟原治疗计划。

- 对于口服二膦酸盐类药物 4 年以上或少于 4 年但同时还服用皮质类固醇的患者，则应咨询治疗患者疾病的医生，若患者的全身情况允许，可在口腔手术前至少停止服用二膦酸盐类药物 2 个月，术后待骨组织完全愈合后再重新开始用药。

十一、结　论

了解患者的全身性疾病状况，可使医生在围术期预防相关疾病并发症发生，更好地为患者制订手术方案及保障手术安全。本章为医生对于那些准备进行口腔外科小手术且患有全身性疾病的患者如何进行医疗评估及处理提供了依据。

参考文献

1. Fleisher LA, Beckman JA, Brown ICA, et al. ACC/AHA 2007 Guidelines on perioperative cardiovascular evaluation and care for noncardiac surgery. Journal of the American College of Cardiology, 2007, 50(17): 1701–1732.

2. Jessup M, Abraham WT, Casey DE, et al. ACCF/AHA Guidelines for the diagnosis and management of heart failure in adults. Journal of the American College of Cardiology, 2009, 53(15): 1343–1382.

3. Heart Failure Society of America. Executive summary: HFSA 2010 Comprehensive heart failure practice guideline. Journal of Cardiac Failure, 2010, 16(6): 475–539.

4. Frogel J. Anesthesia considerations for patients with advanced valvular heart disease undergoing noncardiac surgery. Anesthesiology Clinics of North America, 2010, 28(I): 67–85.

5. Nishimura RA, Carabello BA, Faxon DP, et al. ACC/AHA 2008 Guideline update on valvular heart disease: focused update on infective endocarditis. Journal of the American College of Cardiology, 2008, 52(8): 676–685.

6. Mensah GA. Treatment and control of high blood pressure in adults. Cardiology Clinics of North America, 2010, 28(4): 609–622.

7. Huijsmans R J, Haan A, Hacken NNHT, et al. The clinical utility of the GOLD classification of COPD disease severity in pulmonary rehabilitation. Respiratory Medicine, 2008, 102(1): 162–171.

8. Cazzola M, Donner CE, Hanania NA. One hundred years of chronic obstructive pulmonary disease (COPD). Respiratory Medicine, 2007, 101(6): 1049–1065.

9. Yoo HK, Serafin B. Perioperative management of the diabetic patient. Oral and Maxillofacial Surgery Clinics of North America, 2006, 18(2): 255–260.

10. Hupp J. Preoperative health status evaluation// Contemporary Oral and Maxillofacial Surgery. 4th ed. St Louis: Mosby, 2003: 16–17.

11. Fleager K, Yao J. Perioperative steroid dosing in patients receiving chronic oral steroids, undergoing outpatient hand surgery. Journal of Hand Surgery, 2010, 35(2): 316–318.

12. George R, Hormis A. Perioperative management of diabetes mellitus and corticosteroid insufficiency. Surgery (Oxford), 2011, 29(9): 465–468.

13. Kohl B, Schwartz S. how to manage perioperative endocrine insufficiency. Anesthesiology Clinics of North America, 2010, 28(1): 139–155.

14. Chacon GE. Perioperative management of the patient with hematologic disorders. Oral and Maxillofacial Surgery Clinics of North America, 2006, 18(2): 161–171.

15. Ogle OE. Perioperative considerations of the patient on cancer chemotherapy. Oral and Maxillofacial Surgery Clinics of North

America, 2006, 18(2): 185–193.

16. Baddour LM, Bettermann MA, Bolder AE, et al. Nonvalvular cardiovascular devicerelated infections. Circulation, 2003, 108: 2015–2031.

17. Hong CHL, Allred R, Napenas J, et al. Antibiotic prophylaxis for dental procedures to prevent indwelling venouscatheter-related infections. American Journal of Medicine, 2010, 123(12): 1128–1133.

18. Ueeck BA. Perioperative management of the female and gravid patient. Oral and Maxillofacial Surgery Clinics of North America, 2006, 18(2): 195–202.

19. Marx RE. A new concept in the treatment of osteoradionecrosis. Journal of Oral and Maxillofacial Surgery, 1983, 41(6): 351–357.

20. Ruggiero SL, Dodson TB, Fantasia J, et al. American Association of Oral and Maxillofacial Surgeons position paper on medication-related osteonecrosis of the jaw-2014Update. Journal of Oral and Maxillofacial Surgery, 2014, 72(10): 1938–1956.

（王静娟 译，胡开进 审）

Kyle Kramer, Jeffrey Bennett

第3章 轻度镇静在口腔外科和其他口腔手术中的应用

一、概　述

1. 麻醉和镇静技术在口腔治疗中的重要性

在日常生活中，几乎每个人都听说过有关口腔或口腔治疗的负面故事或笑话。通常情况下，由于这些传说的传播和误导，使公众产生误解，认为口腔治疗是伴有疼痛的，使患者对口腔诊治产生恐惧。口腔医生现已认识到患者普遍对任何口腔检查和治疗均存在着恐惧和焦虑，但幸运的是，绝大多数患者通过医患之间良好的沟通、行为调整、减压等非药物镇静的方式就能满意地度过口腔诊疗过程。然而，通过以上处理，仍然有相当一部分患者由于患有严重的口腔焦虑症而无法忍受常规的口腔诊疗[1]。对这部分患者来说，通过药物镇静即可达到满意的效果。

值得注意的是，除了口腔焦虑或畏惧症的患者以外，其他几类患者也适合使用药物镇静。这些患者包括无法配合治疗的患者、因身体或心理原因无法承受口腔治疗的患者、因手术范围较大或治疗时间较长而无法在传统诊室或其他相对简陋场所进行治疗的患者[2-4]。最常见的无法配合治疗的患者就是小孩。由于小孩的认知能力不成熟，应对能力高度受限，注意力难以集中，也没有应对压力的经验，所以严重地影响到他们在治疗过程中的合作能力[5-7]。对那些曾经在医学诊疗过程中，心理或身体上受到伤害的患者非常适合镇静或抗焦虑治疗。虽然使用镇静的方法可以显著减轻患者围术期的生理和心理压力，但必须保证患者在使用镇静技术时不会发生其他额外的并发症。随着种植技术及先进的牙周、牙髓和修复等新技术的出现，口腔医生不仅能够延长患者天生牙列的保留时间，而且还可通过种植等患牙替代治疗方法使患者正常的口腔功能得以延续，但这些替代治疗方法往往需要更长的治疗时间和更大的手术范围，而局部镇静或全身麻醉技术可解决这些矛盾。这些技术可减少患者在手术过程中的焦虑，并提高其舒适性，同时医生也可获得更好的治疗环境（如镇静或全麻使患者对治疗非常配合）。

2. 镇静级别

2004年，美国麻醉医师协会发布了与镇静有关的指南，包括全身麻醉和镇静/镇痛的定义及级别，2009年对该指南进行了重新修订[8]。2007年美国医师协会利用该指南有关镇静和全身麻醉的定义为口腔医生制定了使用准则[4,9-10]。该准则将镇静／麻醉分为4个等级：轻度镇静、中度镇静、深度镇静和全身麻醉。每个级别的定义标准见表3.1。对想要了解镇静和麻醉技术的口腔医生而言，必须全面认识和理解有关镇静的定义和镇静等级的标准，它不仅能够使口腔医生识别患者的镇静水平和临床反应，并且能够最大限度地避免口腔医生在施行镇静时不知不觉地超出了法律允许范围。从法律的角度来看，医生只能够根据他们行医执照所允许的范围实施相应等级的镇静技术。需要提出的是，口腔镇静医师应具有识别并妥善处理镇静过量患者的能力，不仅能做到使超等级镇静的患者返回适当的镇静水平，而且还能够识别并处理由于超等级镇静而出现的各种并发症。

表 3.1　麻醉镇静等级

镇静／麻醉等级	标准
轻度镇静	由药物引起的最低限度的意识抑制 患者反应： ·可自主呼吸 ·可对触觉刺激和言语指令做出回应 认知和协调功能轻度受限 心肺功能不受影响
中度镇静	由药物引起的意识抑制 患者反应： ·不受干预的情况下可保持其自主呼吸 ·可对言语指令和光刺激做出回应 * 呼吸通畅 可保持正常的心肺功能
深度镇静	由药物引起的意识抑制 患者反应： ·可能需要人工维持呼吸道通畅 ·不能轻易被唤醒 ·在疼痛刺激下才能做出有意识的应答 自主换气可能不充分 可保持心血管功能
全身麻醉	由药物引起的意识丧失 患者反应： ·不能自主呼吸 ·需人工维持呼吸道通畅 ·由于自主呼吸低迷或药物引起神经肌肉功能抑制，应使用呼吸机 ·疼痛刺激也不能引起应答 心血管功能受到抑制

* 仅能对重复疼痛刺激反射做出应答的患者应视为深度镇静状态

3. 给药途径

药品治疗的主要途径分为肠内或肠外给药。绕过胃肠部通过肠外给药的途径包括皮肤外用、呼吸道吸入和直肠给药，而经舌下与口腔 / 鼻 / 口腔黏膜的给药方式是肠内和肠外的联合途径用药，因部分药物是通过局部直接吸收入血，而另一部分是通过吞噬后经胃肠道吸收入血。通过肠内途径的药物经胃肠道吸收入血后首先进入肝脏，在肝脏内进行代谢后再进入大脑等其他脏器；而通过肠外途径的药物由于绕过了胃肠道，因而不受肝脏代谢影响 [1,11-14]。一些常见的口腔药物给药途径见表 3.2。

4. 镇静和麻醉的培训大纲

美国麻醉医师协会已发行了有关镇静和麻醉的临床培训指南，并推荐给渴望学习和使用镇静及麻醉技术的临床医生。该指南是在 2007 年由美国麻醉医师协会和美国多个州的口腔局共同制定，该指南制定的各种标准可作为镇静和全身麻醉执业的准则 [10]。下面列举了根据美国麻醉医师协会指南，通过横向和（或）纵向的分类方法将镇静级别细分为不同的级别分别进行培训 [9-10]。有兴趣的口腔医生或医学生

表 3.2　给药途径

给药途径类型	示例
肠内给药	口服
	直肠
肠外给药	静脉注射
	肌内注射
	皮下注射
	鼻内
	舌下含服
	吸入

若想获得详细信息，可参考公开发表的《美国麻醉医师协会疼痛控制和镇静指南》[10]。

■ **轻度镇静**

在美国麻醉医师协会指南中制定了有关轻度镇静 [包括一氧化二氮（又称笑气）吸入、口服镇静、吸入 / 口服联合镇静] 教学的课时安排。大多数美国的口腔院校在临床教学过程中已涉及有关笑气吸入轻度镇静的教学内容。美国麻醉医师协会指南建议，学习吸入镇静至少需要 14 h 的教学及临床实践；口服镇静及吸入 / 口服联合镇静的轻度镇静课程应包括至少 16 h 的教学与临床实践，其中包括能力评估。美国麻醉医师协会指南还建议，所授课程应涉及有关呼吸道管理的临床经验，相当于中度镇静的内容 [10]，这是因为在镇静中可能会使用多种药物及多种不同用药途径的组合，会导致用药过量，而意外超过了轻度镇静的等级。临床医生必须认识到，他们是妥善处理可能出现的任何后遗症及并发症的最终负责人。临床上最常见的严重并发症是正常呼吸受阻（气道梗阻、呼吸暂停、低通气）[15-18]。由于美国各州有关口腔镇静的法律不同，医生在实施吸入、口服或吸入 / 口服联合的轻度镇静时可能额外需要 / 不需要出示呼吸道管理的培训证明 [19]。

■ **中度镇静**

临床医生只有通过美国完整的口腔医学教育、继续教育学习或完成研究生 / 住院医师水平的培训课程才能参加中度镇静技术的培训。美国麻醉医师协会指南建议，学习静脉给药途径的中度镇静技术需要 60 h 的教学课程及 20 例患者的镇静经验。在理想情况下，老师对学员是否通过培训的

评价标准是学员的病例质量。指南还特别强调，除了教会学员管理气道的能力外，还需要讲授控制气道感染的临床经验。在镇静或麻醉下，在口腔治疗的围术期最常见的严重突发医疗事件是呼吸道问题，因此在授课过程中应重点讲述。最后需要强调的是，学员经过培训后，其诊疗范围是13岁以上的健康成年患者，如果需要对13岁以下的患者服务应参加额外的培训[9-10]。

受过培训并获得中度镇静技术授权资格的学员应根据不同的临床指征使用相应的处方用药。常见的此类药物包括苯二氮䓬类药物（咪达唑仑和地西泮）和阿片受体激动剂（芬太尼和哌替啶）[5]。选择这两类药物用于适度中度镇静的另一个好处是，必要时可逆转这些药物的作用。

■ **全身麻醉和深度镇静**

通常口腔医生想获得深度镇静和全身麻醉的培训资格可通过两条途径：完成口腔颌面外科或口腔麻醉科的住院医师培训或更高级别的培训。为确保受训者达到并掌握既定的教学标准和临床操作技术，培训方案受口腔评审委员会定期评估和认证。

二、轻度镇静：抗焦虑

本章主要对没有接受任何麻醉或镇静教育的口腔全科医生进行有关轻度镇静内容方面的讨论。

如前所述，许多接受口腔或口腔外科治疗的患者，在围术期内由于使用轻度镇静从而得以舒适地度过手术期。通常，轻度镇静多被描述为"抗焦虑、减轻压力或昏昏欲睡"，甚至有时被描述为"就像喝了一两杯酒的感觉"[20-21]。轻度镇静可通

过多种不同药物和用药路径来实现，未经过深度镇静和全身麻醉培训的口腔医生应谨慎合理地选择药物、剂量和方法，以保证镇静程度控制在安全范围，避免出现患者意识丧失情况的发生[9-10]。通常，轻度镇静通过吸入笑气或口服苯二氮䓬类药物（地西泮、咪达唑仑、三唑仑）或两种方式联合使用来完成。通过口服苯二氮䓬类药物进行轻度镇静的好处是，如果怀疑用药过量导致患者产生更高级别的镇静时，在紧急情况下可通过使用拮抗剂逆转苯二氮䓬类药物的效果。由于氟马西尼是强劲的苯二氮䓬受体位点的拮抗剂，所以静脉给予足量的氟马西尼（剂量取决于使用苯二氮䓬类药物的总剂量）就能快速降低镇静级别。同理，如果通过肠内单独或与苯二氮䓬类药物联合使用阿片类药物，也可以通过静脉给予足够剂量的阿片拮抗剂（纳洛酮）达到逆转阿片药效的目的。当然，如果出现笑气与口服镇静药物联合使用超过预期的镇静级别时，只要停止笑气吸入让患者保持正常的呼吸，即可达到消除笑气效果、降低镇静级别的目的。

1. 轻度镇静的目标和益处

临床医生首要关心的是确保患者的生命安全。用于口腔或手术治疗镇静的理想目标是[1,22]：

- 最大限度地减少疼痛。
- 最大限度地减少与治疗相关的焦虑。
- 维持正常的生理动态平衡。
- 在口腔手术过程中尽量减少患者的活动。
- 最大限度地提高治疗成功率。
- 尽可能缩短镇静的恢复时间。

医生所选择的镇静药物最好能使患者

获得以下益处：

- 降低患者的生理和心理压力。
- 使患者对治疗过程产生不同程度的顺行性遗忘。
- 尽量减少使用药物的副作用。
- 尽量减少对患者的生理影响。
- 轻度镇痛作用。

目前还没有任何一种单一的"灵丹妙药"能够满足以上所有的目标和益处，并能同时避免所有潜在的副作用或风险。为了尽量达到以上目的，临床医生可以通过联合手段，如通过吸入镇静和局部麻醉的联合应用，既可减少风险和副作用，又能降低单独使用一种药物的临床使用剂量。需要强调的是，任何镇静技术的成功都是建立在获得完善的局部麻醉前提下，如果局麻效果不佳，术中的任何不良刺激均可导致患者交感神经兴奋，引起患者坐卧不安、疼痛、焦虑。

2. 轻度镇静的药物制剂：吸入镇静——笑气和氧气混合气体

早在 1845 年，Horace Wells[1,23–25] 就开始将笑气用于口腔治疗，虽然在早期效果不佳并且有时还会失败，但作为一种最早使用的吸入性麻醉剂在口腔治疗中达到了一定的麻醉效果。从那时开始，人们将笑气和氧气的混合气体作为吸入性镇静制剂用于口腔治疗直至今日，并获得良好效果。2007 年美国麻醉医师协会一项调查报道指出，38.2% 的口腔医生在治疗中使用了镇静制剂，其中高达 70.3% 应用的是吸入性镇静制剂。吸入性镇静制剂在儿童口腔科的治疗过程中也获得了良好效果[26]。2011年国际儿童口腔协会和欧洲儿童口腔协会调查证实，使用笑气和氧气混合气体吸入镇静的效果（46%）仅次于全身麻醉（52%）[27]。

现代的笑气机含多个安全设施，以防误将低浓度氧的气体混合物用于患者。这些安全设施能保证给患者使用的混合气体中氧气的含量不低于 30%，笑气含量不高于 70%[1,24–25]。由于空气中氧的浓度为21%，所以即使是给予最高浓度的笑气也能使患者获得的氧气量高于空气 9%。随着现代口腔医学的发展，以及笑气使用越来越普及，笑气的安全性也随之提高。临床医生按笑气使用规范进行操作，通常开始使用的是低浓度笑气，逐步加量直到所需的镇静效果。同其他药物一样，患者对笑气的反应呈正态分布，99% 以上的患者对标准浓度有效，但有 0.5% 的患者对标准浓度无效，另有 0.5% 的患者使用标准浓度时会产生过量反应（图 3.1）。笑气的最低肺泡有效浓度（MAC）为 104%，这说明在本质上笑气是一种作用较弱的吸入性麻醉剂[14,25,28–29]。有关吸入性麻醉剂的药效强度的定义是，当 50% 的患者对皮肤切开的这种外科操作都没有任何疼痛反应时其肺泡中该药物的最低浓度[30]。Becker 和 Rosenberg[25] 将达到以上麻醉效果所需的药物剂量的毫克数作为评价非吸入性麻醉药品的药效的标准。由于笑气的最低肺泡有效浓度为 104%，而药物在肺泡中的浓度不管是在临床上还是生理上都不可能超过 100%，因此吸入笑气永远不会达到麻醉强度定义的效果[28,29–31]。由于笑气不易被吸收，所以起效快，恢复也快，镇静作用迅速，且一旦停止使用患者很快恢复正常，所以是一种理想的吸入性镇静

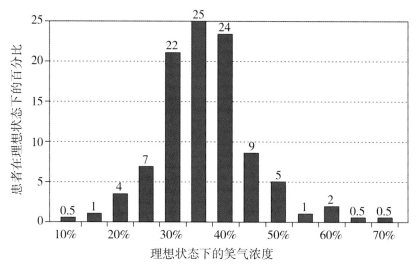

图 3.1　笑气和氧气吸入镇静的正态分布曲线（引自 Malamed SF1, Clark MS. Nitrous oxide-oxygen: a new look at a very old technique. J Calif Dent Assoc, 2003, 31(5):397–403.）

药物。但需要注意的是，当笑气与其他镇静药物联合使用时，其镇静深度不像单纯使用笑气那样容易被逆转，所以在联合用药镇静过程中必须确保患者足够的通气量及保持呼吸道通畅。事实上，笑气不会在肺中自行消失，除非患者将它呼出。

■ **笑气的作用**

笑气具有镇静、麻醉、抗焦虑和轻度镇痛等作用。有关笑气等吸入性麻醉制剂的麻醉作用机制仍在研究当中，相关学术观点如下：笑气导致神经元细胞磷脂双分子层的非特异性扩张，引起神经元细胞的离子通道破坏；笑气改变了神经元细胞膜的渗透性，或影响了细胞膜表面离子通道，特别是 γ - 氨基丁酸 A 和谷氨酸受体通道的正常功能[28,31-32]。目前已证实，笑气引起的镇静作用类似于苯二氮䓬类或阿片类激动剂的镇痛作用。动物研究表明，使用苯二氮䓬受体拮抗剂氟马西尼可逆转笑气的镇静效果，这说明 γ - 氨基丁酸 A 的活性在某种形式上与苯二氮䓬受体相当。同

理，很多研究证实，阿片受体拮抗剂（纳洛酮）可抑制笑气的镇痛效果。这说明，笑气的镇痛作用可能是因为激发了内源性阿片肽的释放或激动了不同的阿片受体亚型[32]。

与目前使用的其他吸入性麻醉药物相比较，笑气的全身副作用相对较少。从呼吸角度来看，由于笑气仅能导致呼吸频率的增加和潮气量的降低[29]，所以如果单独将笑气用于轻度镇静，不会影响到呼吸功能。笑气是一种无害、闻起来微甜的气体，不易引起支气管痉挛和高热[33]。笑气对心血管系统影响也非常小，因为在镇静状态下引起的心肌收缩力降低可被笑气激发的交感神经兴奋所弥补。这对那些交感神经受损或交感神经功能受限的患者是一个潜在的问题。由于笑气不经过机体代谢，所以紧急使用时，不会在机体内产生任何代谢产物或毒素[29]。长期滥用笑气可能会引起明显的神经障碍。此外，笑气与其他气体一样，如果大量充斥在肺泡当中而没有

充足的氧气供给时，就会因低氧而导致细胞损伤或死亡。

■ 绝对禁忌证

在进行口腔治疗时，使用笑气和氧气混合气体进行轻度镇静，或笑气和氧气混合气体联合其他镇静药物实施中度镇静时是没有绝对禁忌证的。与占空气 78% 浓度的氮气相比，笑气更容易进入和扩散至人体的气体腔隙中，笑气进入人体封闭腔隙的速度要比氮气的排除速度快，导致氮气在这些人体封闭腔隙内积聚并使局部压力增高。所以，笑气的绝对禁忌证是体内有额外封闭腔隙的患者，如气胸、小肠梗阻、分泌性中耳炎合并咽鼓管堵塞或气性视网膜固定术后[29]。由于长期暴露于笑气中可能会导致自然流产及生育能力的降低，因而应将口腔诊室空气中的笑气及时清理出去[34]。笑气被归类为对妊娠期患者 C 类影响药物，这意味着动物实验证实其对胚胎有不良影响，但在人类中没有得到证实，说明尽管有潜在风险，对孕妇使用该药物仍然是利大于弊。临床医生在对孕妇实施口腔诊疗过程中是否使用笑气实施轻度镇静取决于收益是否远远大于风险。明智的做法是尽量避免对孕妇患者使用可能产生严重后果的药物，并尽量将比较复杂的择期口腔手术延迟到产后[3]。

■ 相对禁忌证

传统观点是对慢性阻塞性肺疾病的患者应尽量避免使用笑气。这个观点认为对慢性阻塞性肺疾病患者使用笑气和氧气混合气体影响患者呼吸功能的原因与动脉血氧分压有关，而不是血液中的二氧化碳浓度。补充过量的氧气可增加患者低通气或呼吸暂停的风险，此外使用笑气还会降低

人体对低氧血症的正常反应。事实上，临床医生只要按照笑气的使用规范进行操作就不必担心以上的问题。实际上，内科医生多建议患有严重肺功能疾患的患者在家中补充氧气。严重肺气肿患者的最大风险是突发的气道阻塞，肺泡压力增大，以及由肺泡压力增大引起的肺泡或肺大泡破裂。由于以上原因，临床医生对这类患者进行口腔治疗时应慎重或尽量避免使用笑气[3,29]。对那些准备实施轻度或中度镇静的患者，应告知他们如何听从医生的指令，并在被告知的时候能够进行自主呼吸。研究表明笑气可灭活维生素 B_{12}，并进一步破坏叶酸的合成，因此对于恶性贫血或叶酸缺乏的患者，如长期暴露于高浓度笑气或突然滥用笑气可能会导致病情加重。其他相对禁忌证见表 3.3。

3. 苯二氮䓬类药物

作为抗焦虑和镇静的苯二氮䓬类药物，其成功地用于临床和口腔医学已有悠久的历史。1957 年 Stembach[35] 发现了第一代苯二氮䓬类药物氯氮。约 10 年后，地西泮被发现并用于临床，成为 20 世纪 70 年代美国最常见的处方药物。此后又发现了数千种苯二氮䓬类化合物，经过上百次的临床研究，至今已有几十种成品用于临床[36]。苯二氮䓬类药物可抑制中枢神经系统，并能持续产生从抗焦虑到深度镇静，甚至全身麻醉的系列临床效果[14,28]。与很多其他中枢神经系统抑制剂（如巴比妥类、丙泊酚、吸入性麻醉药）不同，苯二氮䓬类药物的用药范围很广。当单独使用标准剂量用于镇静和麻醉时，健康状况的患者基本不会出现意识丧失的情况。此外，苯

表 3.3　笑气的禁忌证

绝对禁忌证

不能使用鼻罩和（或）面罩

· 生理或病理性的鼻咽部阻塞

· 由于心理或精神上的因素不能忍受使用鼻罩和（或）面罩

机体内不能与空气压力达到快速平衡的气腔（封闭的气腔）

· 空气栓塞

· 气胸

· 肠梗阻

· 眼内气腔

· 分泌性中耳炎合并咽鼓管堵塞

　怀孕

· 妊娠早期

相对禁忌证

慢性阻塞性肺疾病

怀孕

· 妊娠中期和妊娠后期

神经与精神疾病

维生素 B_{12} 不足或缺乏

二氮䓬类药物还有非常确定的拮抗剂，当临床医生因过量使用苯二氮䓬类药物导致意外发生时，如能及时通过静脉使用足量的拮抗剂即可使患者转危为安[1,3]。如今，苯二氮䓬类药物已成为最受口腔医生欢迎的镇静药物。

■ 苯二氮䓬与 γ-氨基丁酸 A 受体

γ-氨基丁酸是抑制神经中枢的主要递质之一，可与未结合的 γ-氨基丁酸 A 受体结合，使神经元细胞膜上的氯离子通道发生改变，从而开放氯离子通道，使带负电荷的氯离子流入，最终导致神经细胞的静息电位极化或超极化，从而产生神经抑制效应[37]。

苯二氮䓬类药物可特异性地结合到位于 γ-氨基丁酸 A 受体 γ 亚基上的苯二氮䓬受体，增加了 γ-氨基丁酸与未结合的 γ-氨基丁酸 A 受体结合的概率[14,28]，从而增加了 γ-氨基丁酸的竞争活力[36]。临床医生必须认识到镇静药物中只有苯二氮䓬类药物是作用于单一结合位点的，而其他镇静药剂，如丙泊酚或巴比妥类药物还具有其他的结合位点，所以氟马西尼作为一种单纯作用于苯二氮䓬结合位点的竞争性拮抗剂，仅仅能用于逆转苯二氮䓬类药物的镇静效果[28,36]。

■ 口服用药：三唑仑

由于单独服用苯二氮䓬类药物作为镇静剂和麻醉剂有广泛的适应证和安全的用药范围，所以在口腔治疗中的应用越来越广泛。目前常见的苯二氮䓬类药物口服制剂包括地西泮、劳拉西泮和咪达唑仑[33,37]。三唑仑（酣乐欣）用于口腔治疗和外科手术镇静时，由于不影响操作，且与大多数口腔治疗过程相匹配，并且起效快，恢复也快，现已普遍用于成年患者的镇静治疗[38-40]。口服三唑仑吸收相当迅速，也可以经舌下或口腔前庭含服给药。然而，含服给药只有通过吞咽的那部分药物是通过肠内给药途径发生作用的，但从理论上讲还有部分药物是通过黏膜入血经肠外途径进入体内达到镇静效果。由于这种多途径用药易导致过高的镇静级别，超过了未经正规培训或对镇静知识了解不多的临床医生的知识水平，故此内容不在本文讨论范围内[39]。三唑仑在肝脏中由细胞色素 P450 单胺氧化酶系统中的 3A4 酶代谢。因此，可通过给予患者服用具有 3A4 酶活性的诱导剂或抑制剂来改变其镇静效果。

三唑仑经肝代谢产生活性代谢物 α-羟基三唑仑，因为该代谢物的活性存在时间很短，故对绝大多数患者没有明显的临床意义。三唑仑的半衰期为 1.5~5 h，因患者的胃肠道对口服给药的吸收程度存在差异，所以药物产生的镇静持续时间也不同[33,36,41]。对于相对较长的治疗过程，如果采用地西泮等镇静药物，会在镇静过程中因镇静药物代谢产生的多种活性代谢物被再吸收而引起"宿醉效应"，但三唑仑就没有这种副作用。

■ 三唑仑的剂量

三唑仑制剂的剂量通常为 0.125 mg 或 0.25 mg 的片剂。Halcion 曾使用 0.5 mg 作为三唑仑的处方剂量，然而由于该高剂量产品常导致患者出现怪异行为、暴力和失忆症等副作用，因而被撤下市场，现临床医生多谨慎地选择低剂量处方药品用于镇静治疗。

成年患者的用药剂量为 0.25~0.5 mg；小孩或体弱多病的成年患者的推荐剂量为 0.125 mg[36,38,40]。使用三唑仑时不建议联合用药，随意增量，多次反复使用。美国麻醉医师协会有关麻醉镇静药品的使用指南指出，当对成年患者实施轻度镇静时，首次单独口服药物的剂量不能超过美国食品药品监督管理局所批准的剂量，并在药物使用说明书上标明最大推荐剂量，此准则也适合于家庭使用。根据美国麻醉医师协会指南，用口服制剂用于较长时间的轻度镇静治疗时，如果术中需要追加，其剂量不能超过初始剂量的一半，此外口腔医生必须确定镇静的时间已经超过了药物的作用峰值或药物的临床半衰期才能追加用药，治疗当天药物的总量不得超过最大剂量的

1.5 倍[9]。然而，由于三唑仑达到血浆浓度峰值的时间为 1~2 h，并且受其他变量如胃排空时间影响，所以临床医生很难准确地评估何时达到药物的作用峰值[36]。简单地说，临床医生应关注的是给患者再次补充药物的剂量，因为剂量过量会导致患者出现超出预期的镇静级别。美国很多州规定，未受额外培训的医生只能单独使用规定剂量的三唑仑进行镇静。对那些未受额外培训的医生来说，在实施镇静过程中如果初始剂量不够导致镇静级别达不到治疗需求，宁愿改日在下次治疗中增加初始剂量也不要追加用药，因为确保患者的安全是最重要的。

4. 笑气和氧气混合气体与苯二氮䓬类药物联合使用

同时联合使用多种具有抑制中枢神经系统作用的药物进行镇静时，要求临床医生不仅能够熟练安全地使用这些药物，并且具有丰富的处理镇静患者的临床经验。多个药物同时使用的临床效果（中枢神经系统抑制）常常超过单一药物的使用效果[3]。因此，口腔医生在使用多种药物联合用于镇静治疗时，必须时刻观察患者的状态，以防止用药过量导致出现超级别的镇静状态，并随时做好一切应急措施。

至关重要的是，当使用笑气和氧气混合气体和三唑仑进行轻度或中度的吸入/口服复合镇静时，应考虑到由此可能导致术中并发症增加。通常情况下，首先给患者口服初始剂量的苯二氮䓬类药物，留出足够的时间让医生准确地评估初始剂量达到的基础镇静级别后再决定使用笑气，应警惕的是复合使用药物可能会超出轻度或

中度镇静程度。此外,应遵循最新的术前进食指南,尽量减少治疗过程中患者意识丧失时出现呕吐及误吸的风险[42],出于这种考虑,在服用镇静药物时应建议并鼓励患者尽可能少饮水。使用三唑仑时,药效浓度达到峰值的时间为 45~60 min,患有胃排空受限疾病的患者(如糖尿病患者)除外[1,3]。在整个镇静过程中,应该严密监控患者,可由口腔助手负责监管。所以口腔人员需要知道的是,永远不要让处于镇静状态下的患者独自一人而没有受到监管。当医生通过临床及监护仪器的观察确认患者达到基础镇静级别后,再开始实施吸入镇静,缓慢增加笑气的浓度直到患者达到所需的镇静级别。在整个治疗过程中医生应持续观察患者是否出现超出镇静级别的临床症状和体征,如无法张口或应答。在成功地为患者实施局部麻醉后,由于各种手术传入神经中枢的刺激被局麻作用所抵消或减轻,此时可适当降低镇静的级别。使用吸入 / 口服联合镇静技术时,医生应降低笑气的浓度。治疗结束后,应立即停用笑气并给予充足时间(约 5 min)的 100% 的氧气,以免发生因突然停用笑气而导致的各种副作用。让患者继续平躺在口腔治疗椅上休息并吸氧,直到患者能够正常呼吸室内空气时再取掉口鼻面罩。治疗结束后由口腔助手负责监管患者,但必须经口腔医生评估后由医生决定患者是否可以离开。需注意的是,在患者离开诊室之前,口腔医生要为患者的整个治疗和安全负责。

三、监 测

美国不同的州有关镇静监测的具体指标都不相同,口腔医生必须遵守他们所在州的有关镇静指标。此外,几乎所有国家或国际口腔医学协会都建立了各自的镇静指南,规定了如何监测并处理镇静状态下的患者。这些指南定期更新,要求从事镇静治疗的医生定期更新知识,执行最新的指南标准[4,9,10,43]。美国麻醉医师协会推荐的镇静指南适用于口腔治疗和手术的镇静。

首先,必须指出,口腔镇静医师负责为整个围术期提供持续的监测。医生很容易通过自己的观察能力来评估患者的镇静状态和生理功能,如患者是否存在自主呼吸?上呼吸道是否发生阻塞?患者是否可以听从指令?患者是否出现异常行为或症状?一旦发生上述问题,临床医生要立即进行干预,同时要辅以其他监测技术进行进一步评估和监测。当然,在使用监护仪时,临床医生必须精通了解监护仪所显示信息的意义,否则任何设备都是无效的。

1. 心血管监护

为确保患者心血管的正常功能,通常需要对吸入 / 口服联合用药的轻度或中度镇静的患者进行持续的心电监护,重点监护患者的心率和血压。虽然在口服或笑气吸入的轻度镇静中不需要强制使用心电监护仪,但医生可使用监护仪来监测患者的心率、心律及有潜在危险的心律失常。临床医生可使用袖带血压计监测患者的收缩压、舒张压、平均动脉压及脉率,以上信息可以确保患者有足够的血容量,并有助于预防因血压过高或过低而引发的并发症[14]。

2. 呼吸 / 通气监护

如前所述,镇静患者在围术期中发生

最严重且最常见的并发症是正常的呼吸功能出现障碍，这就需要临床医生采用合适的方式来监测患者的呼吸功能是否正常[4,9]。随着脉搏血氧仪的出现及其他经济实惠的监测仪在口腔诊室的普及，临床医生可轻松地监测和评估在镇静状态下围术期患者的呼吸功能。其他用于评估镇静或麻醉状态下患者呼吸功能的手段包括：用听诊器听诊气管前或心前区的呼吸音，用多导联心电图描记患者的心电变化，直接观察患者的皮肤和（或）黏膜颜色，直接观察麻醉机上呼吸气囊的动度及患者胸壁的运动幅度[1,44]。最好将这些辅助观察方法与连续脉搏血氧仪和二氧化碳分析仪的数据相结合。

3.脉搏血氧仪

脉搏血氧仪可间接无创地为临床医生提供患者的脉率和血液中的氧含量。脉搏血氧仪通过测量动脉血里血红蛋白分子中的氧气承载量，以百分比显示[1,14]。为了明确当前患者是否缺氧，临床医师必须精通脉搏血氧仪测量数值的意义。医生一旦发现患者脉搏血氧仪的数值下降，应明确其原因是与镇静有关还是因为患者的呼吸道出现问题。

4.二氧化碳分析仪

除了使用脉搏血氧仪外，最近比较热门的观点是使用二氧化碳分析仪来监测镇静或全身麻醉的患者。二氧化碳分析仪或无创二氧化碳监测仪，是利用红外气体分析技术来评估患者吸入和呼吸气体中的二氧化碳浓度[14]。由于脉搏血氧仪测定的数值是在发生氧合作用（临床上为 30~60 s）后，故有一段时间的延迟，而与之相比较，二氧化碳分析仪几乎能够瞬间识别通气的变化，这个作用主要被用于监测空气含量减少的环境（如气管插管的患者）[1]。尽管使用于非气管插管的患者有一定的局限性，二氧化碳分析仪已被推荐用于深度镇静，甚至一些中度镇静。二氧化碳分析仪为临床评估患者的通气状况提供了另一种无创手段[1,9]。最重要的是，与脉搏血氧仪测定的数值相比，由于二氧化碳分析仪能够即刻发现患者呼吸状况的改变，从而为临床医生正确地诊治和处置患者提供了更多的时间。

四、患者的移送

对于在镇静或麻醉状况下在门诊实施口腔治疗或手术的患者来说，不像住院患者那样术后在监护病房里有充足的恢复时间。为了达到同样的效果，在既不影响患者的安全又能让患者尽早离开诊室的前提下，口腔医生需选用的是起效快、恢复快、不容易引起紧急医疗事件的镇静方案。临床医生必须慎重地认识到，患者的安全是首要目标，一旦患者离开诊室，其安全性将难以得到保障。基于以上考虑，医生必须对患者镇静后的恢复状况进行仔细精确的评估，再确定患者是否能安全离开[45]。为了做到这点，口腔医生必须明确所使用药物的效果何时能在体内达到峰值及药效持续的时间。如果对患者是否完全恢复正常仍有疑问，最好让患者继续留在诊室观察。一般而言，以下几个关键指标和附加指南可帮助临床医生明确患者是否可以离开，见表 3.4[9,46]。

表3.4　患者安全离开的指导原则

安全离开的基本标准

生命体征平稳：

- 与术前测量的患者基准数值相比，脉搏和血压的变化幅度在20%以内
- 血氧饱和度>95%

经疼痛控制后患者无明显疼痛

没有或很少有：

- 恶心呕吐
- 出血

患者状态：

- 意识恢复正常
- 清醒并能应答
- 基本上不靠任何帮助能够正常走动

附加指南

- 评估后确定患者已从手术和镇静和（或）麻醉中恢复，并能确保其安全的状况下才能离开
- 患者离开前，必须向患者及其家属阐明术后医嘱，最好给予书面说明
- 为防止患者离开后出现危险，必须给患者或其家属留下术后负责医生的联系方式
- 嘱患者24 h内避免驾驶、机械操作及做出一些重大决策

五、抢　救

1. 预防是最好的方法

如前所述，医生必须具有识别患者在不同级别镇静和麻醉中出现不同表现的能力。此外，医生还必须懂得如何确保患者安全的处置能力，以及处理伴随镇静和麻醉并发症的能力。基于以上考虑，建议所有使用镇静剂的口腔医生必须牢记以下几点。所有药品都可以叠加使用，但一旦使用，其药品效果不能自行停止，这意味着

持续缓慢滴定用药直到达到预期药效非常重要。只要医生对患者的状况进行正确评估，并按照指南的用药原则、剂量和方法处理患者，就不太可能出现超出镇静级别的意外，因此也不太可能需要抢救麻醉过量的患者。

2. 笑气过量的抢救

如果接受吸入笑气和氧气混合气体的轻度镇静患者出现过度镇静或意识丧失，可以通过调低或关闭笑气气流阀门的方法来减少或停止笑气的吸入，同时为患者提供高浓度的氧气，并用氧气流经整个输送管道。如果怀疑是设备出现问题，可以去除口鼻面罩，让患者呼吸诊室内的新鲜空气即可[1]。如上所述，消除笑气过量的关键点是患者具有充足有效的自主呼吸。医生必须掌握识别患者呼吸道发生异常的能力，一旦发生异常，能够迅速妥善地处理。

3. 苯二氮䓬类药物过量的抢救

在使用苯二氮䓬类药物进行轻度或中度镇静时，应时刻准备能快速逆转苯二氮䓬类药物过量的抑制剂：氟马西尼。氟马西尼是一种特异性作用于苯二氮䓬类 γ - 氨基丁酸 A 受体的竞争性拮抗剂[3,28,36]。因为这种特异性的拮抗作用，氟马西尼只能逆转苯二氮䓬类药物的活性作用，不能逆转非苯二氮䓬类镇静剂（丙泊酚、巴比妥类、醇类等）的药物作用。氟马西尼只能采取静脉给药（但有的地方仍然错误地认为可以采用其他的给药途径），其他给药途径（如舌下含服或肌注）可因起效太慢而起不到逆转作用，从而延误抢救时机。此外，氟马西尼的有效使用剂量取决于它需要逆转药物的使用剂量。即便是使用静

脉注射，使用剂量不足的氟马西尼也不能逆转大剂量的苯二氮䓬类药物。医生还必须认识到静脉注射氟马西尼的起效时间和峰值效果不是即刻发生的，通常起效时间在用药后 1~3 min，而达到峰值时间则需要 6~10 min。作为竞争拮抗剂，给药剂量的大小可以显著影响起效时间和达到峰值的时间。对于使用苯二氮䓬类药物而出现过度镇静的成年患者，如果患者能保持稳定的自主呼吸，可通过静脉缓慢注射氟马西尼 0.1~0.2 mg，3~5 min 后再次给予同等剂量，直到达到逆转效果。如果患者呼吸不稳定，则应增大剂量，静脉注射氟马西尼 0.2~0.5 mg，30~60 s 后再次给予同等剂量。无论采取哪种给药方式，成年患者氟马西尼的最大使用剂量为 3 mg/h。使用氟马西尼逆转苯二氮䓬类药物过度镇静的主要缺点是氟马西尼的半衰期很短，为 4~11 min，所以其逆转苯二氮䓬类药物过量的效果仅能维持 30~45 min[28]，根据所用苯二氮䓬类药物的类型和用量不同，患者在氟马西尼药效减弱和消除后可能重新陷入过度镇静的状态。为了保证患者的安全，应监测（2~3 h）所有使用氟马西尼的患者，直至其能够安全离开。

六、局限性

必须牢记的是，所有相同的处理方法并不会使所有的患者均受益。很多患者可因各种原因不接受轻度镇静或中度镇静。医生必须认识到，良好的轻度镇静或中度镇静的效果很大程度上仍然依赖于患者的依从性。如果患者无法或不愿遵守医生在围术期的指令，则实施的轻度或中度镇静

可能会失败[1]。这些患者包括配合能力差的儿童、使用毒品或滥用药物的患者、严重牙科畏惧症患者及在接受传统口腔治疗时出现心理或生理障碍的患者[6]。与其在不太理想的条件下冒着巨大的镇静过度的风险来处理这些患者，还不如将他们交由能够使用深度镇静或全身麻醉的医师处理。尽管如此，对于进行口腔治疗或手术来说，轻度和中度镇静仍然是一种重要的辅助措施，并且越来越多地受到大多数患者的欢迎。

参考文献

1. Malamed SF. Sedation: A Guide to Patient Management. 4th ed. St. Louis: Mosby, 2003.
2. Nathan JE. Managing behavior of precooperative children. Dental Clinics of North America, 1995, 39: 789–816.
3. Haas DA. Management of fear and anxiety// Yagiela JA, Dowd F J, Neidle EA, eds. Pharmacology and Therapeutics for Dentistry. 5th ed. St Louis: Elsevier Mosby, 2004: 770–781.
4. American Dental Association A. Policy Statement: The Use of Sedation and General Anesthesia by Dentists, 2007: 3.
5. Nathan JE. Effective and safe pediatric oral conscious sedation: philosophy and practical considerations. Alpha Omegan, 2006, 99: 78–82.
6. Hicks CG, Jones JE, Saxen MA, et al. Demand in pediatric dentistry for sedation and general anesthesia by dentist anesthesiologists: a survey of directors of dentist anesthesiologist and pediatric dentistry residencies. Anesthesia Progress, 2012, 59: 3–11.
7. Olabi NE, Jones JE, Saxen MA, et al. The use of office-based sedation and general anesthesia by board certified pediatric dentists practicing

in the United States. Anesthesia Progress, 2012, 59: 12–17.

8. American Society of Anesthesiologists CoQMaDA. Continuum of Depth of Sedation: Definition of General Anesthesia and Levels of Sedation/Analgesia, 2009: 2.

9. American Dental Association A. Guidelines for the Use of Sedation and General Anesthesia by Dentists. Chicago, 2007: 13.

10. American Dental Association A. Guidelines for Teaching Pain Control and Sedation to Dentists and Dental Students, 2007: 17.

11. Yagiela JA. Pharmacokinetics: the absorption, distribution, and fate of drugs//Yagiela JA, Dowd F J, Neidle EA, eds. Pharmacology and Therapeutics for Dentistry. 5th ed. St Louis: Elsevier Mosby, 2004: 18–47.

12. LaMattina JC, Tashjian AH, Armstrong E J, et al. Principles of Pharmacolagy: The Pathophysiologic Basis of Drug Therapy. Baltimore: Lippincott Williams & Wilkins, 2005: 27–43.

13. Page CP. Integrated Pharmacology. 2nd ed. New York: Mosby, 2002.

14. Stoelting RK, Miller RD. Basics of Anesthesia. 4th ed. New York: Churchill Livingstone, 2000.

15. Leelataweedwud P, Vann WF Jr. Adverse events and outcomes of conscious sedation for pediatric patients: study of an oral sedation regimen. Journal of the American Dental Association, 2001, 132: 1531–1539, quiz 96.

16. Melloni C. Anesthesia and sedation outside the operating room: how to prevent risk and maintain good quality. Current Opinion in Anaesthesiology, 2007, 20: 513–519.

17. Cravero JP, Beach ML, Blike GT, et al. Pediatric Sedation Research Consortium. The incidence and nature of adverse events during pediatric sedation/anesthesia with propofol for procedures outside the operating room: a report from the Pediatric Sedation Research Consortium. Anesthesia and Analgesia, 2009, 108: 795–804.

18. Pino RM. The nature of anesthesia and procedural sedation outside of the operating room. Current Opinion in Anaesthesiology, 2007, 20: 347–351.

19. Boynes SG. Dental Anesthesiology: A Guide to the Rules and Regulations of the United States of America. 5th ed. No-No Orchard Publishing, 2013.

20. Eckardt MJ, File SE, Gessa GL, et al. Effects of moderate alcohol consumption on the central nervous system. Alcoholism: Clinical and Experimental Research, 1998, 22: 998–1040.

21. Fairbaim JS. A British Medical Association Lecture on Sedatives In Labour, Particularly "Twilight Sleep." British Medical Journal, 1929, 1: 753–5.

22. Sheta SA. Procedural sedation analgesia. Saudi Journal of Anaesthesia, 2010, 4:11–16.

23. Jacobsohn PH. Horace Wells: discoverer of anesthesia. Anesthesia Progress, 1995, 42: 73–75.

24. Donaldson M, Donaldson D, Quarnstrom FC. Nitrous oxide-oxygen administration: when safety features no longer are safe. Journal of the American Dental Association, 2012, 143: 134–143.

25. Becker DE, Rosenberg M. Nitrous oxide and the inhalation anesthetics. Anesthesia Progress, 2008, 55: 124–130.

26. American Dental Association A. 2007 Survey of Current Issues in Dentistry: Surgical Dental Implants, Amalgam Restoration, and Sedation, 2008: 29.

27. Wilson S, Alcaino EA. Survey on sedation in paediatric dentistry: a global perspective. International Journal of Paediatric Dentistry, 2011, 21: 321–32.

28. Morgan GE, Mikhail MS, Murray NU, et al. Clinical Anesthesiology. 3rd ed. New York: Lange Medical Books/McGraw-Hill, 2002.

29. Caswell RE. Nitrous oxide//Faust R J, Cucchiara RE Rose SH, Spackman TN, et al. Anesthesiology Review. 3rd ed. New York:

Churchill Livingstone, 2002: 107–109.

30. Belmont R, Hall BA. Minimum alveolar concentration//Faust R J, Cucchiara RE Rose SH, et al, eds. Anesthesiology Review. 3rd ed. New York: Churchill Livingstone, 2002: 112–114.

31. Yagiela JA, Haas DA. Principles of general anesthesia//Yagiela JA, Dowd FJ, Neidle EA, eds. Pharmacology and Therapeutics for Dentistry. 5th ed, St. Louis: Elsevier Mosby, 2004: 271–286.

32. Emmanouil DE, Quock RM. Advances in understanding the actions of nitrous oxide. Anesthesia Progress, 2007, 54: 9–18.

33. Haas DA, Yagiela JA. Agents used in general anesthesia, deep sedation, and conscious sedation//Yagiela JA, Dowd F J, Neidle EA, eds. Pharmawlogy and Therapeutics for Dentistry. 5th ed. St. Louis: Elsevier Mosby, 2004: 287–306.

34. Rowland AS, Baird OD, Weinberg CR, et al. Reduced fertility among women employed as dental assistants exposed to high levels of nitrous oxide. New England Journal of Medidne, 1992, 327: 993–7.

35. Lopez-Munoz F, Alamo C, Garcia-Garcia P. The discovery of chlordiazepoxide and the clinical introduction of benzodiazepines: half a century of anxiolytic drugs. Journal of Anxiety Disorders, 2011, 25: 554–62.

36. Moore PA. Sedativehypnotics, antianxiety drugs, and centrally acting muscle relaxants.// Yagiela JA, Dowd F J, Neidle EA, eds Pharmacology and Therapeutics for Dentistry. 5th ed. St. Louis: Elsevier Mosby, 2004: 193–218.

37. Jedd MB. Benzodiazepines//Faust RJ, Cucchiara RE Rose SH, Spackman TN, et al. Anesthesiology Review. 3rd ed. New York: Churchill Livingstone, 2002: 165–166.

38. Berthold CW, Schneider A, Dionne RA. Using triazolam to reduce dental anxiety. Journal of the American Dental Assodation, 1993, 124: 58–64.

39. Berthold CW, Dionne PA, Corey SE. Comparison of sublingually and orally administered triazolam for premedication before oral surgery. Oral Surgery, Oral Medicine, Oral Pathology, Oral Radiology and Endodontics, 1997, 84:119–24.

40. Ehrich DG, Lundgren JP, Dionne RA, et al. Comparison of triazolam, diazepam, and placebo as outpatient oral premedication for endodontic patients. Journal of Endodontics, 1997, 23: 181–184.

41. Flanagan D. Oral triazolam sedation in implant dentistry. Journal of Oral Implantology, 2004, 30: 93–97.

42. American Society of Anesthesiologists CoSaPP. Practice Guidelines for Preoperative Fasting and the Use of Pharmacologic Agents to Reduce the Risk of Pulmonary Aspiration: Application to Healthy Patients Undergoing Elective Procedures. Anesthesiology, 2011, 114:495–511.

43. American Academy of Pediatric Dentistry CoSaA. Guideline on the Elective Use of Minimal, Moderate, and Deep Sedation and General Anesthesia for Pediatric Dental Patients. Pediatric Dentistry, 2005, 27:110–118.

44. Moody GB, Mark RG, Zoccola A, et al. Derivation of respiratory signals from multi-lead ECGs. Computers in Cardiology, 1985, 12: 113–116.

45. McGlinch BP. Issues in ambulatory anesthesia// Faust R J, Cucchiara RE Rose SH, Spackman TN, et al. Anesthesiology Review. 3rd ed. New York: Churchill Livingstone, 2002: 477–479.

46. Marshall SI, Chung F. Discharge criteria and complications after ambulatory surgery. Anesthesia and Analgesia, 1999, 88: 508–17.

（王天珏 译，胡开进 审）

第4章 外科拔牙术

Daniel Oreadi

本章为读者介绍与临床操作有关的外科原则和技术。外科拔牙术是指拔牙前需要切开软组织、翻瓣、去骨和（或）分割牙齿，然后再进行拔牙的外科技术。外科拔牙不仅仅用于阻生牙的拔除，在某些情况下，如果仅用常规方法不能拔除患牙时，也应使用外科拔牙术。

在大多数情况下，充分的术前评估可帮助医生判断拔除牙齿的难度。

如果病例选择适当，外科拔牙技术与常规拔牙术相比，会使患者感到更舒适，效率更高，并发症更少。

在某些情况下，如果需要用过度的力量去拔除患牙，有可能导致断根和（或）牙槽骨骨折，此时，应考虑使用外科拔牙技术。通过少量去骨和分割牙齿，可提高拔牙效率，降低拔牙难度，减少并发症发生率。

一、一般原则

实施外科拔牙术操作的医生必须熟练掌握口腔解剖知识。当确定使用外科拔牙术时，必须遵循以下原则：①精确的术前评估；②告知患者与手术相关的风险及并发症；③恰当地设计软组织瓣以便获得良好的手术入路和视野；④控制拔牙力量以减小根折和牙槽突骨折的风险；⑤恰当地复位及固定软组织瓣。坚持以上原则，结合外科技术的合理应用，就能顺利完成整个操作过程，获得良好结果。

1. 术前评估

牙拔除术是最基本、最常见的口腔外科手术。表4.1列出了牙拔除术的主要适应证。

在所有外科手术前要全面了解患者的现病史、既往史、用药史、过敏史。此外，术者还应对患者口腔进行详细的临床和影

表 4.1 拔牙适应证

1. 严重、广泛的龋坏而不能有效治疗的牙
2. 晚期牙周病，牙齿极为松动者
3. 因正畸治疗需要减数的牙
4. 因义齿修复需要拔除的牙
5. 与良性病变密切相关的牙
6. 因放疗需要拔除的牙
7. 因化疗需要拔除的牙
8. 影响邻牙及邻牙牙周健康的错位牙
9. 严重感染的牙齿
10. 经济原因：患牙如采用非拔牙方法治疗需较高费用
11. 骨折线累及而影响骨折复位及愈合的牙齿
12. 因外伤性牙折而不能治疗的牙

像学检查。除常规为患牙拍摄根尖片外，如果需要对患者的患牙或多个牙进行全面的评估，应加拍全口曲面断层片。

术前详细精确评估的目的是让医生预判拔牙难度，减少并发症的发生。

2. 临床检查

一旦患牙确定需要拔除，应对表 4.2 中的临床因素进行全面、综合考虑，因这些因素会增加拔牙难度。

■ 手术入路受限

手术入路一旦受限，会增加拔牙难度。张口受限会严重影响手术入路和视野，尤其在拔除后牙时影响更大。因使用牙钳需要一定的张口度，而张口受限阻碍了牙钳的使用，只能改用外科拔牙术。引起张口受限的原因有牙源性的感染侵犯到咀嚼肌群、颞下颌关节紊乱病、放疗引起的颌面部软组织纤维性变、创伤和小口畸形。

手术入路的难度也与患牙在牙弓中的位置有关。如拔除上颌第三磨牙时，即使患者有正常的开口度，当患者大张口时，下颌骨喙突会前移到手术区域，限制了拔牙器械的入路。此时应让患者稍微闭口，并使下颌向拔牙对侧偏斜，喙突就可离开术区，从而改善手术入路空间。

另一个影响手术入路的原因就是牙列拥挤，牙列拥挤可阻挡牙钳对牙冠的夹持。

表 4.2　增加拔牙难度的临床因素

1. 手术入路受限
2. 手术区域的显露及视野受限
3. 牙冠严重缺损
4. 患牙支持组织密度增高、根骨粘连等
5. 行根管治疗的患牙
6. 中年以上人群

这类病例主要见于下颌前牙和前磨牙的拔除。如果对这类病例仍然选用牙钳拔除的方法，就可能会损伤邻牙（图 4.1）。

■ 牙齿结构破坏

严重的龋坏或大面积缺损会破坏牙的结构，使牙冠脆性增加，当用牙钳夹持牙冠时，常导致牙冠碎裂。此外，牙冠大面积缺损时，也会导致无法用牙钳夹持残冠（图 4.2），这种情况最好选用外科拔牙术。

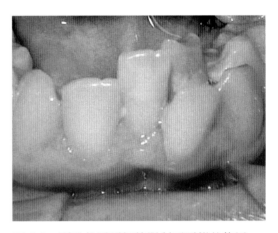

图 4.1　严重的牙列拥挤限制了牙钳的使用

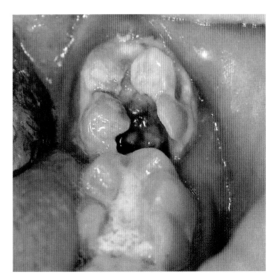

图 4.2　严重的龋坏破坏了牙冠结构，使牙冠脆性增加，这种病例最好选用外科拔牙术

一旦牙冠完全丧失，为了拔除残根，常常需要翻开牙龈组织，充分暴露牙根，必要时应去除少量骨质，然后选用合适方法拔除患牙。

■ **牙周骨质的状况**

大多数牙齿的拔除应通过向颊侧摇动逐渐扩大牙槽窝来完成。如果患牙支持组织过厚且致密，限制了牙槽窝扩大的程度，在拔牙时会增加牙折的风险。年龄越大，牙槽骨越致密，因此中老年患者的拔牙难度高于年轻患者。有夜磨牙习惯的患者，常会导致牙槽骨增厚和致密。此外，颊侧患有外生性骨疣的患者也会影响拔牙时向颊侧的扩张程度（图4.3）。

一旦发现牙槽骨增厚或致密，应选用外科拔牙技术，既能降低牙或牙槽骨折裂的风险，又能使手术按照预定的方式顺利实施。

3. 影像学分析

对欲拔除的牙齿进行影像学分析是非常重要的，影像学检查能够提供临床检查不能获得的信息。通常采用全口曲面断层片对患者口腔进行影像学检查，但采用根

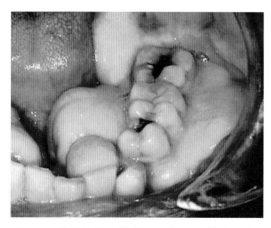

图4.3 外生性骨疣限制了牙槽骨的扩张程度，最好选用外科拔牙术

尖片对单个患牙进行全面评估非常重要，偶尔咬合片也可用来判断完全埋藏牙齿在颊舌向或者颊腭向的位置。

表4.3中列出了增加拔牙难度的影像学表现。

锥形束CT扫描（CBCT）可以用来确定埋藏牙齿的位置及与周围重要结构的关系。

■ **牙的解剖结构**

评估患牙牙根的长度、数量及弯曲程度非常重要。长根、细根、弯根会增加拔除难度，并提高断根的风险。拔除弯根的患牙难度较大，最好选用外科拔牙术。

对于多根牙，要注意牙根的分叉程度。分叉的程度越大，拔除难度越大。评估该类患牙拔除难度的方式是比较根间最宽距离和牙冠最宽距离。如果前者大于后者，牙齿的拔除将会变得非常困难，最好采用分根的方式拔除（图4.4A、B）。

■ **牙与附近重要解剖结构的关系**

当选用外科技术拔除患牙时，对患牙周围的重要解剖结构进行仔细评估非常重要。上颌窦和下牙槽神经管通常与患牙的牙根关系非常密切，一旦牵涉或损伤上述结构，会导致严重的并发症，所以要重视

表4.3 增加拔牙难度的影像学表现

1. 牙根分叉较大
2. 弯根
3. 根管治疗过的患牙
4. 多根牙
5. 内吸收或外吸收的患牙
6. 牙骨质严重增生和（或）球状根
7. 长根
8. 牙周骨质致密
9. 根折

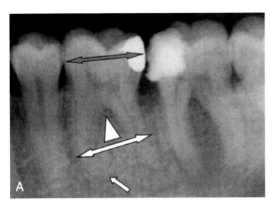
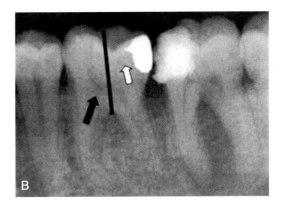

图 4.4　A.在下颌第一磨牙根尖片上测量根分叉的最大宽度（白色双箭头所示），并与牙冠的最大宽度（患牙牙冠与邻牙接触点之间的距离）进行对比（黑色双箭头所示）。假如根分叉的宽度超过了牙冠的最大宽度，就表示没有足够的空间将整个患牙拔除。同时要注意近中牙根严重弯曲（白箭头所示）。拔除该牙齿时最好从近远中之间将该牙分割成近中和远中两部分后再分别拔除。在分割牙齿之前，应去除根分叉处颊侧少量骨质（白色三角箭头所示）。B.拔除下颌第一磨牙时，从近远中之间将牙冠分割后，因近中牙根弯曲，应先拔除远中部分（白箭头所示），然后再拔除近中部分（黑箭头所示），这样可降低拔除近中牙根难度

这些结构，避免损伤。

　　上颌后牙牙根与上颌窦存在各种各样的毗邻关系。有些前磨牙和磨牙的牙根有可能超过上颌窦底，增加了拔牙后发生上颌窦穿通的可能性（图 4.5）。

　　通常来说，随着年龄增大或上颌后牙的缺失，上颌窦腔会增大。当拔除与上颌窦有密切关系的上颌后牙或去除移位至上颌窦内的牙根时，可导致口腔 - 上颌窦贯通或口腔上颌窦瘘。

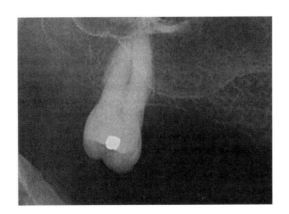

图 4.5　孤立的第一磨牙，牙根进入上颌窦窦腔

　　拔除表 4.4 列举的患牙时，引起上颌窦暴露的风险很大，最好采用外科拔牙术。通过翻瓣或不翻瓣，并在颊侧少量去骨后将牙齿切割拔除，会极大地降低上颌窦穿通的概率。

　　拔除下颌阻生第三磨牙时，下牙槽神经损伤的发生率为 0.41%~7.5%。下牙槽神经损伤的发生率与拔除患牙在下颌牙弓的位置有关，位置越靠近牙弓前方发生率越低（如拔除下颌第一磨牙比拔除下颌第二磨牙的发生率低）。仔细评估患牙牙根与下颌神经管的位置关系非常重要。特别

表 4.4　拔牙后易导致上颌窦暴露的患牙

1. 上颌窦窦腔明显增大且孤立的上颌磨牙

2. 患牙牙根深入到明显增大的上颌窦窦腔内，并且上颌窦底与患牙之间的骨质非常薄

3. 分叉程度大且根长的患牙牙根深入到明显增大的上颌窦窦腔内，上颌窦底位于根分叉处

4. 患有重度牙周炎但未出现松动的患牙

需要注意的是，当全口曲面断层片显示牙根与下牙槽神经管之间出现表4.5中所列出的影像学表现时，说明引起下牙槽神经损伤的可能性较高。

■ **牙的完整性和牙槽骨的状况**

要注意牙本身是否有内吸收或外吸收。假如存在内吸收，用牙钳拔除时很容易导致患牙在吸收部位折断。拔除这类牙最好采用外科拔牙术（图4.6）。如果患牙接受过牙髓治疗，拔除该牙时易夹碎牙冠或导致断根，除非治疗时间是在1年之内。此外，做过牙髓治疗的患牙往往存在大面积修复体或人造冠，也增加了牙拔除难度，所以对牙髓治疗过的患牙最好采用外科拔牙术拔除。在牙齿周围由于牙周膜的存在表现为清晰的牙周间隙，一旦该间隙消失，说明发生了根骨粘连，对这类患牙最好采用外科拔牙技术。牙骨质过度增生的患牙（图4.7），因为牙根的膨大导致完整拔除患牙时没有足够的拔牙通道，最好选用外科拔牙方法，通过切割牙根减少根阻力或去骨扩大拔牙通道的方法拔除患牙。

对患牙周围的骨质进行仔细评估也非常重要，通过X线影像检查能够很好地评估患牙周围骨质的密度。当影像学提示骨

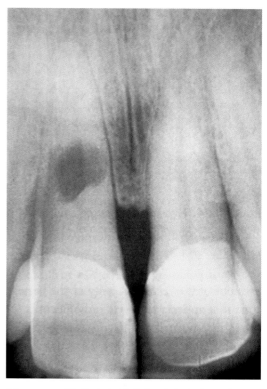

图4.6　X线片示上颌中切牙发生内吸收。由于内吸收，当用牙钳拔牙时，容易在内吸收部位发生根折，拔除该牙时最好采用外科拔牙术

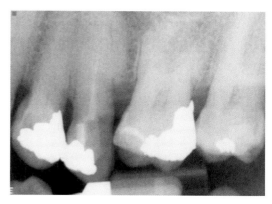

图4.7　上颌第二前磨牙牙骨质过度增生，形成球状根

质密度降低时，由于牙槽骨更容易扩展，牙拔除难度也降低。相反，如果牙槽骨的密度增加，则不易被扩张，拔牙时容易导致断根。

相同的道理，长期服用二膦酸盐的患

表4.5　易导致下牙槽神经损伤的影像学表现

1. 牙根与下牙槽神经管接触
2. 神经管骨皮质的完整性丧失
3. 神经管变窄
4. 神经管的移位
5. 牙根变暗
6. 神经管变形
7. 牙根的缩窄

者，由于破骨活性的降低，导致局部骨质密度增加，拔除这类患者的牙齿也很困难。

拔牙难度与患者的种族也有关系。非洲裔患者通常牙根较长，骨质密度也更高。

二、外科拔牙术：组织瓣的设计和实施

1. 组织瓣设计

医生在进行外科拔牙术之前，首先应回顾完整的操作过程，并选择合适的切口。对医生和患者来说，一个完美的治疗计划和齐全的手术设备，能够使比较复杂的手术变得高效、无痛。

在所有的外科手术之前需要设计一个合适的组织瓣。恰当的组织瓣能够为外科拔牙手术的通路和视野的暴露发挥关键作用。合理的外科原则和高超的手术技巧能够极大地减少组织损伤和伤口的延迟愈合。

医生、助手、患者的体位及椅位对方便手术操作、提高拔牙效率非常重要。术者正确的体位是让手臂靠近身体以获得稳定和支持，这种体位可以防止操作时因器械滑脱而损伤患者的软组织，也有助于术者保持手腕直立，这样在操作时可以借助手臂和肩膀的力量，而不是单单依靠手的力量。

拔牙时，术者通常采用站位。当拔除上颌牙齿时，椅位应向后倾斜，应使患者的上颌咬合平面与地面呈 60°。调整椅子高度，应使患者口腔平齐或略低于术者肘的高度。拔除下颌牙齿时，患者位置应直立，使患者在最大程度张口时下颌平面与地面平行。

为了避免不必要的损伤和患者术后疼痛不适，在拔牙操作前要慎重考虑是否需要软组织切开翻瓣。翻瓣的目的是为术区提供便利的通道和清晰的视野，以便于在去骨、分牙时防止对术区周围的硬、软组织造成不必要的损伤。一旦确定需要翻瓣，医生应决定使用哪种类型的组织瓣。在设计组织瓣时，应考虑以下几个因素：①组织瓣的血供；②局部的解剖结构；③组织瓣下方的骨组织结构；④切口区域的组织健康状况；⑤切口应位于隐蔽、不影响美观的部位；⑥组织瓣在术后应在没有任何张力的状态下复位。

通常情况下，采用外科拔牙术时设计的是全层黏骨膜瓣，该组织瓣包括牙龈、黏膜、黏膜下层和骨膜。切开时要行直达骨面的全层切开，这样的切开方式避免了在翻瓣过程中组织瓣的撕裂，从而减少术区不必要的出血和组织瓣的延期愈合。

在设计组织瓣时，要考虑到在尽量减少翻瓣范围的情况下能够为术区提供理想的视野，并能保障手术的顺利实施。设计组织瓣要遵守以下几项外科基本原则：①为保证组织瓣有充足的血供，设计的组织瓣基部一定要比游离部宽（图 4.8），如违反该原则，因组织瓣无法获得充足的血供，会引起伤口延迟愈合和组织瓣坏死可能性增加；②组织瓣边缘下方不能有骨组织缺损（图 4.9），否则会导致伤口裂开或延期愈合；③组织瓣的边缘不能位于骨质突起部位，否则会增加组织瓣的张力，导致术后伤口裂开或延期愈合；④设计的组织瓣应该避开一些重要的解剖结构，如下颌颏孔区和舌神经行走的部位。

拔除下颌第三磨牙时，为了避免有可

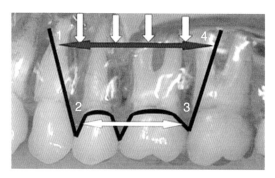

图 4.8　图片所示为梯形瓣或矩形瓣的切口。瓣的基部（蓝色双箭头所示）必须比瓣的游离端（白色双箭头所示）宽，以便为组织瓣提供充足的血液供应（白色单箭头所示）

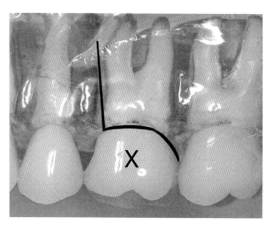

图 4.9　避免松弛切口距离术区太近，或直接位于术区。切口距离骨缺损区太近会导致伤口裂开，延期愈合，该图显示松弛切口距离拔牙区太近

能出现在牙槽嵴平面的舌神经意外损伤，行牙槽嵴顶部切口应位于牙槽嵴中线偏颊侧。另外，由于下颌前磨牙根方有颏孔，为了避免颏神经受到损伤，在此处做松弛切口时，切口应位于下颌前磨牙根部的前或后方（图 4.10）。

另外，在上颌后牙区，如果切口太高超越前庭沟，可能会涉及颊脂垫，导致颊脂垫溢出。虽然溢出的颊脂垫在术后通过缝合伤口的方法很容易使其复位，但在术中，溢出的颊脂垫会阻挡视野，影响手术

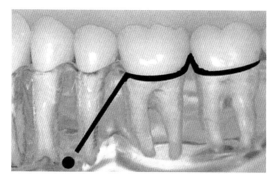

图 4.10　做松弛切口时要避免有神经走行的部位，应避免损伤颏神经

的顺利进行。

如果在腭部需要做切口，应避免因切至腭大神经血管束而伤及腭大动脉。腭大动脉是腭部组织的主要血供来源，因此，行松弛切口时应最大限度地避免损伤腭大动脉。在上颌骨前部如果因拔除埋藏的多生牙和阻生牙，需要在局部进行切开翻瓣时，有可能会伤及鼻腭神经血管束，但鼻腭神经血管束的损伤不会引起明显的出血，并且损伤也能够得到很快的恢复，此外该神经损伤也不会引起局部明显的感觉异常。掌握患牙周围重要的解剖结构非常重要，它能够避免在操作时造成这些重要结构的无谓损伤和暴露（表 4.6）。

掌握患牙周围的解剖结构后，接下来的重点是如何设计合适的黏骨膜瓣。进行外科拔牙操作时，可选择不同类型的组织瓣，包括袋型瓣（图 4.11）、三角瓣（图 4.12）、矩形瓣（图 4.13）、半月形瓣切口（图 4.14）。

外科拔牙术最常用的组织瓣是龈沟类袋型瓣（附加或者不附加松弛切口）。该组织瓣是在牙冠的颊侧或舌侧沿龈沟内向前向后全层切开，在牙龈乳头根部全层翻开使牙龈乳头保留在组织瓣上。该组织瓣

表 4.6　设计组织瓣应考虑的因素

应避免的切口部位	如未避免可能会出现的结果
1. 在骨隆突上切开	伤口张力大、裂开，延期愈合
2. 在牙龈乳头处切开	伤口裂开，牙龈组织缺损
3. 在唇侧牙龈正中切开	伤口裂开，牙龈组织缺损
4. 切口下方无骨组织支持	组织瓣凹陷，延期愈合
5. 颏孔区行松弛切开	损伤颏神经
6. 下颌骨舌侧行松弛切开	损伤舌神经伤口，裂开，延期愈合
7. 后牙区腭部行松弛切开	损伤腭大神经血管束，出血

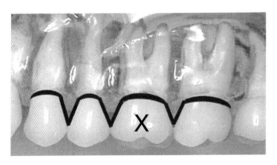

图 4.11　袋型瓣。以患牙为中心，沿牙龈沟向前切开 2 个牙位的长度，向后切开 1 个牙位的长度即可达到解除组织瓣张力、提供良好术野的目的，是一种经典理想的组织瓣

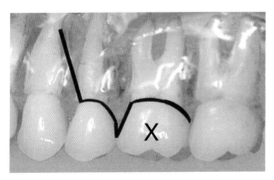

图 4.12　标准的三角瓣设计。松弛切口应远离拔牙区 6~8 mm

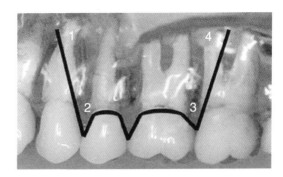

图 4.13　标准的矩形瓣设计

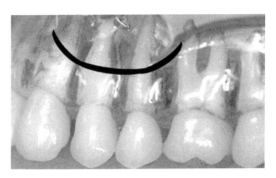

图 4.14　半月形瓣切口

可很好地显露牙冠部分，提供了较好的手术视野，方便器械的应用及去除根分叉以上部位的牙槽骨。此外，如果需要的话，通过增加一个松弛切口变成三角瓣即可很好地显露患牙的根尖区域。

通常外科拔牙手术不需要松弛切口，但有时为了扩大视野，并且避免因张力过大而造成组织瓣的撕裂，可增加松弛切口。松弛切口可在瓣的近中或远中实施，但大多数情况下松弛切口都在瓣的近中，然后从前向后翻瓣（图 4.15）。松弛切口起始点应在牙齿长轴切点上，不能直接在牙龈乳头（图 4.16）或骨隆突上，如上颌尖牙隆突。切割牙龈乳头会导致术后牙龈乳头坏死、缺失，从而影响美观和牙周健康。

当开始使用的是短袋型瓣，使用一个松弛切口时就能获得更好的视野，特别是能够很好地显露患牙的根尖区域，该方法

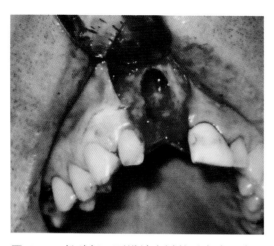

图 4.15　松弛切口可设计在瓣的近中或远中

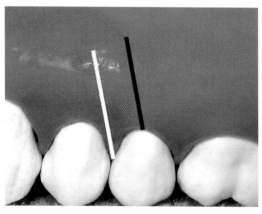

图 4.16　松弛切口不能切断牙龈乳头（白线所示），也不能在颊侧牙龈正中切开（黑线所示）

常用于上颌后牙的手术，因为在上颌后牙区，患牙根尖部位术野的显露非常困难。

当需要使用松弛切口时，很少使用矩形瓣（瓣的前、后增加 2 个松弛切口）。然而当拔除与上颌窦邻近的上颌磨牙断根时，特别适用于拔牙后可能出现上颌窦与口腔相通的病例，因为可用矩形瓣在无张力情况下封闭口腔 - 上颌窦贯通的创面。半月瓣切口很少用于外科拔牙术中，由于该切口对根尖区提供的术野有限，因而主要用于根尖外科，因此本章不予讨论。

一旦前面所有内容都考虑到了，就容易掌握组织瓣的操作技术。

2. 操作技术及方法

外科拔牙最常用的是附加或者未附加松弛切口的龈沟内袋型瓣，以下将重点描述该技术。用 15 号或 12 号刀片切开，操作时给患者使用咬合垫，有助于稳定患者张口度。

降低牙椅的高度，操作时应使术者的手臂斜向下，使肘关节形成约 120°，这样可为术者提供舒适、稳定的体位。

用刀片在龈沟内切透整个软组织，直达牙槽骨表面，切口应该从患牙后面 1 个牙位的远中颊角开始，从后向前切开。如果选用袋型瓣，切口要扩展到患牙前 2 个牙位；如果选用三角瓣，切口要扩展至患牙前 1 个牙位。松弛切口可从前面牙位牙龈乳头的近中或远中开始，因而松弛切口的组织瓣可包含或不包含前方牙位的牙龈乳头。

如果做松弛切口，就从龈沟开始，斜向前延伸至前庭沟。切开时用颊拉钩或宽头拉钩（不能使用口镜）绷紧黏膜，以便形成干净、平滑的切口，而不会引起软组织撕裂。切开后，用骨膜分离器锐而薄的一端进行翻瓣。首先从切口的前端开始，分离器的尖端放置在全层黏骨膜瓣与牙槽骨之间，沿着牙槽骨上缘边旋转边向后扩展，直至将牙龈和黏骨膜完整地从牙槽骨面掀起。分离牙龈乳头时，将分离器放置在牙龈与牙槽骨之间，向外旋转分离器，即可将牙龈乳头从骨面上分离。

分离组织瓣时，首先分离牙龈组织，再沿着切口分离附着龈及黏骨膜。如果分离过程中遇到困难而不能全层分离黏骨膜瓣，或因切口没有完全切到骨面时，需要用刀片在原切口的基础上再次切开，确保切至骨面，将组织瓣全层切开。然后将分离器的锐端插入松弛切口黏骨膜瓣的下方，以骨面为支点，通过旋转的方法将黏骨膜瓣从骨面上掀起。当前部分的组织瓣翻起后，再向后方推进继续掀起软组织瓣，直至掀起整个组织瓣。在翻瓣过程中，骨膜分离器一直是以骨面为支点，这样可以确保黏骨膜瓣的全层翻开。当部分组织瓣翻起后，也可用骨膜分离器的宽头端抵在翻起瓣的下方骨面上，使其余部分的翻瓣在清晰的视野下实施。当完成翻瓣后，将分离器宽头端约在前庭沟处置于翻起的骨膜瓣和术野之间。

一旦通过翻瓣使患牙或牙根暴露后，拔除萌出或阻生患牙的焦点就是去除拔牙阻力。采用外科拔牙方法能否成功取决于是否能够完全去除拔牙阻力。去除阻力的常用方法是用外科切割手机分根，或去除部分牙根部的牙槽骨。首选的方法是分根，该方法可将多根牙变成单根牙。在绝大多数病例中，分根后用牙挺分别挺松牙根后，即可拔除。有时仅采用分根法不能拔除患牙时，就需要适量去除牙槽骨才能达到彻底消除拔牙阻力的目的，但应注意的是，去骨后要确保术后牙槽窝周围有足够的牙槽骨，特别是对于那些后期需要做种植的患者这一点非常重要。

有时，消除拔牙阻力的操作顺序会反过来（即先去骨后分根），该方法特别适用于拔除根分叉较低的患牙，首先通过颊侧适量去骨暴露根分叉后，再进行分根。

当患牙或牙根按照前面的方法完全暴露后，这时拔牙操作的关键是使用可控的力量拔除患牙。术者要始终牢记，在整个拔牙操作中应缓慢地、持续地用力。如果使用不可控的暴力操作，很容易导致断根或牙槽骨骨折。如果翻瓣暴露患牙后，不能用适当控制的力量拔除患牙时，应采用外科拔牙技术，即通过分根、去骨，完全消除拔牙阻力后再拔除患牙。

三、外科拔牙术拔除单根牙

采用外科拔牙技术拔除单根牙是比较简单的。将组织瓣翻到合适的位置后，首先考虑是否需要去骨。通常情况下，由于翻瓣已经提供了很好的手术入路和视野，可以最大限度地发挥牙挺的作用，另外，也能使牙钳尽量向根方夹持，最大限度地发挥其效能，常不用去骨就可将患牙拔除。

如果在拔牙或拔除牙根时确实需要去骨时，可在用牙钳夹持患牙的同时夹持颊侧少量牙槽骨，因而在患牙拔除的同时也去掉了少量颊侧牙槽骨（图4.17）。

当需要去骨时，包括用外科切割手机

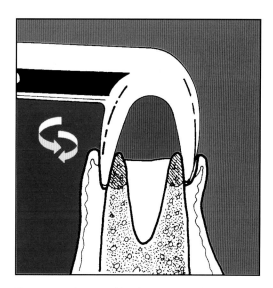

图4.17 图示用牙钳将牙根及小部分颊侧牙槽骨同时拔除

及钻去除颊侧部分牙槽骨时，去骨的宽度应与牙根的近远中径相当，去骨的长度一般为根长的 1/3~1/2。去骨后牙根可通过直挺或牙钳拔除（图 4.18A）。去骨量要适当，只要能够将患牙拔除即可。要尽量避免过度去骨，这对于后期计划种植治疗的患者非常重要。

如果去骨后拔除患牙仍然很困难，就要制作一个拔牙支点，该支点要尽可能靠近根方，以便于器械发挥作用。该支点应该有足够的位置用于放置三角挺或巴式挺等器械（图 4.18B），在向殆方撬动牙根的时候，可用毗邻的骨质作为支点。

拔牙后要对术区进行仔细检查，去掉所有的牙和骨质碎片，平整锋利的牙槽骨嵴。判断牙槽嵴是否锋利的方法是将组织瓣复位后，用手指在组织瓣表面触摸骨缘是否锐利，修平锐利骨缘的器械是骨锉或咬骨钳。

术后通过大量的生理盐水冲洗术区，

彻底清理术区的碎牙和（或）碎骨屑，应特别注意清理组织瓣的蒂部，因该部位是碎屑易于堆积的地方。残留的碎屑可能导致术区感染或伤口延期愈合。

需要注意的是，在用高速切割手机进行去骨或分牙时，要用大量的无菌水冲洗降温，避免因局部高热导致周围骨质灼伤。另外需要特别注意的是，要用专用的外科切割手机进行去骨和分牙，不能使用普通的牙科手机，因普通牙科手机产生的气流是垂直吹向开放的伤口，易引起软组织内气体滞留和（或）气肿，从而增加感染和其他并发症发生的风险。

手术完成后，术者要将掀起的组织瓣复位，也可将组织瓣移位至其他部位，以覆盖和保护其下方的支持组织。

四、外科拔除多根牙

多根牙的外科拔除技巧与单根牙相

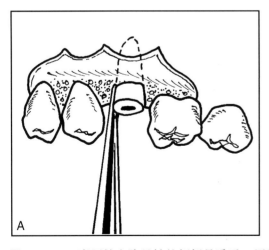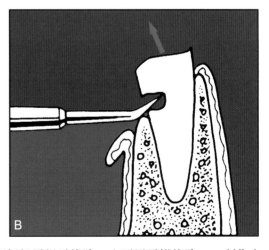

图 4.18 A. 当用钻去除足够的颊侧骨质后，用牙挺挺松牙根后拔除，也可用牙钳拔除。B. 制作支点后用三角挺拔除牙根的 3 个基本要求：①制作的支点应靠近牙槽骨顶端；②制作的支点深度应能够放置三角挺的挺刃；③支点的上方应保留足够的牙体组织（约 3 mm），以防挺出患牙时牙根从支点处折断

似，其主要区别是，拔除多根牙时，为了便于拔除，应用外科切割钻将多根牙分割成数颗单根牙。

当切开软组织并将组织瓣翻至合适的位置时，就需要分根或者去骨。由于对绝大多数单根牙而言，翻瓣后可以提供理想的手术入路和视野，通常不需要去骨和对牙根进行分割。在这种情况下，由于挺刃和（或）钳喙的顶部能够尽可能地向根尖方扩展，从而使器械最大限度地发挥拔牙效能，因而不需要去骨及分割牙根就能拔除患牙。

如果仅仅使用翻瓣不能拔除患牙时，就需要额外采用分根或去骨的方法，但应首先采用分根的方法，拔牙时应该尽量选择不去骨或者尽量减少去骨量。对于必须去骨的单根牙，在能够拔除牙齿的情况下，尽量减少去骨。需要牢记的是，对于拔牙术后需要种植的患者更应尽量避免去骨。

当翻瓣后，如果患牙的根分叉较高，翻瓣后就能暴露根分叉，此时就不要去骨。用钻从近远中之间切割患牙，深度达根分叉，然后用直挺插入切割的间隙旋转即可完成分根操作。然后用牙挺分别挺松牙根后再用牙钳拔除。

拔牙术后，对拔牙创口的处理方法同单根牙拔除。用骨凿和咬骨钳去除过高的骨尖或平整过锐的骨嵴后，用无菌生理盐水反复冲洗伤口，然后将瓣复位并进行缝合。

五、拔除断根应考虑的因素

无论术者的操作技巧多么精湛，操作时如何小心，都免不了断根的发生。当发生断根时，术者要确定将断根遗留在牙槽窝内还是取出。通常情况下，如果患牙没有龋坏，断根为 3 mm 以下并没有感染，可遗留在拔牙窝内，定期进行观察，特别是与下颌神经管或上颌窦关系密切的断根（表 4.7）。当拔除断根的弊大于利时（如因拔除断根需要去除大量骨质），可将断根遗留在牙槽窝内。要将牙根遗留在拔牙窝内的状况如实告知患者，因为残留在牙槽窝的断根有可能发生与此相关的并发症。应告知患者将断根遗留在牙槽窝内的原因，并完整地记录在病历上。

对残留的断根应拍摄牙片，并保留在患者的病历中。应告知患者每半年或一年复诊一次，以确保遗留的牙根不会出现任何意外。

六、外科拔除断根技术

同其他外科操作一样，拔除断根的重要条件是良好的照明，并通过吸引得到一个清晰的手术视野。

通过观察拔除的患牙来确定断根的位置、大小非常重要，特别是对于多根牙来说更加重要。如果不能通过临床检查明确断根的大小和位置，就需要进行放射检查来确定（最好拍摄根尖片）。

表 4.7 将断根遗留在牙槽窝的适应证

---

1. 断根很小（小于 3 mm）

2. 断根及根尖周没有炎症

3. 看不到断根

4. 拔除断根可能需要去除大量的骨组织

5. 断根与下牙槽神经管关系密切

6. 断根与上颌窦关系密切

7. 发生断根的牙槽窝出血凶猛

对于比较小的断根（长度为 4~5 mm 或更小），可以通过冲洗–强吸的技术拔除断根，这种技术仅仅适用于发生断根前，断根已经非常松动了。对拔牙窝进行强有力的冲洗，用细头吸引器插入拔牙窝内进行强力吸引，在这种状况下，松动的断根就有可能被吸出。操作时，应该有良好的视野，因为断根太小，有可能在术者不知情的情况下已被吸出。

另外一种拔除断根的技术是使用根尖挺。一个好的根尖挺，其挺刃可以插入断根周围的牙周间隙，然后将断根楔出牙槽窝。如果挺刃插入困难时，可用细的切割钻在断根及周围骨质之间切割，扩大插入的间隙。

操作时要特别注意不要向根尖方向过度用力，避免断根移位到深部组织间隙中（如下颌神经管、上颌窦或颌下区）。向侧方过度用力，也可导致器械的弯曲和折断，甚至会将断根和折断的器械断片推入其他深部解剖间隙中。

根管锉也可用于断根的拔除，将根管锉插入断根的根管中，然后用止血钳夹住根管锉，向殆方用力，将根管锉连同断根同时拔除。这类技术仅仅适用于断根有明显的根管，此外牙根也不能过度弯曲，以免因拔牙阻力过大而导致拔除失败。

如果采用以上方法都不能拔除断根，而操作视野和操作空间因没有翻瓣而受到严重限制，此时就应该采用翻瓣拔除断根的方法了。

翻瓣后，可以利用牙周探针测定断根与牙槽嵴顶之间的距离，以确定断根的位置。断根的大小可以通过根尖片来测量。在断根的根尖部位去骨开窗，然后用根挺插入根尖区向殆方用力即可拔除断根。该技术特别适用于断根区颊侧骨板非常薄，同时需要保留颊侧骨板的患者（如需术后种植或者正畸治疗需要将牙齿移动到该部位；图 4.19A~D）。

七、多颗牙同时拔除的技巧

临床上经常碰到需要一次拔除多颗患牙或一次拔除所有余留牙的患者。在这种情况下，必须遵循一定的拔牙原则，以保证患者从有牙颌到无牙颌的平稳过渡，其目的是当患者拔牙后，无论采用活动或固定修复都能达到兼具功能和美观的理想效果。

多颗牙同时拔除时拔牙顺序尤为重要（表 4.8）。通常情况下上颌牙比下颌牙先拔除的原因是：①局部麻醉剂在上颌显效快、持续时间短、消失也快，所以外科实施手术时，应在局麻后立即实施，而且手术时间不能太长；②如果先拔除下颌牙，在拔除上颌牙时就不可避免地造成操作中产生的污物落入下颌牙槽窝内。

在拔除下颌牙之前，首先要对上颌的拔牙创面进行彻底止血，避免因上颌拔牙窝出血而阻碍下颌牙拔除。另外拔牙时应从后向前，由于牙挺是以近中为支点挺松和拔除患牙，这样就可以在使用牙钳前最大范围地发挥牙挺的作用。然而，由于尖牙牙根较长，所以拔除比较困难，应留至最后拔除。尽管通过邻牙为支点挺松尖牙后也可顺利拔除，但最好的方法仍然是拔除尖牙两侧的患牙，降低尖牙的稳固性，以使尖牙很容易地被拔除。

在一些同时拔除多颗牙的操作中，为

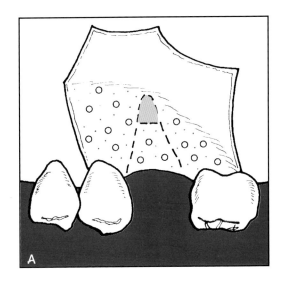
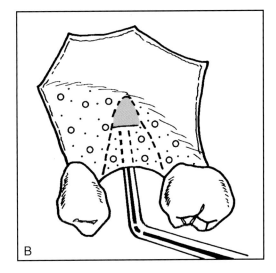
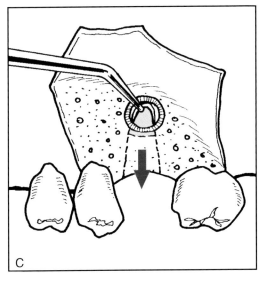
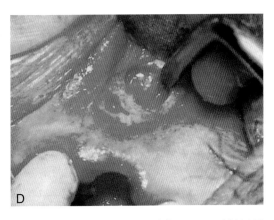

图 4.19 A.拔除一个短小的、拔牙入路非常差的上颌颊侧断根，需要通过翻瓣完整地显露断根根尖部分的骨质。B.用牙周探针测量断根的位置。C.在断根根尖部的颊侧去骨开窗，用根尖挺或其他细、薄的器械插入断根的根尖部并向殆方用力。D.临床上使用半月形瓣切口拔除牙根

了增加手术入路和视野，也可采用翻瓣的方法，如果需要的话，也可增加去骨、分根的技术。

拔除患牙后，可选择性地实施牙槽骨修整术，特别是尖牙区的骨突处。牙槽骨修整术的目的是修平过锐的骨嵴，去掉过尖的骨尖。如果患者需要行活动义齿修复，

还应去除过大的倒凹。

应尽量避免大范围的过度去骨，为了以后能够达到理想的修复效果，应尽可能保持牙槽骨的高度及宽度。进行牙槽骨修整的时候，最好使用 4 mm × 8 mm 纺锤样外科钻（俗称"菠萝钻"；图 4.20）。

最后用骨锉修整过锐的牙槽嵴，然后

表4.8　多颗牙同时拔除时的操作顺序

1. 上颌牙齿

2. 在拔除下颌牙前应充分止血

3. 下颌牙齿

4. 从后向前

5. 为了提高拔除效率，可在颊侧翻起小的组织瓣

6. 牙槽骨修整

7. 冲洗

8. 组织瓣对位缝合

9. 术后医嘱

用大量生理盐水冲洗。

　　将翻起的组织瓣复位后缝合固定。应尽量避免为达到完全关闭伤口而将牙槽嵴两侧的组织瓣向牙槽嵴中央滑行，因为这会导致前庭沟变浅，从而影响即刻义齿的固位和功能。如果患者接受过放、化疗治疗，使用过二膦酸盐或其他抗骨吸收药物，最好对伤口实施严密缝合。

八、组织瓣复位及关闭技术

　　缝合伤口有多个功能，最重要的是将组织瓣精确复位固定，使切口两侧边缘尽量贴合，另外一个功能是通过缝合止血达到预防血肿的目的。此外，通过缝合可以使软组织严密覆盖骨质表面，有助于预防骨质坏死、延迟愈合和感染。

　　缝合材料有各种类型，可根据软组织的类型和缝合方式的需要来选择缝合材料。可吸收线和铬制肠线常用于口腔黏膜的缝合。如果伤口张力较大，可使用尼龙缝线。缝合线有不同的型号，口腔手术中常用的是 3-0 或者 4-0 的缝线，3-0 的线比 4-0 的线粗。

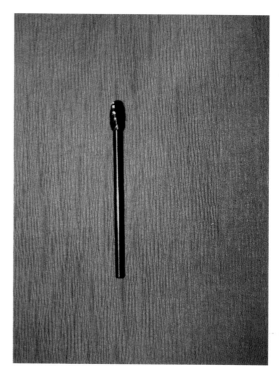

图 4.20　用于牙槽骨修整的纺锤样外科钻（4 mm × 8 mm）

　　根据伤口的大小及张力状况选择不同的缝合技术。间断缝合和"8"字缝合多用于缝合单颗牙拔除的伤口（图4.21A~E）。

　　连续缝合可用于缝合相邻多颗牙拔除创口、袋型瓣或复位牙龈边缘时（图4.22A~E）。连续缝合包括连续锁扣式缝合和连续非锁扣式缝合（图4.23）。

　　水平褥式缝合也可以用于单颗牙或者多颗牙的拔除，但临床使用较少（图4.24）。

九、外科拔牙时常见失误和并发症

　　只要仔细地制订治疗方案，具有高超的外科技术，且术后密切观察，就会极大地减少拔牙后并发症的发生。

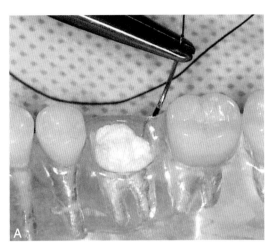 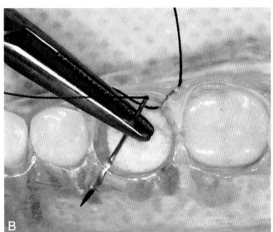

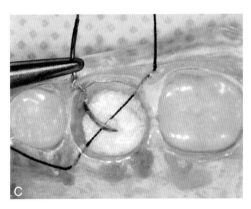 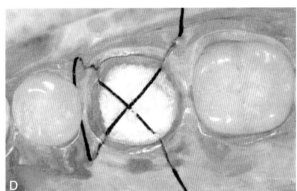

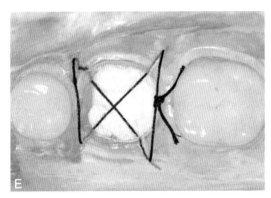

图 4.21　"8"字缝合技术，常用于在牙槽窝放置止血药物时，可起到固位药物的作用。A. 首先从远中颊侧牙龈乳头基部进针。B. 然后再穿过近中舌侧牙龈乳头基部。C. 再穿过近中颊侧牙龈乳头基部。D. 最后穿过远中舌侧牙龈乳头基部。E. 拉拢后打结

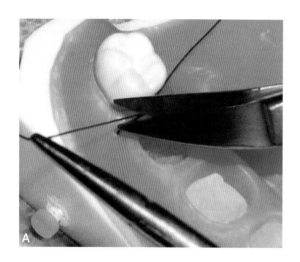
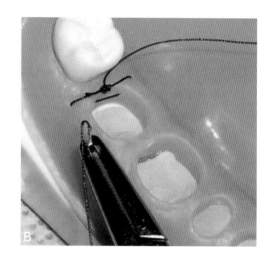
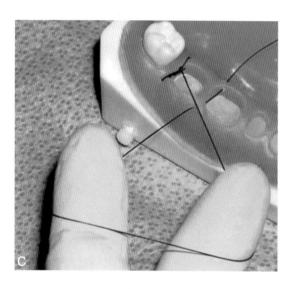
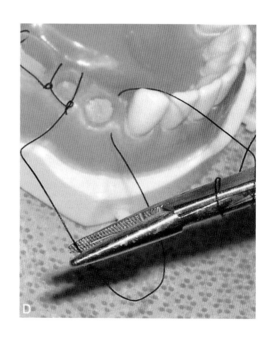
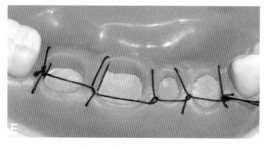

图 4.22 连续锁扣式缝合。A.先间断缝合第一个龈乳头后打结，然后剪掉较短的一侧线头，保留较长一侧。B.然后缝线穿过邻近的颊和舌侧乳头。C.扭转后端松弛的缝线，将缝针从扭转的线圈中穿过，拉紧缝线形成锁结。D.连续完成以上操作直至最后一个结，最后利用末端双股线将结打死。E.连续锁扣式缝合完成后

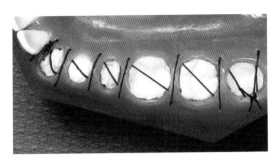

图 4.23　连续非锁扣式缝合后

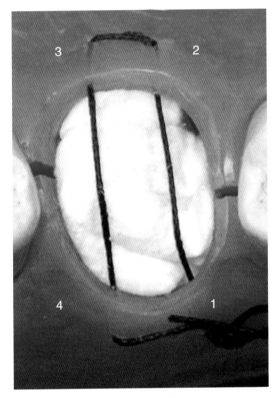

图 4.24　水平褥式缝合的顺序

在拔牙手术过程中常见的失误包括：①符合外科拔除适应证的患牙因术前误判而采用常规的拔牙方法进行操作；②组织瓣设计失误；③组织瓣翻起不足导致手术视野受限；④使用暴力拔牙；⑤选择的牙钳与拔除的患牙不匹配；⑥安放牙钳不到位；⑦没有翻瓣显露就试图拔除牙龈下的残根；⑧组织瓣复位之前没有对术区充分冲洗；⑨缝合技术太差。这些失误都可以导致拔牙并发症的发生。

正常情况下，牙拔除后牙槽窝会在 10 min 后就停止渗血。当患者拔牙后创口出血不止，首先要排除患者是否长期使用抗凝药物或患有出血性疾病，然后在良好的照明及充分的吸引条件下用无菌生理盐水对出血区进行冲洗，以便确定出血点。局部加压可以控制出血，另外还可以在局部使用止血药物（如吸收性明胶海绵或者氧化纤维素等）辅助止血。如果加压处理后仍然持续出血，就需要在局麻下重新缝合伤口，对明显的出血点可通过电凝或结扎的方法止血。

牙槽骨骨炎（干槽症）是复杂牙拔除后引起的局部剧烈疼痛，其特点是剧烈疼痛发生在拔牙后 24~72 h。临床检查通常可发现口臭，拔牙窝软组织周围充血，因血凝块消失导致牙槽骨外露，牙槽窝内有食物残渣等各种异物。拔牙术后严密缝合可降低干槽症的发生率。

骨髓炎是由于拔牙创发炎，没有得到及时有效的治疗引起，可发展为更加严重的并发症，需要立即处理。

骨坏死主要发生在某些高危患者（患者曾有头、颈部放疗史，有二膦酸盐或其他骨吸收抑制剂药物史）。对这类患者实施手术时，应进行仔细的综合性评估。

实施外科拔牙术时可能会出现表 4.9 所示的并发症。仔细的术前评估和精湛的外科技术可极大地降低并发症的发生率，并能顺利地实施整个手术过程。

表 4.9　常见的拔牙并发症

1. 疼痛
2. 出血
3. 感染
4. 肿胀
5. 邻牙损伤
6. 上颌窦穿通
7. 下牙槽神经和（或）舌神经损伤
8. 遗留过尖的骨尖或过锐的骨缘需要再次外科手术
9. 干槽症
10. 颞下颌关节不适

扩展阅读

Anderson L, Kahnberg KE, Pogrel MA. Oral and Maxillofacial Surgery. New York: Wiley-Blackwell, 2010.

Dym H, Ogle OE. Atlas of Minor Oral Surgery. New York: WB Saunders, 2001.

Fonseca RJ, Turvey TA, Marciani RD. Oral and Maxillofacial Surgery. 2nd ed. New York: WB Saunders, 2008.

Ghali GE, Larsen PE, Waite PD. Peterson's Principles of Oral and Maxillofacial Surgery. 2nd ed. New York: BC Decker, 2004.

（孙湘钊 译，胡开进 审）

第 5 章 第三磨牙拔除术

George Blakey

第三磨牙拔除术是口腔或口腔外科门诊最常见的手术，由于绝大多数第三磨牙都是阻生的，故操作时需要更加复杂的手术技巧。阻生牙是指患牙没有能力通过自然通道萌出至口腔正常位置，导致患牙阻生的原因包括邻牙、骨或软组织阻挡。第三磨牙阻生最常见的原因是邻牙阻碍了其正常的萌出途径，或者是由于其在骨内异位，导致大量的骨质阻碍其正常萌出（如远中阻生、倒置阻生等）。对口腔全科医生而言，当他们碰到阻生第三磨牙时所面临的首要问题是该牙是否应拔除。通常情况下拔除有症状或与其他病变有关联的第三磨牙是得到认可的，但是对于没有任何症状的第三磨牙该如何处理呢？没有症状并不等于不会引起疾病，高达71%的无症状第三磨牙都会引起牙周病或龋病。此外，有4颗第三磨牙的人群中仅有11%为无症状第三磨牙，不会发生龋坏或牙周病 [1]。

对所有阻生牙均应该经过临床和影像学评估，处理方法包括留观、外科助萌或拔除。当评估阻生患牙时，应重点关注患牙的临床及影像学表现、患者的年龄。通常情况下阻生第三磨牙均应拔除，因为随着患者年龄的增长，既增加了拔牙手术难度，又延长了术后恢复时间。另外，完全骨埋藏患牙有可能引起颌骨囊肿或肿瘤。所以口腔全科医生或口腔颌面外科医生在制订第三磨牙的治疗计划时，要全面考虑各种因素。本章将讨论处理阻生第三磨牙的基本原则，包括术前准备、手术计划及术后处理。

一、第三磨牙拔除的适应证

1. 龋 病

第一磨牙和第二磨牙的健康状况可预判第三磨牙的健康状况，当患者的第一磨牙和第二磨牙发生龋病时，第三磨牙也很有可能会发生龋病 [2]。由于第三磨牙处于牙弓的最远端，而且经常是部分阻生，所以很难保证不会发生龋病（图5.1A、B）。第三磨牙的冠周盲袋常导致冠周很难自洁，并且容易引起局部细菌的繁殖。此外，覆盖在部分萌出牙冠的盲袋提供的缺氧环境引起局部致龋性细菌大量繁殖。随着年龄的增长，第三磨牙发生龋坏并导致牙髓坏死的概率也在增加，该原因常导致第三磨牙拔除。通常情况下对龋坏的阻生第三磨牙不进行内科治疗，因为很难保证治疗效果，所以对龋坏的第三磨牙的治疗方式就是拔除。

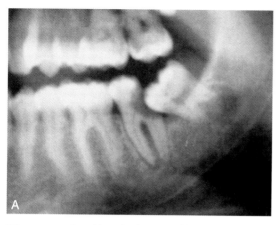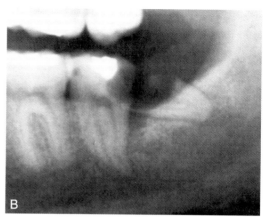

图 5.1 A.由于第三磨牙阻生，第二磨牙远中发生龋坏。B.阻生第三磨牙和第二磨牙均发生了龋坏

2. 冠周炎

冠周炎是部分阻生患牙牙冠周围牙龈组织的炎症反应（图 5.2）。由于覆盖在部分阻生牙冠周的大量牙龈软组织形成的盲袋自洁作用很差，因此盲袋局部口腔菌群中致龋性及牙周疾病性细菌大量繁殖。一旦宿主的防御功能与病原菌繁殖能力之间的平衡被打破，就会导致局部炎症反应，引起冠周组织疼痛和炎症。如果发炎的冠周组织未经治疗，感染将继续扩散至头颈部的软组织间隙中。此外，由于局部炎症导致的肿胀常会引起咬合创伤，进一步加重了局部的炎症反应，刺激了局部致病菌的进一步繁殖，引起局部炎症的恶性循环。另外，第三磨牙冠周组织形成的盲袋常使食物残渣在局部聚集，引起局部链球菌及厌氧菌的大量繁殖，进一步加剧局部感染的严重程度。

冠周炎的治疗方法是对覆盖的龈瓣或盲袋进行机械性清洗，可选择氯己定作为冲洗液，并可全身使用青霉素类抗生素。医生应教会患者自己用注射器和生理盐水冲洗盲袋，以达到清洁该部位的目

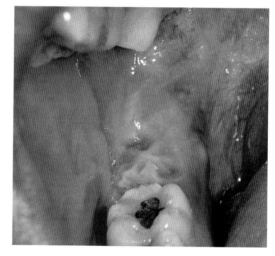

图 5.2 阻生第三磨牙的冠周组织发生炎症（即冠周炎），冠周牙龈明显肿胀

的；要指导患者用轻柔的力量冲洗局部，避免因暴力冲洗而将细菌推至更深的软组织中。

如果通过切除冠周多余的牙龈组织能完全暴露牙冠，并且能够完全恢复患者的局部自洁能力时，可选用局部龈瓣切除术。通常情况下阻生牙不能选用局部龈瓣切除术，因为对阻生牙而言，切除多余的龈瓣并不能改变患者的自洁能力及冠周组织的局部环境，因而也不能降低局部致

病菌的繁殖能力。因此，对于骨及软组织和邻牙阻力引起的阻生牙，其处理方法是拔除。

3.牙周病

第三磨牙的健康状况会影响其近中其他牙齿的健康状况。比如，如果第三磨牙存在牙周疾病，那么就会引起局部白介素 −6、细胞间黏附分子 −1 和 C 反应蛋白水平明显升高，使第二磨牙牙周袋加深，增加了前方牙齿牙周病的发生率。随访 4 年发现，如果第三磨牙存在明显的牙周袋（>4 mm），那么其前方所有牙齿的牙周袋均不同程度加深。因而，拔除存在较深牙周袋（>4 mm）的第三磨牙就可有效防止其前方牙齿发生牙周疾病，这样就可避免第一磨牙和第二磨牙不必要的牙周外科手术治疗。此外，近中低位阻生的下颌第三磨牙经常引起第二磨牙远中牙周袋加深。需要特别强调的是，如果第三磨牙冠周存在牙周疾病，常增加其他牙齿发生牙周疾病的概率。

4.牙根吸收

如果第三磨牙的近中紧贴第二磨牙牙根，可引起第二磨牙牙根吸收，牙根吸收最常见的部位是远中牙根的中 1/3[3]。

5.修复前外科

如果计划对患者实施可摘义齿修复，应对遗留的阻生第三磨牙进行评估。活动义齿向牙槽嵴方向的压力会引起牙槽骨吸收和颌骨改建，导致埋藏的第三磨牙暴露于口腔，或引起覆盖在阻生牙表面的软组织发生溃疡，并且增加了阻生牙发生龋病或牙周感染的风险。如果此时给患者拔除阻生第三磨牙，由于下颌骨发生了萎缩，故而有发生下颌骨骨折的风险（图 5.3）。

6.正畸及正颌治疗需要

正畸治疗计划中可能包含拔除第三磨牙，由于阻生第三磨牙可能会妨碍其近中牙齿的正常萌出。此外，垂直、近中或水平阻生的第三磨牙具有持续的近中方向的生长力量，常导致正畸治疗后病情（拥挤

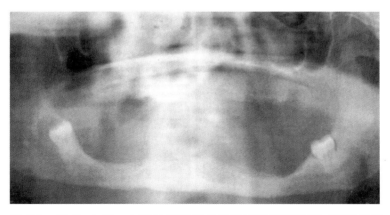

图 5.3　患者 70 岁，由于长期戴活动义齿导致埋藏的第三磨牙暴露于口腔。由于该患者冠周炎反复发作，所以治疗计划是拔除阻生第三磨牙。对该年龄段患者实施第三磨牙拔除术，由于牙槽骨严重萎缩，不仅极大地增加手术难度，并且提高了发生下颌骨骨折及下牙槽神经损伤的风险

等）复发。拔除第三磨牙后，由于在牙弓的后段创造了间隙，可便于正畸时牙齿向远中移位。由于以上因素，最好在正畸前或正畸完成后及时拔除第三磨牙。此外，还要考虑患者的年龄、牙和颌面部骨骼的发育状况等因素。

当患者需要实施正颌外科手术，或正颌外科手术是整个正畸治疗计划或综合手术治疗计划的一部分时，如果患者存在第三磨牙，应由正颌外科手术医生决定是术中或术后拔除。通常情况下，实施上颌骨Le Fort 截骨术时，常在术中拔除上颌第三磨牙；下颌阻生第三磨牙通常在术前 6~9 个月拔除，以保证牙槽窝完全骨愈合。

7. 引起组织病变

埋藏的阻生第三磨牙可引起局部肿瘤和囊肿（图 5.4 A、B），最常见的是牙源性囊肿。牙源性囊肿起源于残留的牙囊组织。在第三磨牙区域引起的肿瘤包括牙源性角化囊肿、成釉细胞瘤或其他肿瘤。这些肿瘤均起源于牙囊组织，并应按照肿瘤的切除原则进行手术切除。对切除的肿瘤及阻生第三磨牙周围组织均行组织病理检查，以明确肿瘤与患牙之间的关系。需要注意的是，由埋藏阻生第三磨牙引起牙源性囊肿或肿瘤的概率很低（约 3%），所以拔除无症状的埋藏阻生第三磨牙并不能防止囊肿或肿瘤的发生 [4]。

8. 骨 折

目前，有关是否拔除位于骨折线上的阻生牙仍存在争议（图 5.5）。通常认为，当骨折线通过牙齿的牙周膜间隙时即被认为是开放性骨折。骨折线是细菌进入深部骨组织和埋藏阻生牙周围组织的通道，可

潜在性引起阻生牙龋坏或骨折部位发生急性感染。通常情况下，骨折线上的牙齿应在骨折手术过程中拔除，但如果牙齿或折裂的牙片松动非常明显，有导致误吸的风险，在临床检查时就应将其拔除。

在一些下颌骨萎缩非常明显的病例中，埋藏的阻生牙可能导致下颌骨病理性骨折。因为埋藏阻生牙占据了原本应该是骨质的位置，从而减少了有效骨量，导致下颌骨的强度降低。由于埋藏阻生牙的存在减少了下颌骨局部骨质的连续性，从而可潜在性地引起下颌骨在阻生牙的位置发生病理性骨折。在拔除患牙时避免暴力，尽量采用可控的力量，可大大减小发生病理性骨折的风险。虽然在拔除下颌骨严重萎缩的阻生牙时，存在术中或术后 6 周内发生病理性骨折的风险，但只要处理得当，风险就会很低，所以对这类患者来说，拔除患牙利大于弊。

9. 面痛的处理

导致面部疼痛的原因很多，由于面痛的原因不明且病情复杂，因此，在临床上很难对面痛的患者做出精确的评估和准确的诊断。对于那些疼痛原因不明的患者最好将他们转诊至治疗疼痛的专家进行处理。此外，通过局部阻滞麻醉的方法有助于鉴别面部疼痛是否为牙源性疼痛。当第三磨牙的牙根非常贴近下牙槽神经管时，有可能引起面部疼痛。如果患者没有第三磨牙拔除禁忌证时，拔除患牙可作为治疗面部疼痛的辅助手段。术前应告知患者拔除第三磨牙也可能解决不了面痛的问题，并且还存在拔牙后面部疼痛加重的风险，如术后发生干槽症或因损伤神经导致局部

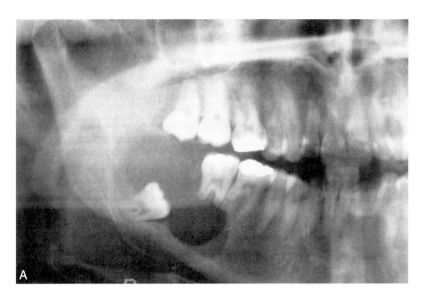

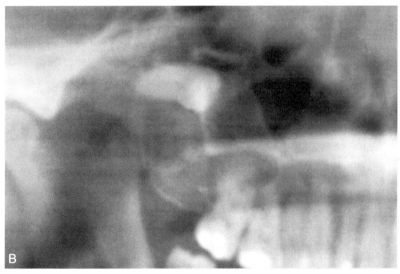

图 5.4 A. 17 岁女性患者埋藏第三磨牙冠周出现低密度影像，并且导致第二磨牙牙根发生吸收，经手术活检证实低密度透射阴影病变为成釉细胞瘤。B. 46 岁男性患者在上颌窦区可见阻生第三磨牙冠周大范围的透射阴影，阻生第三磨牙已被推至上颌窦颞下间隙处，经手术活检证实透射阴影病变为含牙囊肿

感觉功能障碍。

二、阻生第三磨牙拔除的禁忌证

1. 损伤邻近重要解剖结构

阻生牙可以直接与神经、上颌窦及其他牙齿相邻。通过影像学检查可评估拔除阻生牙时，损伤这些结构的风险是否小于拔除阻生牙的益处。拔除下颌阻生第三磨牙最易损伤的邻近结构是神经。下牙槽神经和舌神经有时非常接近下颌阻生第三磨牙，可通过曲面断层片来判断下颌神经管

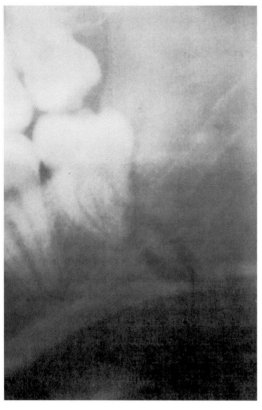

图 5.5 曲面断层片显示：左侧下颌角部发生下颌骨骨折，骨折线穿过阻生第三磨牙

与下颌阻生第三磨牙的位置关系。当下颌阻生第三磨牙完全骨埋藏时，通常与下颌神经管的关系非常密切，此时应权衡术中损伤神经和发生严重出血的风险与患牙保留至颌骨中导致患牙周围组织发生囊肿或肿瘤的风险（风险很低）。在图 5.6 中，右侧下颌第三磨牙完全骨埋藏，患牙与下颌神经管非常贴近，患者无任何症状，所以对该牙的治疗方案是观察而不是拔除。当完全骨埋藏的阻生牙有临床症状时，虽然患牙距离神经管非常接近，也存在医源性损伤的风险，但此时拔除患牙的益处要大于保留患牙。在这些病例中，最好用牙科 CT 来明确神经管位于患牙的颊侧或舌侧，这样有助于在制订拔牙手术计划时，

最大限度地避免神经损伤。

上颌第三磨牙常与上颌窦关系密切。拔除上颌阻生牙容易引起上颌窦黏膜的撕裂，或口腔上颌窦交通。口腔上颌窦交通后引起口鼻瘘的原因包括：上颌窦撕裂创面的直径大于 2 mm，没有对撕裂创面进行彻底的封闭及吸烟。在拔除上颌第三磨牙之前，除应了解患牙与上颌窦的位置关系之外，还应了解患者是否吸烟等可能引起口鼻瘘的因素。上颌第三磨牙阻生位置越深，风险越大。

包括阻生第三磨牙在内的所有牙齿，其周围环绕的是骨组织，所以在拔除阻生第三磨牙时，用钻在患牙周围去骨增隙，可以引起骨质缺损。需要强调的是，年龄大的患者或患有骨代谢性疾病的患者，其骨愈合能力明显弱于年轻人群。

2. 增龄性改变及牙齿和骨骼的发育程度

第三磨牙并不一定都会发生阻生，但预测其萌出情况及是否会发生阻生非常困难。研究表明，尽管牙弓有充足的位置，但在 24 岁人群中，仍然有 17% 的第三磨牙不能正常萌出。一些研究表明，18 岁人

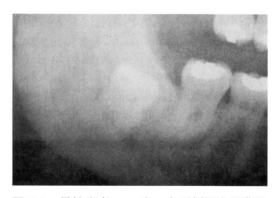

图 5.6 男性患者，48 岁，右下颌深度埋藏阻生第三磨牙与下牙槽神经管关系非常密切。根据牙拔除难度，患者年龄及阻生牙无任何临床症状，选择的治疗方案是保留患牙、观察

群中表现为阻生的第三磨牙在 25 岁时有 50% 可萌出至正常位置 [5]。要根据拔牙手术难度及拔牙时需要的去骨量来确定拔除第三磨牙的最佳年龄。假如为一位 13 岁男性患者拔除深部埋藏的阻生第三磨牙，由于患牙牙根尚未形成，手术中不仅需要大量去骨，而且还有损伤下牙槽神经及伤口恢复困难的风险。拔除第三磨牙的理想状况是牙根形成 2/3 时，因为此时拔牙手术难度低，切割牙齿相对容易，损伤神经的可能性很小。拔除年龄较小患者的下颌第三磨牙的适应证为，下颌第三磨牙已发育完成但阻生位置仍然较低。比如，当患儿因正畸治疗需要在静脉镇静条件下拔除前磨牙，并且需要拔除第三磨牙以在牙弓远中获得足够的间隙时，可同时拔除第三磨牙，避免分次拔除。

3. 患者的全身状况

当计划拔除下颌阻生第三磨牙时，要综合考虑患者的局部及全身状况，包括精神心理状态、能否耐受手术及能否遵守术后医嘱。综合评估患者的全身状况，然后决定选择什么麻醉方法及患者能否耐受手术。要充分考虑拔牙手术的利弊，这将决定是否拔除患牙，以及是否调整治疗方案。对老年患者来说，无须拔除无症状的第三磨牙，因手术及全麻的风险远远大于拔除患牙的益处。

最后需要考虑的是，对严重的精神障碍患者是否拔除无症状的第三磨牙应考虑以下因素：能否判断患者术后是否存在严重的拔牙后疼痛；患者能否遵守术后医嘱，包括保持口腔卫生及术后按时服用抗生素等。

三、术前准备

1. 知情同意

在拔牙前患者应对治疗的好处及手术风险知情同意。拔除第三磨牙的好处在本章之前已做说明，可以简单归纳为预防龋病、牙周病及埋藏牙周围组织发生囊肿及肿瘤等。手术风险包括出血、肿胀、感染、疼痛、神经及上颌窦损伤、邻近重要结构损伤、干槽症等。如果术前没有发现患者存在凝血障碍，术中可通过使用吸收性明胶海绵等凝血制剂控制出血。通常术后会发生局部肿胀，一般在术后 72~96 h 肿胀最明显，随时间推移肿胀逐渐减轻。通过术中静脉注射及术后口服皮质类固醇激素可明显降低肿胀程度。术后发生感染概率很低，但很难预判。如果在手术时，术区没有明显感染的迹象，术后就没有使用抗生素的指征。术后感染通常发生在术后 5~7 d，有时发生在术后数周或数月（如骨膜下脓肿）。拔除阻生的第三磨牙后通常会出现不同程度的疼痛，所以应为患者提前准备止痛药物以控制疼痛（术后给予 3~4 d 氢可酮或氧可酮镇痛药物）。如果没有使用禁忌证，应建议患者使用布洛芬类药物控制疼痛。拔除上颌患牙时，要向患者说明上颌窦口腔交通的可能性，以及如何避免口腔上颌窦交通后发展成口鼻瘘（如避免用鼻子鼓气等）。有些患者习惯经常性擤鼻涕，对这类患者应嘱其术后 2 周内避免擤鼻涕，以免发生口鼻瘘，进而需要手术修补。医生还应该告知患者，虽然发生率很低，但存在神经损伤的风险，进而引起神经分布范围功能及感觉异常（主要是下牙槽神经和舌神经）。另外，医生还要告知患者，为了避免损伤上颌窦和神经，小于 5 mm 的无感染的断根可以留在拔牙窝内。医生应告知患者发生邻牙损伤的风险，并在治疗计划中提出预防邻牙损伤的措施，要让患者明白拔除患牙的好处及手术风险，并让患者对不明之处提出疑问。最后，医生应告知患者，如果不拔除患牙，在今后治疗过程中产生的总费用要远远超过拔牙产生的费用。对 2 颗下颌阻生第三磨牙进行 20 年的随访和观察（每 2 年 1 次）发现，治疗需要花费 2300 美元。而拔除 2 颗完全骨埋藏的下颌阻生第三磨牙只需花费 1200 美元。医生应在术前让患者在知情同意书上签字，并妥善保存[6]。

2. 影像学分析

由于口腔结构的复杂性，在拔除阻生第三磨牙之前进行影像学检查非常重要。由于全口曲面断层片观察范围大，能够清楚地观察到髁突、上颌窦、下牙槽神经管及与埋藏牙有关的病变组织，而以上结构均要在术前和术中明确，所以是标准的影像学检查方法。对紧邻上颌窦的上颌第三磨牙及紧邻下颌神经管的下颌第三磨牙，通过影像学检查可预判拔牙的风险。在一些病例中，CBCT 有助于判断下颌第三磨牙与下牙槽神经管的位置关系。因为曲面断层片提供的仅是平面关系，不能判断神经管是位于下颌阻生第三磨牙的颊侧或舌侧。在某些罕见的状况下，可通过拍摄咬合片判断下颌阻生第三磨牙与下颌神经管的位置关系，但由于很多患者不能忍受胶片的放置位置，而限制了该技术的应用。

3. 拔牙器械

在拔牙手术前应选择合适的手术器械。有些器械仅仅适用于拔除断根，或处理术中严重出血，虽然出现这些情况的可能性比较小，但术者还是应该准备好这些器械。以下是拔除第三磨牙所需的常用器械和材料：

- 15 号刀片及刀柄
- 9 号骨膜分离器
- 1 号分离器
- 颊拉钩
- 宽柄拉钩
- 舌部拉钩
- 宽及窄直挺
- 三角挺
- 根尖挺
- 弯挺
- 骨锉
- 上颌磨牙拔牙钳
- 下颌磨牙拔牙钳
- 牛角钳
- 咬骨钳
- 止血钳
- 持针器
- 线剪
- 缝合线（3-0 含铬肠线或其他可吸收线）
- 吸收性明胶海绵或其他止血辅料
- 冲洗器械
- 生理盐水
- 外科吸引器
- 尖头吸引器
- 纱布块
- 外科切割动力系统（专用外科切割手机，该切割手机的气体不是向着伤口方向，不能用普通的牙科手机进行去

骨拔牙，因为牙科手机的气流方向向着伤口，可能会导致皮下气肿及伤口感染）

- 外科专用切割钻和球钻
- 如果必要时还应准备鼻腔给氧设备

四、下颌阻生第三磨牙

下颌阻生第三磨牙可根据阻生牙牙体长轴的角度、阻生牙与咬合平面的位置关系及与下颌升支前缘的位置关系进行分类，以上因素对评估阻生牙的拔除难度和制订手术计划都非常重要。角度是指阻生牙的牙体长轴与第二磨牙长轴所形成的角度。下颌第三磨牙近中阻生最常见，是指第三磨牙的牙冠位于牙根的近中。其次是垂直阻生，是指第三磨牙的牙冠与牙根垂直平行，但患牙不能正常萌出至咬合平面。远中阻生是牙冠位于牙根的远中方向。水平阻生是指第三磨牙严重近中倾斜，其牙体长轴垂直于第二磨牙长轴。

Pell & Gregory 根据第三磨牙的位置关系进行分类（图 5.7），该分类方法包括两部分。第一部分是根据阻生牙牙冠相对于下颌升支前缘的位置关系分为Ⅰ、Ⅱ、Ⅲ类。Ⅰ类是指阻生牙牙冠完全位于下颌升支前缘的前部；Ⅱ类是指阻生牙的牙冠一半被下颌升支前缘覆盖；Ⅲ类是指超过一半的第三磨牙牙冠被下颌升支前缘覆盖。由于拔除第Ⅲ类阻生第三磨牙时需要去除大量的骨质，因此手术难度最高，术后也容易发生并发症。第二部分是根据第三磨牙相对于𬌗平面的垂直关系，分为A、B、C 三类。A 类是指阻生第三磨牙的𬌗平面与第二磨牙𬌗平面处于同一水平；

B 类是指阻生牙部分萌出，其咬合平面位于第二磨牙𬌗平面与釉牙骨质界之间；C 类是指阻生第三磨牙的𬌗平面位于第二釉牙骨质界之下。由于 C 类阻生牙阻生位置最深，拔除时需要去除更多的骨质，因此，拔除难度最大。

1. 面　型

肥胖并伴有面颊部宽大的患者，其第二磨牙的拔除难度较大，因为很难将其颊部组织完全拉开，术区显露不完全。特别是在拔除上颌第三磨牙时，由于在张口时大量的颊部组织和髁突向前移位，严重妨碍了术区显露和手术通路，此时，如果让患者减小张口度就会最大限度地牵开颊部软组织，并使髁突远离术区。在术前准备时就应该考虑到患者的面型及面型是否会影响拔牙难度的问题。

2. 牙根形态

在制订手术计划及评估拔牙难度需要考虑的一个重要因素是牙根形态。拔除第三磨牙时，最理想的牙根形态是牙根发育至 1/3~2/3（图 5.8A）。此时，部分牙根已长入牙槽骨中，可以避免拔牙操作时因没有牙根的把持力使患牙在牙槽窝内旋转，也容易将患牙切割成近、远中两半。已发育完成的牙根常与下牙槽神经管关系密切，而未完全发育好的牙根根尖圆钝，通常与下牙槽神经管无密切关系。而拔除牙根完全没有发育的牙胚时，由于没有牙根结构，操作时导致牙胚在牙槽窝内旋转，并且很难切割（图 5.8 B）。

另外，拔牙时还应考虑牙根的长度。拔除细长根患牙时容易发生断根，去除细长的断根比较费力，如果断根与下牙槽

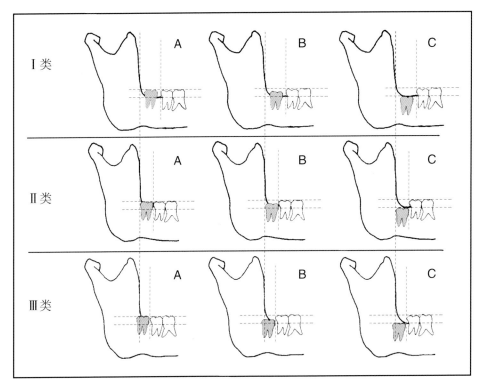

图 5.7　下颌阻生第三磨牙 Pell & Gregory 分类法

神经管关系密切还有损伤下牙槽神经的风险。拔除肥大牙根患牙比较困难，因需要去除大量骨质才能消除阻力（图 5.8 E）。拔除牙根弯曲的患牙也会碰到相同的问题，即需要大量去骨解除拔牙阻力，还需要在去除与下牙槽神经管关系密切的断根时防止损伤下牙槽神经（图 5.8 D）。锥形牙根患牙因根阻力很小，容易拔除（图 5.8 C）。由于曲面断层片提供的是平面图像，不能显示牙根的颊舌向位置，有时不能准确反映牙根的形态和类型，如有时曲面断层片上显示的锥形单根牙实际上是很难拔除的颊向及舌向分叉的双根牙。有时第三磨牙可能出现额外的牙根，但在曲面断层片却未显示。当术前评估为拔除阻力不大的患牙在实际操作时很难拔

除时，术者要考虑其他的可能性，要根据具体情况及时改变和选择相应的拔牙技术。

3. 麻　醉

　　拔除上、下颌第三磨牙时，充分的麻醉非常重要。拔除下颌第三磨牙应进行下牙槽神经和颊神经阻滞麻醉。可通过询问患者拔牙侧下嘴唇是否麻木确定麻醉是否生效，也可用骨膜分离器检查局部牙龈验证麻醉效果。最常用的局麻药是含1:100 000 肾上腺素的 2% 利多卡因，肾上腺素能促使血管收缩，减少局部药物的消散，并能减少术区出血。也可使用其他局麻药，如布比卡因的麻醉效果长达 6~8 h，可作为控制拔牙后疼痛的辅助手段。不含肾上腺素的甲哌卡因可用于肾上腺素相对禁忌的患者。不含肾上腺素的局麻药物常

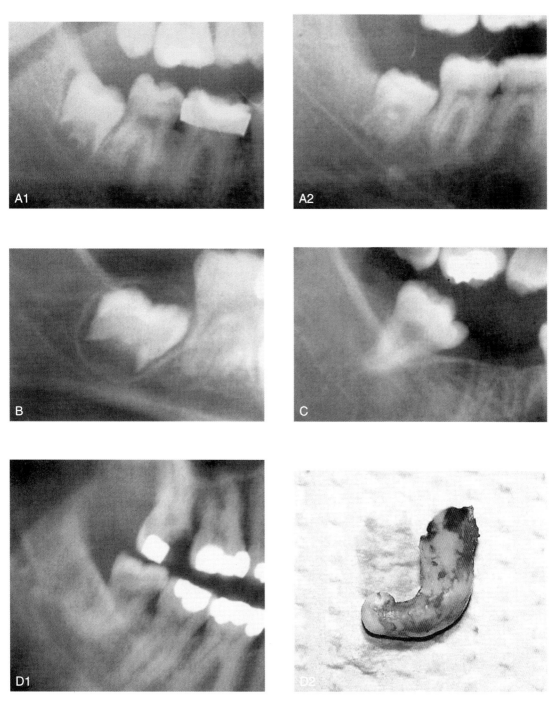

图 5.8　牙根形态与患牙拔除难度关系密切。A1、A2. 牙根已发育 1/3~2/3，拔牙难度较低。B. 牙根尚未发育，增加了拔除难度。C. 锥形牙根，较易拔除。D1、D2. 弯根，很难拔除

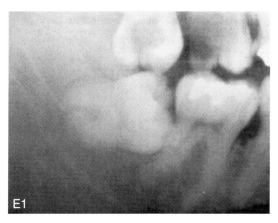 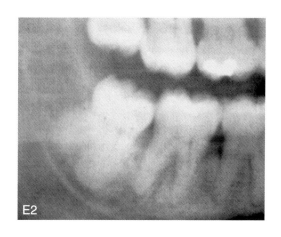

图 5.8（续）　E1、E2 肥大根，很难拔除

用于阻滞麻醉失败的病例，如下牙槽神经位置发生变异时，可在患牙周围进行广泛的局部浸润麻醉。

4.翻瓣设计

拔牙时如果需要翻瓣通常是全层黏骨膜瓣，先用刀从黏膜表面直接切至骨面，然后用骨膜分离器自骨膜下翻起整个黏骨膜瓣。翻瓣时用骨膜分离器的凹面朝向骨面，骨膜分离器的凸面朝向骨膜。拔除下颌第三磨牙多选用袋型切口（无松弛切口），如果需要更好地显露术野可增加远颊切口，或在前部增加垂直松弛切口。手术医生可根据自己的习惯对切口进行改进，但要遵守以下基本原则：瓣的基部要宽于顶部，以确保瓣的顶部有充足的血供；为获得全层黏骨膜瓣，翻瓣时一定要从骨膜下翻起，并防止发生瓣的撕裂和穿孔；松弛切口的高度不能超过瓣基部宽度的一半（图 5.9）；当进行远颊松弛切口切开时（图 5.10 A~D），远颊切口是切口位置的组织在松弛状态下的切口方向，因切开时常需要用拉钩牵拉绷紧切口部位的组织，此时切口的方向应直接朝向颊侧，当去除牵拉时即可形成远颊方向的切

口；如果在牵拉绷紧切口部位的组织时向远颊方向切开，去除牵拉时形成的切口是直接朝向远中，这样就可能损伤舌神经，Kiesselbach 等发现，人群中约 17% 舌神经位于第三磨牙远中的牙槽嵴顶[7]。

几乎所有的组织瓣均从第二磨牙龈沟内开始切开，为增加手术视野龈沟内切口可延长至第一磨牙。远颊松弛切口始于第二磨牙的远颊线角处。为了更好地显露术野，也可在第二磨牙或第一磨牙的近颊线角处行前部松弛切口。

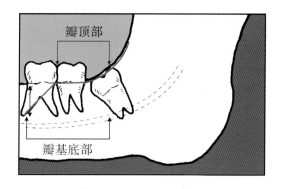

图 5.9　设计组织瓣的基本原则：瓣的基部应宽于瓣的顶部。在不影响组织瓣充足血供的前提下，可根据术野暴露的需要选择松弛切口。松弛切口的高度不能超过组织瓣基部宽度的一半

5. 三角瓣

为了更好地显露手术视野，可以增加远颊松弛切口和（或）前部松弛切口。如果需要拔除埋藏较深的阻生第三磨牙，增加前部的松弛切口可更好地暴露术野，并降低拔牙难度。前部松弛切口通常始于第二磨牙或第一磨牙的近颊线角处。有些无须龈沟内切口的病例，松弛切口应始于第二磨牙远颊线角处，切开后根据需要可以向前或向后翻瓣（图 5.10 C）。

设计组织瓣的目的是为了获得最佳手术视野和手术入路，但翻瓣可加重术后疼痛和肿胀。因此，在获得充足的手术视野和入路的前提下，应尽量减小对组织的创伤，尽量减小翻瓣的范围或不翻瓣。手术医生的专业技术水平与手术是否需要翻瓣或翻瓣的范围大小密切相关。年轻医生可能需要翻起较大范围的组织瓣暴露手术视野才能完成手术。而有经验的医生可以不翻瓣或用最小的翻瓣范围即可完成手术。组织瓣的设计应基于医生个人习惯、患牙拔除难度的临床和影像学评估及术者的专业技术水平。

6. 去 骨

充分翻起软组织瓣后应对阻生牙进行充分的暴露。应首先通过外科专用切割手机和切割钻在患牙牙冠颊侧增隙去骨，从颊侧暴露患牙冠部。操作时应有充足的冷却水淋洒钻针，以免烧伤周围骨质。当使用手机时，用颊拉钩保护唇、颊部软组织及翻起的组织瓣非常重要。去骨的目的是从牙槽骨上开辟一个拔牙通道，但应尽量少去骨。因此，要根据患牙的实际状况精心设计去骨方案，要在尽量减少去骨的条件下拔除患牙（图 5.11 A~D）。

无论是拔除完全骨埋藏还是不完全埋

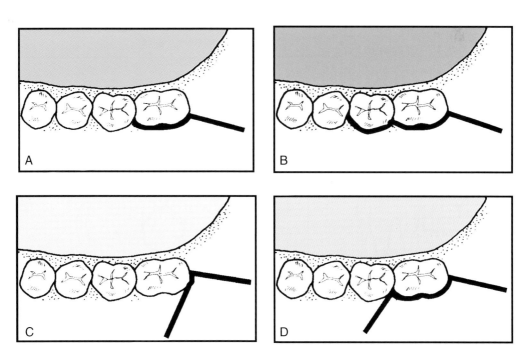

图 5.10　拔除下颌第三磨牙时常用的切口。A. 短袋型瓣。B. 长袋型瓣。C. 短三角瓣。D. 长三角瓣

藏的阻生牙，首先都应通过去骨显露患牙牙冠（图5.11 A）。对完全骨埋藏的患牙，可用外科专用球钻首先去除患牙殆面和第二磨牙的远中颊侧顶部牙槽骨，发现牙冠后继续使用球钻去除患牙牙冠殆面的骨质直至显露整个牙冠殆面（图5.11 B）。一旦明确患牙牙冠的位置和方向（部分阻生牙通过翻瓣即可明确患牙牙冠的位置和方向），就改用切割钻，钻的长轴与牙齿长轴相平行，在患牙牙冠颊侧磨出沟槽

（图5.11 C）。磨出沟槽的目的是通过去除紧邻患牙牙冠颊侧的骨质，在患牙牙冠颊侧形成一个间隙，以便于牙挺的插入，并以颊侧骨质作为支点将患牙挺松脱位。沟槽要有足够的宽度和深度，以便挺刃完全插入，但不能太宽，否则牙挺会在沟槽内旋转。如果需要的话，可以在患牙牙冠远中下颌升支前缘处进行切割增隙，但在该处操作时必须用器械对软组织进行充分的牵拉保护，因该部位软组织内可能包含

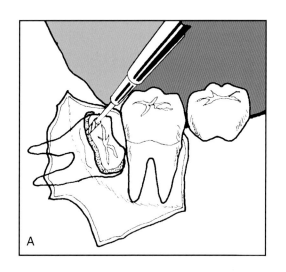
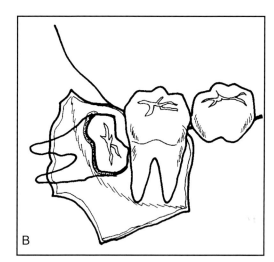
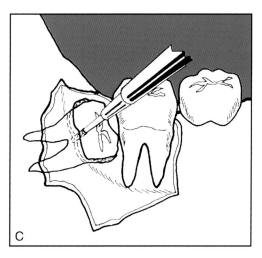
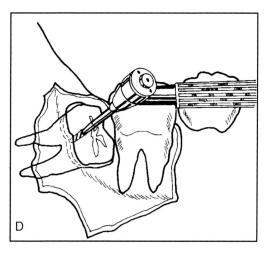

图5.11　A.拔除下颌近中阻生第三磨牙的去骨范围和步骤，首先去除患牙殆面骨质。B.增隙去除患牙牙冠颊侧骨质。C.用切割手机在患牙牙冠颊侧操作。D.用切割手机在患牙牙冠颊侧磨出一个沟槽

舌神经。将颊拉钩或宽头骨膜器的顶端直接抵到远中舌侧骨面上再进行增隙去骨，即可达到充分保护局部软组织的目的。在阻生牙远中充分去骨可为患牙的顺利拔除提供充足的空间。

不能在患牙牙冠的舌侧面增隙去骨，不能在舌侧进行翻瓣操作，切割时不能穿破舌侧骨皮质，因这些操作均有可能引起舌神经损伤。损伤舌侧骨板可引起牙槽窝与口底交通，牙齿碎片或碎屑可通过受损的舌侧骨板脱位至口底，因此从口底取出牙碎片比较困难。

颊侧沟槽的深度应达患牙根分叉水平，如果需要的话，可很容易地从颊侧根分叉处向舌侧进行切割，从而将患牙分切成近、远中两部分。颊侧沟槽可以充分向前延伸，以便显露第三磨牙牙根的近颊面，但不应该太向前延伸，以免造成第二磨牙远中牙周骨质缺损或损伤第二磨牙远中牙根。

7. 脱 位

经过充分的去骨使牙冠完全暴露后，术者可尝试用牙挺将患牙挺松拔除。为了使手术顺利进行，一定要为患牙提供充足的脱位通道。骨质去除的范围一定要完全显露患牙牙冠𬌗面，有时因牙根环抱牙槽骨中隔或牙根分叉过大，而不能完整地拔除患牙。如果根阻力不大，并且没有邻牙阻力，将牙挺插入颊侧沟槽即可很容易地将患牙整体拔除。操作时牙挺的方向要与牙体长轴一致，牙挺挺刃要向𬌗方用力，以便将患牙从牙槽窝内挺出。如果存在根或邻牙阻力，可通过分切患牙的方法将阻力完全消除后再分别拔除。

8. 分 牙

分牙是指用切割钻在冲洗冷却下从颊侧向舌侧切割患牙，将患牙分开，通常将患牙分割成近、远中两部分，或将牙冠从牙根平面分开。将切割钻从患牙牙冠颊侧向舌侧切割，深度达根分叉即可将患牙垂直分切成近、远中两半，或者从釉牙骨质界水平切割即可将患牙水平分割成冠部和根部。切割的范围不能超过患牙牙体的3/4，不能切割舌侧1/4牙体组织，这样的切割深度既能保证将患牙分切成预定的两部分，也可避免因过度切割而导致切割钻穿透舌侧骨皮质，进而损伤舌神经及舌侧软组织。当从患牙颊侧向舌侧的切割深度达到牙体组织的3/4时，将牙挺插入切割间隙中旋转即可将患牙完全分为两半。要根据患牙的解剖结构和阻生类型确定将患牙分割成近、远中两部分还是冠、根两部分。

9. 近中阻生

近中阻生是下颌第三磨牙最常见的阻生类型，其拔除阻力主要来源于第二磨牙远中牙冠的邻牙阻力。拔除近中阻生牙时可通过对患牙不同的切割方式消除邻牙阻力。最常见的切割方法是通过根分叉将患牙分成近、远中两部分（图 5.12A）。先拔除患牙的远中部分，再用牙挺从患牙的近中将近中部分向远中挤压将其挺出。如果因近中部分嵌在第二磨牙牙冠的下面，在拔除时仍存在较大的邻牙阻力时，可通过切割的方法先去除近中部分的牙冠，再拔除近中牙根（图 5.12B）。另外一种切割方式是从患牙的釉牙骨质界将患牙分割成牙冠和牙根两部分（5.12C），先用牙钳拔除牙冠，然后再拔除牙根。拔除牙根时应在牙根的颊侧磨出间隙，或者在根分叉处将牙根分为近、远中两部分后分别拔除（图5.12D）。

分切患牙的一个重要原则是切割的角度和方向一定要恰当准确，以保证切割形成的沟槽在预定的部位和方向。无经验的医生虽计划将患牙垂直分切成近、远中两部分，但在操作时由于切割钻未与牙体长轴平行，往往仅将患牙牙冠的远中部分切割分开，而不是将患牙从牙冠至牙根垂直分为近、远中两部分。此外，在一些病例中，如果患牙的拔除阻力已消除但仍很难拔除时，可用钻在患牙牙冠颊侧钻孔，然后将三角挺插入孔隙中向冠方用力即可拔除患牙。

10. 水平阻生

处理水平阻生的方法同近中阻生。先在患牙颊侧磨出沟槽，然后去除患牙骀面牙槽嵴顶的骨质（包括下颌升支前缘处的牙槽骨），以便显露整个患牙牙冠。去骨时一定要用拉钩牵拉，并保护升支前部及舌侧的软组织，以免损伤舌神经。此外，不能在患牙及升支舌侧去骨增隙。当患牙牙冠完全显露后，即可从患牙冠根分界处将其分切成冠、根两部分，先拔除牙冠，再拔除牙根，如果牙根阻力较大，可分根后分别拔除（图5.13）。

11. 垂直阻生

垂直阻生也是下颌阻生第三磨牙的常见类型。拔除垂直阻生第三磨牙时，要注意对第二磨牙和下牙槽神经及舌神经的保护。为了避免损伤第二磨牙，在患牙颊侧去骨增隙时要防止过度向近中方向延伸，

以免去除过多的第二磨牙远中骨质。拔除垂直阻生第三磨牙常需要在患牙远中去骨增隙，在操作时要保护好升支前方及舌侧软组织，以免损伤舌神经。由于患牙是向骀方脱位拔除，因此必须彻底去除覆盖在患牙骀面的牙槽骨。如果拔除患牙需要去除远中大量骨质，可通过切割去除患牙牙冠远中部分，以避免大量去骨。完成去骨增隙后用牙挺插入颊侧沟槽挺松患牙，然后用牙钳拔除。有时用钻在患牙颊侧根分叉附近制作一个洞隙，用三角挺向骀方用力即可轻松挺出患牙。如果患牙牙冠阻生于第二磨牙远中下方（与近中阻生相似），为了消除邻牙阻力，用钻将患牙从冠至根垂直分切成近、远中两部分。先用三角挺拔除远中部分，再用直挺采用轮轴和杠杆力量向远中骀方用力拔除近中部分（图5.14）。

12. 远中阻生

远中阻生是最难拔除的阻生类型，原因有三：首先，视野暴露比较困难，需要大量去骨才能显露患牙牙冠；其次，很难获得理想的手术入路，因为操作时切割钻不可能与患牙长轴平行，故不能对患牙进行垂直切割；第三，患牙脱位拔除的方向是远中，而远中下颌骨升支是最大的阻力。拔除远中阻生牙的原则与其他类型阻生牙相同。首先通过去骨增隙获得良好的手术视野和入路，其次应彻底去除患牙牙冠骀面的牙槽骨，以便暴露整个患牙咬合面，然后分别在患牙颊侧、近中和远中去骨增隙。在远中去骨增隙时要保护升支前缘及舌侧的软组织以免损伤舌神经。从患牙冠根分界处将患牙分割成冠、根两部分，先

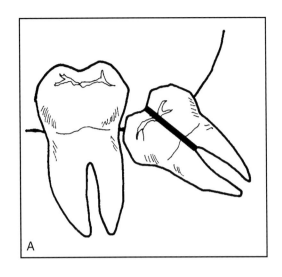
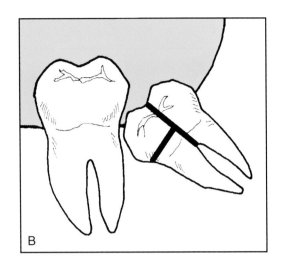
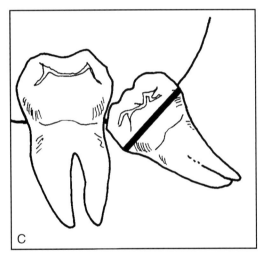
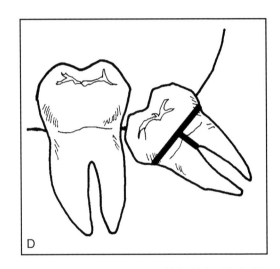

图 5.12　A.拔除下颌近中阻生第三磨牙的分牙方式，从患牙颊侧根分叉处沿牙体长轴向舌侧切割。B.由于患牙近中部分牙冠嵌在第二磨牙牙冠的下面，应将近中部分继续分割成冠、根两部分。C.将患牙分割成牙冠和牙根两部分，先拔除牙冠后再将牙根推移至牙冠部拔除。D.牙冠拔除后，如根阻力仍较大，可从根分叉处将牙根分切成近、远中两部分后分别拔除

向𬌗方拔除牙冠，分根后分别拔除牙根。拔除牙根时可用钻在牙根上磨出一个洞隙，然后用三角挺向𬌗方用力将其拔除，或用直挺将牙根分别挺出。有时拔除牙冠后也为牙根的拔除提供充足的空间，此时不需要分根，可用钻在牙根近颊面制作洞隙后用三角挺将其挺出（图 5.15）。

13. 关闭伤口

关闭伤口前，要确保患牙各部均已完全拔除，特别是牙冠部分，如果遗留在牙槽窝很可能导致术后感染或严重影响伤口的正常愈合。短于 5 mm 的断根可不用拔除，但前提是：① 断根无感染；② 拔除断根可能会损伤邻近的重要解剖结构（如

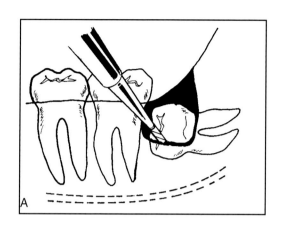
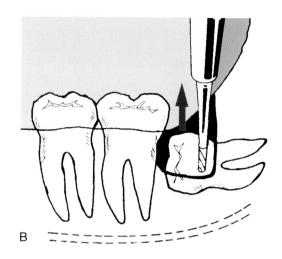
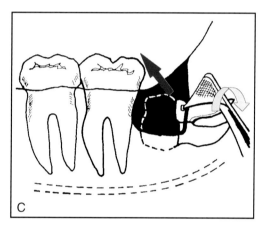
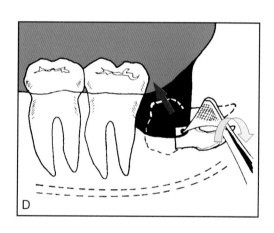

图 5.13　拔除下颌水平阻生第三磨牙的方法。A. 在患牙牙冠颊侧增隙去骨，去除牙冠殆面覆盖的所有骨质（包括第二磨牙远中覆盖患牙牙冠的骨质）。B. 从患牙冠根交界处将患牙分割成冠、根两部分，然后拔除牙冠。C. 牙根可同时拔除，有时需要用钻在牙根制作一个洞隙后用三角挺拔除。D. 如果牙根阻力较大，可分根后分别拔除

下牙槽神经），或因需要大量去骨而增加了发生下颌骨骨折的风险。如果确定将断根遗留在牙槽窝内，应在手术完成后为患者拍摄全口曲面断层片，并在病历中记录并标记断根的大小和位置。要向患者解释清楚为什么将断根遗留在牙槽窝内，并约好随访时间，同时预防性使用抗生素。

关闭伤口前还应彻底清除拔牙窝可能残留的牙囊。常用小血管钳去除拔牙窝内的大块软组织，当拔牙窝内的软组织已基本清除后，再用刮匙对拔牙窝周围的骨壁进行彻底刮治，直到牙槽窝周围的骨壁均为坚硬的骨组织为止。由于未彻底刮治导致牙囊遗留在拔牙窝，有可能发展为牙源性囊肿或肿瘤。应在患者的治疗记录中注明已彻底刮除拔牙窝内所有的牙囊组织，并对拔牙窝进行彻底的刮治。用刮匙彻底刮除牙槽窝内的肉芽组织，如果牙槽窝内存在大量的肉芽组织，应小心地用刮匙末端刮除。

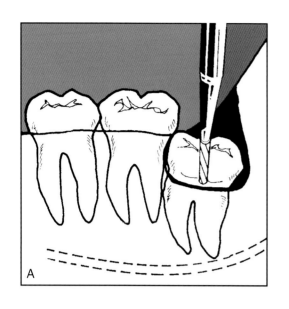
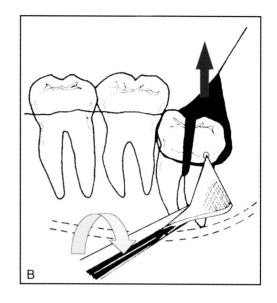
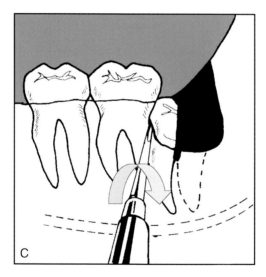

图 5.14　拔除下颌垂直阻生第三磨牙的方法。A. 彻底去除患牙秴面骨质，并在患牙颊侧和远中去骨增隙。B. 将患牙从冠向根垂直分切为近、远中两部分，先用钻在远中部分磨出洞隙后用三角挺挺出。C. 用直挺采用轮轴和杠杆力量向远中秴方用力拔除近中部分

　　拔牙窝的检查应该包括向下探视，以确定下牙槽神经是否暴露，并小心地刮治，以免损伤神经。如果神经暴露清晰可见，要描述神经的完整性（完整、部分完整或横断）。舌侧骨皮质也应检查，如果发生舌侧骨板折裂或穿孔均应注明，如果患者主诉舌神经感觉出现异常要按时随访。

　　此外要用骨锉将去骨增隙区域的骨边缘磨光至无明显锐缘为止。将骨缘锉光滑后要对拔牙窝和组织瓣骨膜下方进行彻底冲洗。对这些区域进行彻底冲洗很重要，但控制冲洗压力也非常重要，因为过大的向下冲洗压力可将牙或骨碎片及碎屑冲至组织的更深区域。应使用柔和且向上的冲

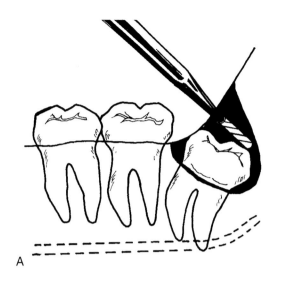
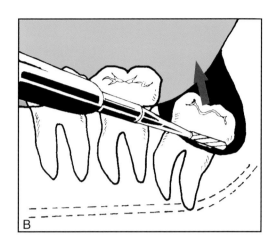
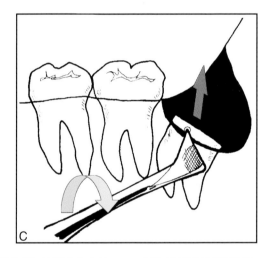

图 5.15 拔除下颌远中阻生第三磨牙的方法。A. 去除患牙殆面牙槽骨，在患牙颊侧和远中去骨增隙，对该类阻生牙应去除较多的远中骨质。B. 从冠根分界处将患牙分切成冠根两部分，然后用直挺将牙冠挺出。C. 用钻在牙根颊侧制作一个洞隙，然后用三角挺挺出牙根。有时应分根后再分别挺出

洗力量将牙或骨碎片及碎屑向上冲出，或从组织瓣下向外冲出。如果牙或骨碎片及碎屑不能彻底地从组织瓣的骨膜下清除，拔牙后数周或数月内可能会发生骨膜下脓肿。

清洗后应对术区进行充分的止血，如果出现无明显出血点的广泛渗血，将含有肾上腺素的利多卡因对术区周围组织进行

局部浸润可达到暂时止血的目的，但不能提供长期的止血作用。如果患者正在使用抗凝药物或不遵术后医嘱，将促凝剂（如吸收性明胶海绵）放置到拔牙窝内有助于止血。

应将组织瓣解剖复位后在自然状态下关闭伤口。关闭完全阻生患牙的创口相对简单，因为远颊松弛切口及袋型切口很容

易复位并使伤口接近完全关闭。但对于牙冠已部分萌出的阻生患牙，当组织瓣自然解剖复位后在拔牙窝处仍可留下较大的开口，此时可将远颊松弛切口的颊侧瓣与第二磨牙远中舌侧软组织缝合关闭拔牙窝。术者可根据习惯选择缝合材料，但最好选择单股可吸收缝线材料（如含铬肠线），这种可吸收缝线在一定时间内即可完全吸收。

五、上颌阻生第三磨牙

1. 分 类

上颌阻生第三磨牙的分类基本与下颌阻生第三磨牙相似，不同的是上颌没有与下颌升支前缘相关联的分类。因此，上颌阻生第三磨牙的分类主要基于患牙水平与萌出的第二磨牙殆平面水平的位置关系。与下颌阻生不同，上颌阻生牙的角度通常与拔除难度无关，除非阻生角度非常严重。显露上颌阻生牙（尤其是深部阻生牙）的操作视野比较难。当大张口时，由于髁突前移，阻挡了手术视野和手术器械入路；当闭口时，容易将颊部组织牵拉开并可直视患牙，但在完全闭口状态下，很难进行器械操作。

2. 瓣的设计

拔除上颌阻生牙的组织瓣设计与下颌相似，第二磨牙龈沟内袋型切口再加远颊松弛切口即可充分显露术野。组织瓣袋型切口可仅限于第二磨牙龈沟内，也可向前延伸到第一磨牙。当上述切口仍然不能很好地提供手术视野及手术器械入路时，可选用包含第二磨牙牙龈乳头的前部垂直松弛切口，该切口形成的三角瓣可提供较好的视野和手术器械入路（图 5.16 A~D）。同其他所有外科拔牙手术一样，要用骨膜分离器翻起全层黏骨膜瓣。患牙腭侧软组织也应轻柔剥离，以免在拔除患牙时造成撕裂。

3. 去 骨

与下颌不同，由于上颌骨骨质密度较低，通常不需要用钻去骨增隙。通常用骨膜剥离器去除患牙颊侧少量骨质即可显露患牙颊侧牙冠。也可以用骨膜分离器插入患牙的近颊间隙，为牙挺制造一个楔入点。对于颊侧骨板较厚的患牙，有些医生喜欢用骨锤和骨凿去骨，但该方法可引起患牙移位等严重并发症，要尽量避免使用。此时应选用切割钻，将钻置于患牙颊侧近中，并与第二磨牙长轴平行向后切割去骨，充分暴露患牙冠部，并在患牙的近中颊面制造安放牙挺的间隙。

4. 脱位及拔除

拔牙时用直牙挺插入患牙近中颊间隙，向远中颊方向用力，也可使用三角挺。插入的方向是斜角向上，不能垂直向上，不能使用暴力，以免使患牙或器械脱位进入上颌窦。插入后向远中颊向用力（图 5.17），术者用直牙挺向远中颊方旋转即可将其拔除。如果使用直挺比较困难，可以使用带手柄的巴氏挺或能够从患牙腭侧楔入向颊向用力的米勒挺。

拔除上颌第三磨牙时，错误的用力方向会引起比较严重的并发症。为预防操作时将患牙顶入上颌结节后或颞下窝，应将颊拉钩放置在上颌结节远中。此外，错误地向上方用力可能会将患牙顶入上颌窦。

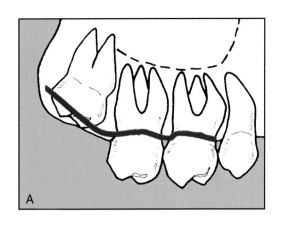
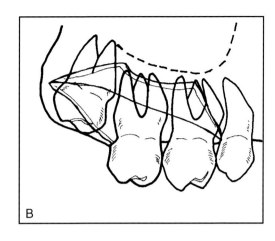
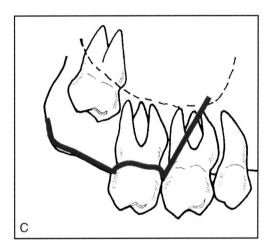
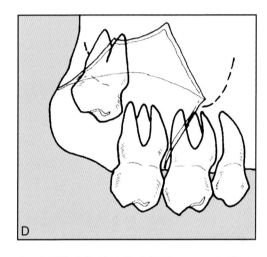

图 5.16　A.袋型瓣切口线及范围。B.按袋型瓣切口切开翻瓣后获得的手术范围。C.三角瓣切口线及范围。D.按三角瓣切口切开翻瓣后获得的手术范围，比袋型瓣的手术视野更好，手术范围更广

所以术者在拔除患牙时一定要在直视下进行，确保拔牙器械正确的放置位置和用力方向。

上颌第三磨牙牙根通常是锥形根，但会发生变异。术前通过曲面断层片即可鉴别患牙牙根的具体形态。如果患牙无龋坏，术前应告知患者如果发生较小的断根，为了避免将断根推入上颌窦可将断根保留在牙槽窝。拔除上颌第三磨牙通常不需要分切患牙，分切患牙的操作也比较困难。只有在患牙牙根分叉非常明显的情况下才可能选择分牙拔除。分割患牙时应从患牙的𬌗面切割至根分叉，并根据患牙牙根的数目将患牙分割成几部分。不建议先将牙冠切割拔除，因拔除该部位患牙牙根时，无论是手术视野还是手术器械入路都非常有限。

拔除远中阻生的上颌第三磨牙时应防止发生上颌结节骨折，因阻生牙通常位于上颌结节内，操作时如果使用远中向下的力量可引起上颌结节骨折。一旦发生上颌结节骨折将影响后期义齿的固位，也可

能引起术中口腔上颌窦交通。为预防发生上颌结节骨折，术者应在尽量消除拔牙阻力的条件下再脱位拔除患牙。为尽量降低拔牙阻力，可去除部分患牙周围的上颌结节骨质，以使患牙在拔牙阻力很小的条件下向远颊方向脱位拔除。如果术中发生上颌结节骨折，应停止患牙脱位操作，用切割钻将患牙与骨折块切割分离后再拔除患牙，以免将整个上颌结节连同患牙同时拔除。如果发现因骨折严重必须去除部分上颌结节时，要用骨膜分离器仔细地将骨折块与周围的黏膜组织分离，以免撕裂软组织。

5. 关闭伤口

关闭上颌拔牙创的原则及方法同关闭下颌拔牙创。用刮匙彻底刮除拔牙窝内的肉芽及牙囊组织。用口镜观察拔牙窝是否发生上颌窦穿孔，如有穿孔应查清并注明穿孔的大小及范围。如果要将断根遗留至牙槽窝，应查明并记录断根的大小及部位。

用骨锉磨平所有的锐利骨缘及骨尖，要对拔牙窝和组织瓣进行彻底的冲洗。将组织瓣复位后从切口的近中开始缝合，首先将牙龈乳头对位缝合。对部分阻生的第三磨牙，不需要用远颊松弛切口的颊侧瓣滑行关闭拔牙窝。可使用可吸收性明胶海绵等局部止血材料用于局部止血，如在拔牙窝内置入止血材料应"8"字缝合固定，最好选用单股可吸收缝合线。

6. 术后医嘱及处理

其实在术前与患者的交流过程中，医生就已经开始告知患者有关术后医嘱的问题，包括向患者详细解释术后可能会引起疼痛的时间、应休息的时间及应进食软食、不能吸烟等注意事项。

医生应告知患者术后可能会出现疼痛不适，通常持续 2~4 d，其程度与去骨量及患牙是否与下牙槽神经关系密切有关。布洛芬是较好的治疗拔牙后正常疼痛的止痛药，还可以减轻术后肿胀。手术后，如

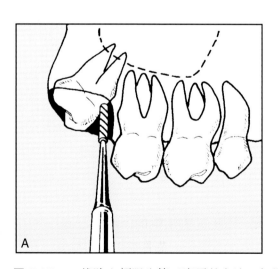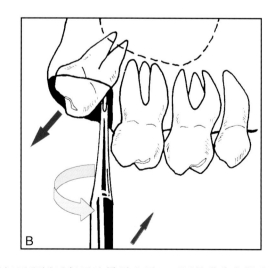

图 5.17　A.拔除上颌阻生第三磨牙的方法。如果切开翻瓣后仍无法暴露患牙，可用骨膜分离器或切割钻去除患牙𬌗面及颊侧骨质。B.用直挺插入患牙的近颊间隙，使用旋转和杠杆力量向远颊𬌗向用力将其拔除

果术者认为拔牙过程比较复杂，患者很可能会发生术后疼痛时，必须给患者使用止痛药。正确的止痛药剂量非常重要，如果剂量太多，患者可能在疼痛已经消失不需要再使用止痛药的情况下继续长期服用止痛药。此外，长期使用止痛药还可以掩盖一些术后并发症的症状（如术后感染等）。因此，给患者开止痛药时一定要慎重，只给患者提供正确的使用剂量。如果患者在使用完正常的剂量后还想继续使用止痛药，应让患者复诊检查，以确保没有术后并发症的发生。

关闭伤口之前要确保充分止血。如果发现患者咬在拔牙创的纱布块因有明显的血性物质而应更换时，应明确是否存在拔牙创出血。如果需要更换纱布块，通常在患者咬紧纱布块 30 min 后才可以更换。需要注意的是，带血的纱布块包含唾液和血液两种液体，会让人感觉出血较多。要提醒患者只要没有鲜红的血液或暗红的血凝块，纱布块上出现粉红色的血迹是正常的，早上起床枕边出现少量血迹也是正常的。

要向患者说明如何保持术后口腔卫生，包括餐后刷牙及口腔卫生的维持。医生应告知患者刷牙时避免直接刷术区。如果拔牙窝是开放的，需要冲洗拔牙窝时，要指导患者如何使用冲洗器用温盐水轻轻冲洗拔牙窝。告知患者术后不能吸烟，并记录在病历中。要告知患者进软食，以免因进硬食损伤组织瓣；避免食用饼干、薯片等碎片样食物，因进食这类食物形成的碎片容易落入拔牙窝导致伤口不适或感染；应避免食用辛辣刺激食物，因该类食物可激惹拔牙窝组织导致不适。进食后应

轻轻漱口，避免用力吐口水，48 h 内避免用吸管进食，因吐口水及吸管进食容易引起凝血块脱落，进而导致干槽症。

对所有拔除阻生第三磨牙的患者都要预约复诊，复诊时间通常是术后 1 周。

六、并发症的预防及处理

无论多么完善的治疗计划和高超的操作技术都不能避免拔牙并发症的发生。

1. 软组织损伤

软组织损伤通常发生在拔牙窝、拔牙窝周围软组织及组织瓣，偶尔发生在远离拔牙窝的软组织。拔牙窝及周围软组织损伤主要是由于使用牙挺及牙钳等拔牙器械时操作不当造成。使用牙挺时要注意放置的位置，避免操作时引起牙龈乳头及牙龈组织的重复损伤。此外，用手指放置在牙挺对侧可防止因牙挺滑脱而戳伤软组织。组织瓣设计不合理也会引起软组织损伤，邻近拔牙创的牙龈乳头应包含在组织瓣内，翻瓣后要用拉钩对组织瓣进行牵拉保护。安放牙钳时要小心，要避免误夹牙龈组织（使用牛角钳时更要特别注意）。由于舌腭侧面很难观察，所以舌腭侧软组织更容易被器械损伤。牙钳造成的软组织损伤通常是挤压伤或软组织穿孔，两者都很难修复，处理方法是对损伤组织进行冲洗后让其自行愈合。

引起软组织撕裂伤的原因通常比较明确。切开软组织时由于手术刀片滑脱可造成软组织割裂。更常见的是用骨膜分离器分离上颌第三磨牙远中腭侧牙龈组织或下颌第三磨牙舌侧牙龈组织时因操作不当造成软组织撕裂，或由于未将上述牙龈组织

与患牙附着完全分离，当使用牙钳脱位拔除患牙时导致牙龈组织撕裂。拔除上颌牙时应仔细地将患牙与粘连的周围软组织分离，撕裂的软组织用单股可吸收线或含铬肠线缝合。拔除下颌牙时，患牙舌侧软组织撕裂可能损伤舌神经，操作时要仔细分离附着在患牙周围的所有软组织，撕裂的伤口生理盐水冲洗后用 4-0 可吸收线缝合。

不合理的使用牵拉器械也会导致软组织损伤。拉钩的顶部应顶在骨面上，如果直接顶在软组织瓣上或过度牵拉软组织瓣，将导致软组织瓣或被顶部位的软组织发生挫裂或撕裂伤。如果软组织瓣边缘损伤严重，可用手术刀切除严重损伤的组织，并重新修整边缘后关闭伤口。切除修整后新形成的软组织瓣也必须遵守软组织瓣设计的基本原则，即必须保证软组织瓣的基部宽于顶部。如果因切除修整软组织瓣后导致张力过大而不能一期关闭伤口时，可用手术刀切断软组织瓣基部的骨膜减张，增加软组织瓣的活动度，即可达到一期关闭伤口的目的。

拔牙窝远端软组织损伤的常见部位是唇和颊部，长时间牵拉嘴唇可导致嘴唇撕裂和口角皲裂。术前在口角处涂抹油膏可降低口角损伤的发生率。如果已发生口角损伤，要告知患者伤口在一段时间后可逐渐愈合，用凡士林凝胶涂抹伤口可减轻症状，伤口在术后 2~3 d 症状最严重，随着伤口结痂症状减轻，结痂脱落后可无瘢痕愈合。唇部也可发生烧灼伤，使用手机及钻时应小心操作，要避免接触唇部组织。烧伤部位可涂抹烧伤制剂治疗，如有必要可转诊至烧伤科处理。

2. 疼痛和肿胀

通常在拔除阻生第三磨牙后会出现一定程度的疼痛。疼痛持续时间及强度与患牙拔除难度及患者的年龄有关[8]。术后可给予麻醉止痛药（如氢可酮－对乙酰氨基酚），患者服用 3 d 即可。要避免给患者过多的止痛药，不能让患者随意延长止痛药的使用时间，这并不仅仅是担心患者用药成瘾，更重要的是，如果患者因疼痛需要超期使用麻醉止痛药时，就会因药物不足来复诊检查，这样就不会漏诊其他拔牙并发症。布洛芬也是一种很好的拔牙术后止痛药，每次 600 mg，每 6 h 口服 1 次，可明显减轻手术后疼痛和肿胀。

通常情况下，术后 72 h 肿胀达到高峰。如果术中给予类固醇药物可减轻术后肿胀，通常是静脉给予地塞米松 4~10 mg。如果肿胀明显，还会引起患者张口困难甚至牙关紧闭。术后使用冰袋可缓解肿胀，但并不能降低肿胀的发生。通常情况下，术后 5~7 d 肿胀即可消退；严重的肿胀需要更长的时间才能恢复；如果肿胀好转后又恶化，应让患者及时复诊检查。

3. 感　染

第三磨牙拔除术后发生感染比较少见，发生率为 1.7%~2.7%[9]。术后发生急性感染常伴随拔牙窝疼痛增加和肿胀更加明显，并可能化脓。如果拔牙后 72 h 牙槽窝突然明显肿胀，且伴发剧烈疼痛或疼痛明显增加，有时出现牙关紧闭、面部皮肤发红、发烧、吞咽困难、吞咽疼痛等症状，应注意患者是否发生拔牙后急性感染。处理拔牙后急性感染的方法是开放伤口，建立引流，拆除部分缝合线，将组织瓣从骨膜下轻轻剥离，并对拔牙窝及组织瓣下方进行彻底冲洗，即可达到治疗目的。引起术后感染的病源是口腔化脓致病菌，可用青霉素或克林霉素进行治疗，治疗周期为 7 d。拔牙后急性感染通常发生在术后 4~8 d，而术区骨膜下感染通常发生在术后 4~12 周。骨膜下感染通常是由软组织瓣下方残存的骨及牙碎屑引起，处理方法是切开引流，使用抗生素 7 d，直至感染消除。

4. 牙槽骨骨炎

牙槽骨骨炎又叫干槽症，通常认为是由牙槽窝内的血凝块溶解或脱落引起（目前发病机制仍不清楚），其典型的临床症状是拔牙后 3~4 d 突然出现剧痛，并向同侧耳颞部放射，可伴有恶臭。与拔牙后急性感染不同，牙槽骨骨炎不会引起发热，且无明显肿胀。上颌拔牙后通常不易发生牙槽骨骨炎。由于牙槽骨骨炎的发生可能与某些致病菌有关，所以术前使用抗生素可能会降低其发病率[10]。牙槽骨骨炎好发于女性、吸烟及口服避孕药的患者[11-12]。临床检查要轻柔，通过触、探诊检查可见拔牙窝开放，血凝块消失，牙槽骨裸露。

牙槽骨骨炎具有自愈性，诊疗的目的是消除疼痛。首先应彻底冲洗去除拔牙窝内的食物残渣及碎屑，然后在拔牙窝内放置具有止痛消炎作用的干槽症制剂，如果需要的话还可以服用止痛药。经典的干槽症制剂主要成分是丁香油，制剂需每天更换直到症状完全缓解（通常需要 1 周时间）。市面上已有多种商品化的干槽症制剂，将一小块可吸收止血纱布沾满干槽症制剂放入拔牙窝内。放置制剂时可能会出现明显疼痛，但疼痛通常在几分钟便即可缓解，所以在放入干槽症制剂时应由术者灵活掌握是否使用局麻控制疼痛。

5. 出　血

拔牙后 48 h 内的少量出血是正常现象。医生应告知患者拔牙后 48 h 内拔牙窝有少量渗血是正常现象，少量渗血与唾液的混合物常表现为出血量较大的假象。除非患者咬在拔牙窝表面的纱布块出现暗红的血凝块或红色的新鲜血需要格外注意外，对纱布块上出现的粉红色血迹可不用担心。如果术后出血超过 48 h，通常是刷牙或咀嚼直接损伤伤口所致；如果没有查明出血原因，应请内科医生会诊患者是否存在凝血功能障碍。当出血时间超过术后 72 h，即使是少量出血也比较危险。对患有冠状动脉疾病的患者来说，由于出血导致的血红蛋白水平降低可增加其心脏负担，并由此引起心肌缺氧。

术后出血的处理方法同术中出血。对拔牙窝彻底冲洗后探查有无明显出血点。压迫止血是最重要的止血方法，通过咬纱布或手指加压即可达到较好的止血效果，或者通过压迫暂时止血后查明出血来源。用含肾上腺素的局麻药浸润注射也可起到暂时的止血作用。如果患者电话告知医生伤口仍持续出血，应建议患者直接将纱布或茶叶包（茶叶里的鞣酸有止血作用）放置在拔牙创上并咬住。如果在诊室，可将吸收性明胶海绵等局部止血剂或再生氧化纤维素等外用凝血剂放入牙槽窝内辅助止血。对拔牙创进行缝合也有助于止血，缝合得越紧密，组织瓣越贴近下方的骨组织越有利于充分止血。

术前就需要明确患者是否患有系统性出血性疾病或长期服用抗凝药物。如果服用华法林，应在术前 24~48 h 检查患者的凝血酶原时间国际标准化比值。在围术期用低分子肝素替换华法林也可起到充分的抗凝作用。不建议在围术期内停用氯吡格雷或阿司匹林等抗凝药物，如果术者认为有必要停用的话应请内科医生进行会诊。对有抗凝治疗病史的患者进行手术时，为预防术后出血可使用更多外科手段（如使用电凝及外科结扎等技术）。

6. 邻牙损伤

术前应向患者解释拔牙有发生邻牙损伤的可能性，并签署知情同意书。邻牙损伤可发生在术中或术后。在手术过程中，可能会引起邻牙松动或脱位，可能引起大面积龋坏的邻牙发生牙折，还可能引起邻牙的修复体脱落。预防邻牙损伤首先要明确上述风险。使用牙挺时不能以患有牙周病的、患有深龋的或有冠修复的邻牙作为支点，这会引起较高的邻牙损伤风险，此时应考虑选用其他拔牙方法，如用牙钳拔除或将患牙分切后拔除。如果发生邻牙明显损伤或术后可能会引起邻牙损伤（如去骨可能影响邻牙牙周的健康），要将所有可能会发生的意外和并发症都向患者解释清楚并记录在病历中。

7. 神经损伤

拔除下颌阻生第三磨牙时可能发生下牙槽神经或舌神经损伤，发生率约为 3%，表现为感觉减退、感觉异常或感觉迟钝[13]。应在术前仔细地将该风险向患者解释清楚（包括描述神经与患牙的解剖关系），并签署知情同意书。如果发生下牙槽神经损伤，可出现同侧下唇和颏部麻木；舌神经损伤可出现同侧舌麻木或感觉异常，还有味觉异常。当影像学检查出现以下几种表现时，发生下牙槽神经损伤的风险较高：下颌神经管改道移位、与下颌管重叠的牙根变暗及下颌神经管白线中断[14]。

所有拔除阻生第三磨牙的患者应在术后 1 周复诊，复诊时可对神经功能进行评估，如果出现感觉障碍，则应对感觉障碍的范围及程度进行精确的描述并记录，然后每 2 周或 1 个月复查。如果发生神经完全断裂则应转诊给口腔颌面外科医生进行神经吻合修复。如果术后 9~12 个月神经障碍没有任何好转则可能是永久性的神经损伤。有关神经损伤的具体治疗和评估不在本章描述。

8. 患牙或牙根移位

引起患牙或牙根移位的原因很多，上、下颌均可发生。拔除下颌牙时，患牙可移位至口底或下牙槽神经管，通常是由于舌向用力使患牙或牙根穿过菲薄的舌侧骨板移位至口底。一旦发生口底移位，可用手指在口外沿着下颌舌侧面向上推口底，重新将患牙推入拔牙窝。虽然该方法有损伤舌神经的风险，但仍然是一种较好的补救措施。术后要严密监测患者，以免发生口底出血或血肿形成。

上颌患牙可以脱位进入上颌窦或颞下窝，这是因为上颌深部埋藏的阻生第三磨牙与上颌窦和后上方的颞下窝仅有菲薄的骨组织相隔。为预防患牙脱位进入颞下间隙，可将颊拉钩放置在上颌结节处进行保护，拔牙力量应向颊侧下方。同样的方法也可用于预防患牙脱位进入上颌窦。拔除上颌第三磨牙时如果用力方向有误，即使使用很小的力量也可使患牙移位。当上颌患牙已大部被拔除仅剩下一个较小的断根且患牙没有龋坏，如果强行拔除断根有可能引起断根移位时，可将断根遗留在拔牙窝内。如果拔牙过程中患牙突然消失，应高度怀疑患牙已脱位进入上颌窦或颞下窝，此时术者应扩大术野，在直视下发现患牙后再将其拔除，切忌盲目蛮干。如果患牙脱位进入颞下窝，可将食指置于前庭沟后部的最高处翼外板附近触及移位的患牙，并向下按压将患牙复位后拔除。如果复位失败，可停止操作，关闭伤口，约4周后待移位患牙周围组织纤维化将患牙包裹后再处理。此时最好将患者转诊至口腔颌面外科医生，通过 CT 扫描对患牙定位后在手术室全麻下将其拔除。

如果患牙或牙根移位进入上颌窦，首先应扩大拔牙窝，在直视下用根尖挺将其复位拔除，或用外科金属吸引器将其吸出。如果上述两种方法都不行，应通过曲面断层片或牙科 CT 对移位的患牙或牙根进行定位，通过上颌窦手术入路拔除患牙。有关上颌窦手术入路的问题不在本章讨论范围。

如果需要转诊，应告知患者预防上颌窦并发症的相关措施，并通过口头和书面形式对患者进行说明，包括戒烟，不能使用吸管进食，打喷嚏时要张大口，不能捏鼻鼓气。使用的抗生素应针对上颌窦的病原菌，通常为阿莫西林或头孢菌素，用药 7~10 d。麻黄碱或类似药物可缓解口腔黏膜的充血水肿，可辅助用于保持上颌窦黏膜干燥并预防感染，每次 30 mg，2~4/d，口服。

患牙或牙碎片可能会移位进入患者的咽腔，此时应迅速将患者调整至曲体侧卧位，并让患者尽力咳嗽，用外科金属吸引器头部放置在咽腔后部将其吸出。如果未能成功取出患牙或牙碎片，患者仍然咳嗽并出现呼吸困难，要高度怀疑异物已进入气道，应立即急诊抢救。如果患者没有出现咳嗽或呼吸困难，患牙可能被吞咽进入消化道，此时应将患者送至急诊行胸部和腹部透视。

9. 口鼻交通

很多情况下，上颌窦与上颌牙根关系密切，术前通过曲面断层片常可见到这种解剖关系。如果第三磨牙的牙根与上颌窦紧密接触，发生拔牙后口鼻交通的风险较高。如果拔牙操作过程中怀疑发生口鼻交通，术者应首先考虑是否可在直视下发现穿孔，也可用牙周探针轻柔探查拔牙窝底是否有骨壁存在。如果上述两种检查方法均不能证实口鼻交通的发生，可用口镜观察拔牙窝，让患者捏鼻轻轻鼓气，如果拔牙窝内有气泡或口镜镜面上有水气凝集说明存在口鼻交通。如上颌窦黏膜穿孔的最大直径小于 5 mm，可用吸收性明胶海绵封堵穿孔，并用"8"字缝合固定，要告知患者预防上颌窦并发症的相关措施。如果上颌窦穿孔的最大直径大于 5 mm，最好将患者转诊至口腔颌面外科医生进行评估和处理，处理方法仍然是用吸收性明胶海绵封堵穿孔后"8"字缝合固定，最好增加使用局部组织瓣，切断组织瓣基部骨膜减张后完全关闭拔牙创。

10. 下颌骨骨折

拔除下颌第三磨牙很少引起下颌骨骨

折，但也应在术前告知患者，并作为知情同意的一部分让患者签字确认。导致骨折发生的高危因素包括：曲面断层片显示深度埋藏的阻生牙伴随下颌骨下缘的骨量非常少、下颌骨萎缩明显、阻生牙伴发骨囊肿引起的严重骨质缺损。对这些患者，术前制订周密的治疗计划很重要，可通过分割患牙和适当去骨尽量减少拔牙阻力，避免拔牙时力量过大。

如果术中怀疑发生了下颌骨骨折，应停止手术（除非患牙很容易被拔除）。拍摄曲面断层片以便确定骨折的部位及是否发生移位。最好将患者转诊至口腔颌面外科医生进行评估和处理；要告知患者进流食，并且不能咀嚼任何食物；可使用抗生素（如青霉素）1 周；指导患者用氯己定漱口液冲洗伤口；用麻醉止痛药控制疼痛；如果可能的话可用小环法或牙弓夹板对骨折患者进行颌间固定。

拔牙手术后下颌骨骨折通常发生于术后 2~4 周，并且比术中骨折多见。这可能是因骨重建时由于破骨细胞的活性增加进一步减弱了骨质强度引起。通常情况下，拔牙后 2~4 周患者即感觉可正常进食，但此时骨质并未完全愈合，这正是患者发生骨折的高风险期。术后应告知发生骨折的高危患者避免用力咀嚼，应进流食 6 周。发生术后骨折的患者通常会抱怨已恢复正常的拔牙部位突然发生疼痛和肿胀，有时还会描述为在咀嚼时突然感觉"砰"的一声，检查可出现咬合错乱和张口受限。术后骨折的处理方法及建议和用药原则同手术中发生骨折的患者，也可以将他们转诊到口腔颌面外科医生进行评估和处理[15]。

参考文献

1. White RP, Fisher EL, Phillips C, et al. Visible third molars as a risk indicator for increased periodontal probing depth. Journal of Oral and Maxillofacial Surgery, 2011, 69(1): 92–103.

2. Divaris K, Fisher E, Shugars D, et al. Risk factors for third molar occlusal caries: a longitudinal clinical investigation. Journal of Oral and Maxillofacial Surgery, 2012, 70: 1771–1780.

3. Nitzan D, Keren T, Marmary Y. Does an impacted tooth cause root resorption of the adjacent one? Oral Surgery, 1981, 51: 221–224.

4. Guven O, Keskin A, Akal UK. The incidence of cysts and tumors around impacted 3rd molars. International Journal of Oral and Maxillofacial Surgery, 2000, 20:131–135.

5. Venta I, Turtola I, Ylipaavalniemi P. Radiographic follow-up of impacted mandibular third molars from age 2-32 year. Interantional Journal of Oral and Maxillofacial Surgery, 2001, 30: 54–57.

6. Koumaras G. What are the costs associated with management of third molars? Journal of Oral and Maxillofacial Surgery, 2012, 70:8–10.

7. Kiesselbach JE, Chamberlain JG. Clinical and anatomic observations on the relationship of the lingual nerve to the mandibular third molar region. Journal of Oral and Maxillofacial Surgery, 1984, 41: 565.

8. Phillips C, White RP Jr, Shugars DA, et al. Risk factors associated with prolonged recovery and delayed healing after third molar surgery. Journal of Oral and MaxtTlofacial Surgery, 2004, 1(61): 1436–1448.

9. Miloro M (ed.). Peterson's Principles of Oral and Maxillofacial Surgery. 2nd ed. Hamilton, Ontario BC: Decker Inc, 2004.

10. Ren YE, Malmstrom H. Effectiveness of antibiotic prophylaxis in third molar surgery: a meta-analysis of randomized controlled clinical

trials. Journal of Oral and Maxillofacial Surgery, 2007, 65: 1909–1921.

11. Nitzan DNW. On the genesis of 'drysocket'. Journal of Oral and Maxillofacial Surgery, 1983, 21: 226–231.

12. Sweet JB, Butler DP. The relationship of smoking to localized osteitis. Journal of Oral Surgery, 1979, 37: 732–735.

13. Bataineh BA. Sensory nerve impairment following mandibular third molar surgery. Journal of Oral and Maxillofacial Surgery, 2001, 59(9): 1012–1017.

14. BIaeser BE, August MA, Donoff RB, et al. Panoramic radiographic risk factors for inferior alveolar nerve injury after 3rd molar extraction. Journal of Oral and Maxillofacial Surgery, 2003, 61: 417–421.

15. Koerner K (ed.). Manual of Minor Oral Surgery for the General Dentist. Blackwell Munskgaard, Ames IA, 2006.

（邓天阁 译，胡开进 审）

第6章 修复前外科

Antonia Kolokythas, Jason Jamali, Michael Miloro

目前，虽然口腔治疗方法及技术得到了长足的发展，但对牙列部分或全部缺失的患者仍然需要通过修复来重建其口腔功能。当对一名需要实施修复前外科手术的患者进行术前评估时，如果在制订整体诊疗计划前考虑以下因素，将极大地提高后期修复的成功率，这些因素包括造成牙缺失的原因（如口腔卫生状况差、忽视牙科治疗、缺乏正确的口腔保健知识、全身状况差）与牙列缺失的类型（部分牙列缺失或全牙列缺失）。患者的全身状况会严重影响其口腔功能及美观，因为全身状况相对于口腔局部因素来说对患者的口腔状况影响更大。

年龄的增长和牙齿的缺失会导致牙槽骨生理性丧失，牙槽骨的吸收程度因人而异。牙槽骨的吸收程度与下列局部因素有关：上颌骨或下颌骨、牙周 – 牙槽外科联合治疗（拔牙与牙槽骨修整同期治疗、采用微创拔牙技术等）、对颌牙及其牙周状况、是否采用即刻义齿修复及患者的全身状况（如内分泌功能失调、骨代谢异常或营养失衡）。牙槽骨的丧失将会影响活动义齿的稳定和固位、周围软组织外形，以及健康和正常的𬌗关系（正中𬌗关系），导致义齿修复后无法满足患者口腔的正常

功能及美学效果。因此，修复前外科的主要目的是塑造或重建正常的支持组织结构（包括软、硬组织），为以后能够制作可行使正常功能、舒适美观的义齿打下良好基础。包括修复科医生在内的治疗牙列缺损患者的医生应熟悉一些常见修复前外科手术的适应证、优缺点及禁忌证。

一、患者评估及治疗计划的制订

对初诊患者的评估重点是了解患者的"主诉"，并且要以解决患者主诉为中心制订治疗计划。要详细询问患者的现病史，包括患者正在使用的处方和非处方药物，药物过敏史，因口腔或其他外科手术导致的围术期出血、感染等并发症及伤口愈合问题等。既往史应包括吸烟史（包括吸烟量）、饮酒史、吸毒史。口腔治疗史应重点关注牙齿缺失的原因、牙及颌面外伤史、义齿修复成功或失败的治疗史。如果通过询问病史及临床检查发现患者有可能存在全身性疾患时，可请患者的社区或家庭医生会诊。

对牙列缺失患者，术前最好与口腔修复科医生进行密切沟通，这样可以制订最佳的治疗方案。在最终确定治疗计划之前

首先应考虑患者的期望和要求，应尽可能满足患者的需求，必要时可适当调整治疗计划。治疗目的是为患者提供可行使正常功能及舒适美观的义齿。表 6.1 详细列举了修复前外科手术需要达到的目的。

和其他口腔疾病患者一样，修复前外科患者术前也应该进行完善的头颈部检查，包括触诊检查颈部淋巴结和甲状腺有无（病理性）增大、不对称、不规则或出现"肿块"。对老年、患有全身性疾病或长期口服药物引起的口腔干燥患者应重点触诊检查三大唾液腺及唾液的分泌情况（包括唾液的质和量）。最后应检查颞下颌关节状况，包括有无疼痛、弹响、关节盘松弛、关节脱位或半脱位。

1. 咬合关系的评估

随着牙齿的丧失、牙槽骨的萎缩，上、下颌骨的关系也会发生改变，骨丧失的速度和方式因人而异，并且与前述的局部和全身因素有关，但是通常来说颌骨经吸收萎缩后常表现为假性下颌前突（Ⅲ类骨性错𬌗）。上颌后缩伴随下颌前突的原因是上、下颌骨吸收的方式不同，上颌骨是向上及向后吸收，而下颌骨是向下及向前吸收（图 6.1A~C）。临床上检查全牙列缺

表 6.1 修复前外科手术的目的

1. 为义齿修复提供足够的骨组织
2. 去除病变的软、硬组织
3. 恢复正常的咬合关系
4. 恢复正常牙槽嵴的形态（高度、宽度、外形）
5. 去除因骨及软组织形成的倒凹和隆突
6. 保证义齿承托区有足够的角化组织
7. 提供足够的前庭沟深度
8. 为以后的种植提供良好的基础

失患者时常发现，他们丧失了正常的正中𬌗关系。下颌存在天然牙列时，常因咬合造成牙列缺失的上颌前部牙槽嵴严重吸收及局部软组织增生。伴有严重骨吸收的牙列缺失患者颌间距离常增大，对部分牙列缺失患者常因对颌牙伸长而导致颌间距离减小。采用 X 线片（头颅正位及侧位片）、曲面断层片（全景片）或锥形束 CT（CBCT）等影像学检查，都有助于制订合适、精确的综合治疗计划。CBCT 提供的大量三维信息不但有助于对上、下颌骨关系进行正确评估，也能对局部软、硬组织进行精确评估。

2. 软组织的评估

理想的义齿覆盖区软组织是致密的、无炎症的，牢固附着于牙槽嵴表面的角化组织。因此，对软组织的检查应集中在识别牙槽嵴、口腔前庭、腭部及下颌舌侧有无松软的、炎性的、不规则及增生的软组织。图 6.2 和 6.3 中的这种由不良修复体导致的临床表现不利于义齿的稳定。要仔细检查（唇、舌）系带及肌肉（下颌舌骨肌、颏舌肌）在牙槽骨上的附丽状况，因为过高的附丽会影响义齿的稳定及义齿边缘的密合。

3. 硬组织的评估

通过视诊及触诊对牙槽嵴的表面及形态进行仔细的检查，重点检查是否存在锐利的骨尖、锋利的骨缘及倒凹，因为这些结构会使覆盖在其表面的软组织损伤、疼痛和炎症，导致义齿的功能受到影响。由于上颌结节过大引起的颌间距离过小会阻碍义齿边缘的扩展、就位及义齿边缘的封闭，并影响义齿的稳定（图 6.4）。

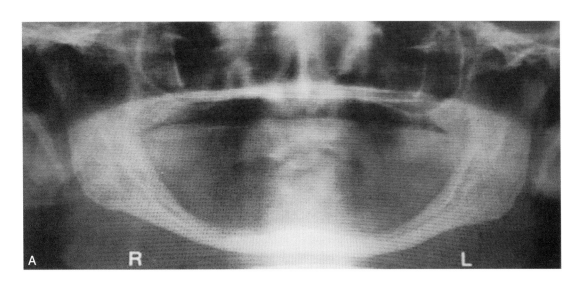

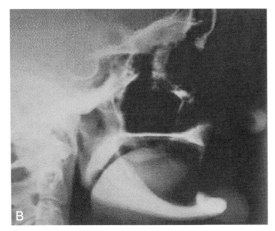

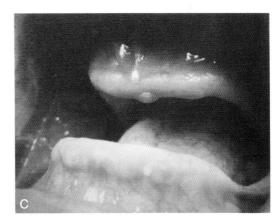

图 6.1　A. 牙列缺失患者的全景片显示其下颌骨严重萎缩。B. 牙列缺失患者的头颅侧位片显示其
为骨性Ⅲ类错𬌗。C. 牙列缺失患者的临床口内照片显示其骨性Ⅲ类错𬌗及牙槽骨严重吸收

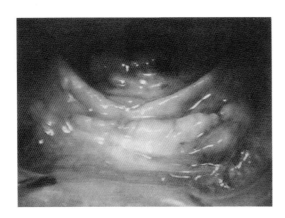

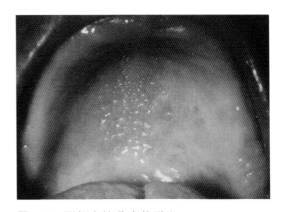

图 6.2　缝龈瘤（感染性纤维增生）　　　图 6.3　腭部炎性乳头状增生

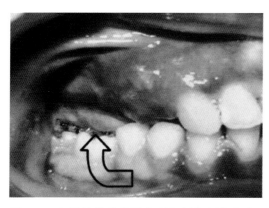

图 6.4 上颌结节异常增大引起颌间距离变小，导致义齿修复没有足够的空间。图中箭头所示：严重缩小的颌间距离，没有足够的空间进行义齿修复

二、手术器械

和其他所有的外科手术一样，正确、理想的操作步骤需要与其相匹配的手术器械，以下是实施修复前外科手术的基本器械：15 号手术刀片、手术刀柄、骨膜分离器、舌和颊拉钩、咬骨钳、骨锉、组织钳、持针器、组织剪及线剪。如果在修复前外科手术同期还实施拔牙术，手术包内应包含与拔除的患牙相匹配的牙挺和牙钳。手术还应配备去骨的低速手机和钻（球钻、纺锤样钻、切割钻），以及去骨过程中的冲洗及吸引设备。在去骨过程中应不间断地用生理盐水冲洗术区降温，确保去骨部位的局部温度低于 47℃，避免因去骨产生的高热引起骨坏死。手术结束关闭创口前应仔细冲洗清理术区的骨碎片及碎屑，尽量减少术后与伤口愈合有关的并发症发生。

三、骨组织手术

1. 牙槽突修整术

该类手术的目的是修整牙槽突，去除所有妨碍义齿就位、固位和（或）义齿功能的不规则骨组织，此类手术包括以下几种。

■ 拔牙后即刻牙槽突修整术和（或）无牙颌牙槽突修整术

对患者来说，为了避免因拔牙造成牙列缺失的理想方法是即刻义齿修复，该方法不仅能够尽量减小因拔牙导致的咀嚼功能改变，而且还不影响患者的正常社交能力及美观。需要强调的是，治疗团队应按照制订的治疗计划密切合作，周密地安排患者的复诊时间，有序地、仔细地完成整个治疗过程的操作程序。即刻义齿制作的具体步骤及即刻修复的拔牙顺序不在本章讨论范围内。

拔牙前对牙槽突进行仔细检查，将需要进行牙槽突修整的区域和妨碍义齿就位的骨突标记在石膏模型上，术前与患者谈话沟通时可利用该石膏模型解释整个手术过程及手术目的。必须强调的是，在实施牙槽突修整术的过程中应尽量减少去骨量，避免因去骨过度导致的牙槽突过度萎缩而影响义齿的功能和固位。应考虑到拔牙后颌骨的生理性吸收，将导致将来需要对即刻义齿进行重衬。

对拔牙后即刻进行牙槽骨修整手术的理想麻醉方式是局部神经阻滞加整个手术区域的浸润麻醉，但在麻醉时应避免麻醉药物过量。在浸润麻醉药物中加入血管收缩剂，并将麻药注射到黏骨膜下，既有助于通过麻药分离软组织，又能达到局部止血的作用。拔牙前首先用 15 号刀片在牙颈部的龈颊沟内做袋形瓣切口，若为无牙区则应在牙槽嵴顶部中央角化区做切口。如果在翻瓣、拔牙或去骨时，发现单纯的袋形瓣张力较大，在行以上操作时有可能导致组织瓣撕裂，可附加松弛切口。一定要在骨膜的下方全层翻起组织瓣，因为组织瓣上的骨膜可以防止伤口愈合发生的问题（如伤口裂开），并能减少术后肿胀。在口腔前庭、口底或腭部翻瓣时应尽量减小翻瓣的深度，避免超过前庭沟、口底黏膜皱襞及腭部的膜龈联合。组织瓣的大小应适度，既能保证手术部位获得良好的暴露，又能避免因过度翻瓣导致的术后不适及影响伤口的正常愈合。如果在口腔前庭的切口过深，超越了前庭沟，可能会伤及面部表情肌，并影响切口的愈合。具备过硬的外科技术、制订合适周密的手术计划及正确使用外科器械可避免因手术操作导致的组织瓣撕裂。组织瓣撕裂（或穿通）可引起术后疼痛不适、伤口延期愈合甚至裂开。翻开组织瓣后，在余下的外科手术过程中应使用合适的器械（如宽头骨膜分离器、弯头骨膜分离器或颊拉钩）对组织瓣进行牵拉保护。在整个手术操作过程中要保护好患者的唇颊部。口腔摄影使用的开口器既能够达到很好地保护唇颊部的目的，又能为手术入路及视野提供很好的帮助，最好将其包含在手术器械包里(图 6.5)。

翻瓣后即开始实施拔牙操作，尽可能选用合适的拔牙器械，避免撕裂牙龈及黏膜组织或折裂唇、颊侧骨板。在进行骨修整时可以使用咬骨钳和骨锉（图 6.6）或手机及相应的钻（如球钻、纺锤样钻等），

并配合冲洗降温。当所有在石膏模型上标记的骨突和骨尖修整完毕后，将翻起的组织瓣复位覆盖在骨面上。然后用手指触摸修整后的骨面是否平整，如果发现还存在过高的骨尖和过锐的骨嵴应将其去除。术前在石膏模型上标记手术部位有助于术中去除所有不规则骨尖及骨嵴，并且有助于判断术后可能会出现生理性骨吸收的区域。手术结束后，应用大量的生理盐水对翻瓣暴露的术区进行彻底冲洗，保证将所有区域的骨片碎屑冲洗干净，以防术后感染。应彻底控制术区的出血，以防术后因血肿而导致组织瓣裂开和（或）伤口感染。

去骨后，在某些部位可能会出现多余的软组织，对多余的软组织及牙龈乳头需

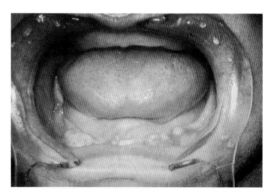

图 6.5　使用口腔摄影专用的开口器为修复前外科手术提供了良好的入路和视野

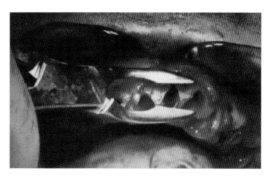

图 6.6　牙拔除后，用咬骨钳去除锐利的骨缘，以消除唇、颊侧表面的倒凹，然后用骨锉平整骨面

要进行修剪或修整。若多余的软组织和牙龈乳头不是太多，可对位缝合覆盖拔牙窝。应注意，要为后期的义齿基托部位尽可能多地保留角化组织。术后戴入即刻义齿后，应告知患者术后 1~2 d 复诊，在此期间尽量不要摘掉义齿。戴入即刻义齿后首先应重点检查有无妨碍义齿就位的部位，义齿基部的压力是否会对组织造成损伤，义齿的边缘是否密合，义齿就位后是否稳固，如果发现问题应立刻进行处理。即刻义齿可以起到压迫止血、减少肿胀的目的，并可防止血肿形成。由于术后肿胀不可避免，有些患者在术后几天可能会有些不适感。如果肿胀比较明显或形成水肿性倒凹，就有可能导致摘取义齿非常困难。应将以上可能的情况告知患者和修复科医生，如果义齿摘取困难，应让患者在术后 3~5 d 由手术医生进行评估后摘取义齿。

　　拔牙同期行牙槽突修整术与无牙颌牙槽突修整术的主要不同点是前者需要实施拔牙操作，其他步骤都非常相似。通常牙槽突修整术最好在拔牙后几周进行，因此时牙槽骨的生理性吸收已初步稳定，可以完全去除过高的骨尖和过锐骨嵴，而不考虑拔牙后骨的生理性吸收问题。因为此时牙弓上已没有天然的牙齿，所以通常可在牙槽嵴顶部的角化组织上行正中切口。需要注意的是，要确保切口两侧都有正常健康的角化组织，以保证伤口的正常愈合，并减少与伤口愈合有关的并发症。如果长期缺牙或使用义齿，会使角化组织变得越来越少，各种口腔前庭成形技术可以增加附着龈组织。

　　牙槽中隔修整术只是去除牙拔除术后的牙槽中隔骨组织，如果需要消除倒凹且在牙槽骨高度足够的情况下可以考虑行此手术。实施该手术时，不用翻瓣，对覆盖在牙槽骨表面的软组织不做任何处理，尽可能地采用微创的技术拔除患牙。拔除患牙后用咬骨钳去掉牙槽中隔及间隔，然后用适当的力量压迫牙槽窝的两侧骨壁以消除倒凹（图 6.7）。该方法最突出的缺点是减少了牙槽骨的宽度，从而有可能影响活动义齿的固位及种植修复。所以，该方法主要用于牙槽骨较宽的部位，如上颌骨磨牙区的患牙颊舌根分叉较大导致该部位牙槽骨过宽，术后能够使颊侧骨板得到完整的保留。

　　牙槽突修整术后最好采用吸收缓慢的可吸收缝线（铬肠线或薇乔线）进行连续缝合。该方法避免了在即刻义齿下方出现多个缝线结，并且能减少缝线对伤口的刺激。

■ 上颌结节修整术

　　过宽过高的上颌结节会影响义齿就位、稳定和功能，因而应在义齿制作前进行修整。由于造成上颌结节增生的原因可能是局部软组织或硬组织增生，所以术前应根据病因确定修整硬组织还是软组织。通常情况下该部位的硬、软组织都需要实

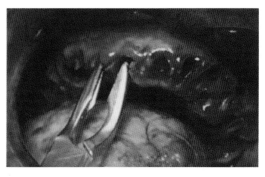

图 6.7　行牙槽中隔修整术时，用咬骨钳去除位于牙槽中隔的骨质，通过压迫复位唇、颊侧骨板达到消除倒凹的目的

施不同程度的修整。术前利用曲面断层片评估上颌窦在该部位的分布范围非常重要。一般来说，上颌窦占据上颌骨中央的绝大部分，并可能延伸至上颌结节内。因此，在多数情况下，术前应做好口腔－上颌窦贯通的思想准备并制订处理方案。

术前应使用含血管收缩剂的局部麻醉药行上颌结节及腭大孔阻滞麻醉及局部浸润麻醉。用 15 号刀片在牙槽嵴顶部正中全层切开肥大的上颌结节，该区域软组织较厚，因而在翻瓣时不易造成软组织瓣的撕裂，但在实施局部浸润麻醉时也应将麻药注射到黏骨膜下以分离软组织。为避免撕裂软组织，切口应尽量向前和向后延伸，必要时可做松弛切口。尽可能地向颊及腭侧翻开软组织瓣，暴露需要修整的上颌结节骨性部分。术前制备手术部位的石膏模型，并将需要切除的部位及范围标记在石膏模型上，这样有助于手术的顺利进行，它能帮助术者按照术前制订的计划完整无误地切除预定的范围及大小。在进行骨修整过程中可用咬骨钳及骨锉，或低速手机及钻。使用手机及钻时应选用合适的拉钩（宽头分离器或颊拉钩）保护软组织，避免钻头误伤或撕裂软组织而影响伤口的愈合。术前利用精确的石膏模型对上颌结节去除的范围及部位进行准确的标记是避免过度去骨或去骨不够的关键。骨修整完成后，用生理盐水彻底清洗术区，然后将翻起的颊、腭侧软组织瓣复位，在组织瓣表面检查是否存在过高的骨尖或过锐的骨嵴。上颌结节骨性部分修整后需要对该部位过多的软组织进行修整，修整软组织可采用手术刀直接切除或组织剪剪除的方法。用可吸收缝线关闭伤口，方法同牙槽

突修整术。图 6.8A~F 描述了上颌结节修整的步骤，图 6.4 和图 6.8 G 显示了上颌结节术前及术后的临床口内照片。

■ 颊侧及腭部外生性骨疣及倒凹修整术

拔牙后通常会发生颌骨的生理性改建，生长在颌骨牙槽突颊侧表面的外生性骨疣或由此形成的倒凹会影响可摘义齿的就位。生长在牙槽突颊侧和（或）腭侧的外生性骨疣并不是由于拔牙后骨的生理性吸收造成的，它在正常人群中有一定的发生率（图 6.9）。这种骨疣的发生机制尚不清楚，可能与多种因素有关，其中包括一些生活习惯（如夜磨牙等），女性比男性多见，上颌比下颌多发。骨疣可发生在上颌骨的多个部位，生长在上颌骨中线的外生性骨疣叫腭隆突，比较大的外生性骨疣通常发生在上颌骨的中线和下颌骨的舌侧面，发生在下颌舌侧面的骨疣叫舌隆突。通常情况下覆盖在骨疣表面的黏膜都较薄，但由于腭部表面的软组织本来较厚，因而与其他部位的骨疣相比，其表面的黏膜较厚。

为了便于义齿就位，该手术的重点是避免损伤骨疣表面菲薄的软组织。在骨疣的表面进行局部浸润麻醉不但能提高麻醉的效果，而且还有利于软组织的剥离及减少术区出血，但需要牢记的是，局部麻醉药必须注射在骨膜下骨疣与骨膜之间才能够获得良好的分离软组织效果。由于骨膜下注射麻药时会引起比较明显的疼痛感，因而应实施局部阻滞麻醉后再行局部浸润麻醉。

切口的设计同牙槽突修整术，有天然牙列时行龈颊沟内切口，牙列缺失患者行牙槽嵴正中切口，切口长度应超过骨疣的

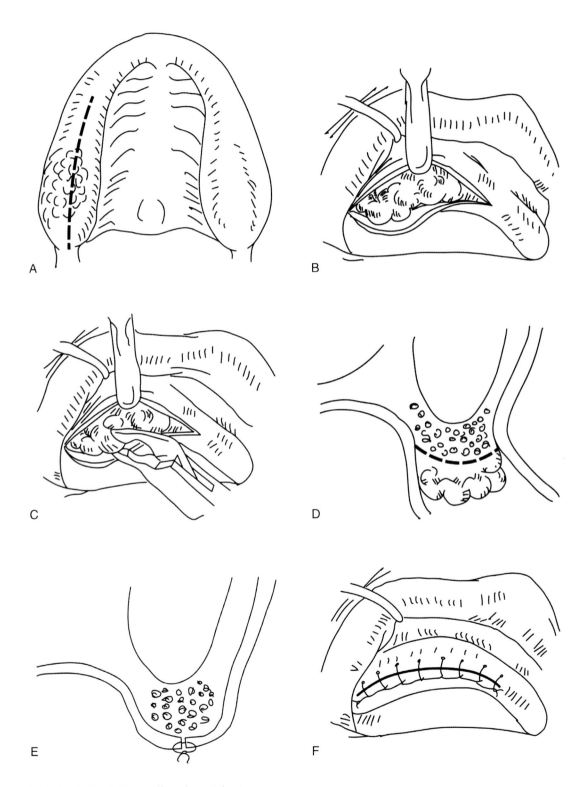

图 6.8　A~F. 上颌结节修整术的示意图

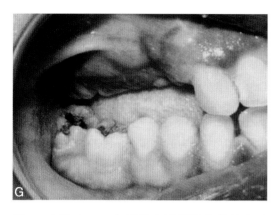

图 6.8（续）　G.上颌结节及牙槽突修整术后获得足够的颌间距离

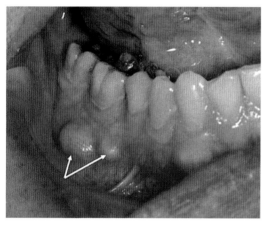

图 6.9　临床口内照片显示：颊侧外生性骨疣。箭头所示：外生性骨疣。骨疣通常发生在颊侧，而隆突通常发生在舌侧

宽度。一般来说，切口的长度应在骨疣的前后各延伸 1~2 个牙位，或在骨疣前、后多切开 1.0~1.5 cm。对于范围比较大的骨疣，切口的长度还应增加，为了避免因张力过大导致软组织撕裂，必要情况下应做松弛切口。为了使骨疣得到完整的暴露，并避免损伤骨疣表面的软组织，翻瓣须在骨疣基部外几毫米进行。用咬骨钳、骨锉或低速手机去骨，只有在极少数情况下（去除颌骨颊侧的骨疣）才使用骨凿及榔头去骨，但应用榔头去骨时应格外小心，特别

是对那些经验不足的医生，因使用该器械易造成周围组织损伤（如血管、神经、牙齿）。缝合伤口之前应仔细触诊检查黏膜下术区的骨组织是否光滑，最后用可吸收缝线连续缝合关闭创口。

2.骨隆突修整术

当上颌（腭部）和下颌（舌侧）隆突影响可摘义齿的就位、固位和功能时，应实施外科骨隆突修整术来解决。另一个需要手术的原因是覆盖在隆突表面的黏膜组织，尤其是覆盖在上颌隆突区的黏膜组织由于比较薄，易在咀嚼过程中受到创伤。

■ 腭隆突修整术

腭隆突修整术应行双侧腭大孔阻滞麻醉及局部浸润麻醉，将含血管收缩剂的局麻药物注射至黏膜下，通过麻药分离软组织有助于止血及翻瓣。沿中线做深达骨膜下的切口，在切口的前部及后部做双"Y"形垂直松弛切口，也可做基部在腭后部的"U"形切口，翻开后暴露腭隆突。当使用"U"形切口时应保护腭大神经血管束，因为它是"U"形瓣的血供来源，切断将影响组织瓣的血供。因为覆盖在骨隆突表面的软组织相对较薄，所以在翻瓣时应小心仔细，避免翻瓣过程中造成软组织瓣的意外撕裂，否则会造成术后伤口疼痛不适及延期愈合。修整骨隆突的方法主要取决于隆突的大小。对于小的隆突，用大号圆球钻或纺锤样钻直接磨除即可；但对于大的隆突，应用裂钻将隆突切割分为几部分，然后用菲薄的骨凿或咬骨钳分别去除。需要强调的是，在修整腭隆突过程中不能伤及鼻底，所以在使用骨凿时应选用弯而薄的骨凿或用于骨切开术的专用骨凿。使用

骨凿进行去骨时应避免向鼻腔的方向用力，最好是用骨凿进行初步去骨后用骨锉或手机进行去骨并修整骨面。在使用手机时大量冲洗降温非常重要，避免因高温造成骨坏死及伤口延期愈合。术前在石膏模型上标记腭隆突去除的部位和范围，并提前在石膏模型上制作腭护板有助于术中精确地修整腭隆突，并且在术后戴上腭护板也能够起到保护创面和预防血肿形成的作用。腭隆突去除后，隆突区域的软组织可能会出现少量剩余，但最好不要对这些稍稍多余的软组织进行修剪。用可吸收线对伤口进行缝合后使用腭护板既可消除因多余软组织造成的无效腔，又能预防血肿形成。需要注意的是，使用的腭护板不能对术区造成过大压力，以免造成局部软组织坏死。佩戴腭护板10~14 d或以上，直到伤口完全愈合。腭隆突修整术后发生伤口裂开的现象非常少见。术后实施常规的医嘱、保持良好的口腔卫生、防止意外损伤及正确使用腭护板即可促进伤口愈合，减轻患者术后疼痛等不适感。图6.10A~J完整地显示了腭隆突修整术的操作步骤。

■ 下颌舌隆突修整术

　　术前采用含有血管收缩剂的麻药行舌神经阻滞麻醉及隆突表面局部浸润麻醉。与腭隆突表面覆盖的软组织相似，下颌舌隆突表面覆盖的黏膜更薄，且更易受损伤，所以在该区域实施局部浸润麻醉注射时通过麻药分离软组织变得更为关键。如果有天然牙存在，可做龈沟内切口，切口长度超过隆突两侧1~2个牙位。对牙列缺失患者，用15号刀片在牙槽嵴正中偏颊处做切口，要避免直接在隆突表面做切口而导致的术后伤口关闭困难。需要强调的是，

手术不能破坏舌系带的正常附丽，以防因附丽处出现血肿而压迫气道。如前所述，当对萎缩明显的下颌骨牙槽嵴进行切口设计时，应注意保护颏神经（因严重萎缩的下颌骨颏神经的位置上升严重时可与牙槽嵴平齐）及切口两侧的角化组织，确保缝合切口时两侧及义齿基部保留足够的角化组织。全层剥离黏膜瓣直至暴露整个舌隆突。值得注意的是，在整个手术操作过程中应使用合适的牵拉器械（宽头分离器或弯头分离器）保护口底的软组织，以防损伤软组织瓣及邻近的重要结构。若骨隆突较小，用低速手机和钻在冲洗降温下磨除即可。中等大小的骨隆突可先用裂钻沿骨隆突与正常下颌骨表面交界处，分别从骨隆突的𬌗面、近中及远中向骨隆突中央部位进行切割，然后用菲薄的骨凿插入切割的缝隙中，轻力锤凿即可完整地去除骨隆突。对于较大的下颌骨隆突（图6.11A），最好先用小裂钻将隆突沿矢状方向切割成几部分，然后再用骨凿或用于骨切开术的专用凿分别去除。当使用骨凿去除舌隆突时，应注意不能直接向下颌骨（特别是萎缩的下颌骨）的方向用力，以免造成下颌骨的骨折。去除舌隆突的关键步骤是从不同方向用钻沿骨隆突与正常下颌骨表面向隆突中央切割时，切割的深度要足够深才能完整地去除隆突。对伤口进行彻底冲洗并充分止血后复位组织瓣，并用可吸收线缝合伤口。去除巨大舌隆突的最大风险是术后因口底水肿和（或）血肿阻塞呼吸道而造成的致命威胁，因此术后要严密观察患者。虽然术后佩戴即刻义齿有助于减轻疼痛不适和血肿形成，但小心仔细的操作和高超的外科技术更为重要。某些情况

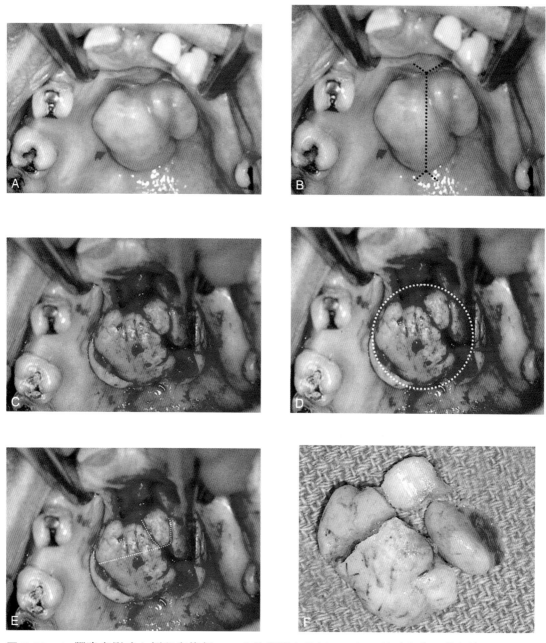

图 6.10 A. 腭隆突影响上颌义齿修复。B. 去除腭隆突的切口。切口越过隆突，并向前、后延伸。典型的切口看上去像 "丫"。C. 翻瓣后暴露腭隆突。D. 图中圈出的为骨性隆突。E. 腭隆突被切割成几个部分后再分别去除，整体取出会导致鼻腔穿孔。虚线显示的是将隆突切割成若干部分的计划。F. 切下的骨隆突

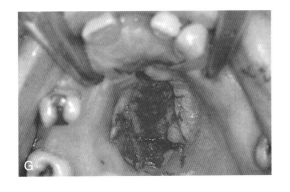
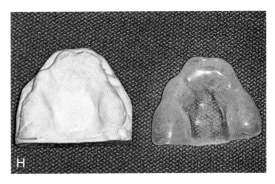
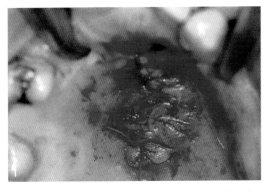
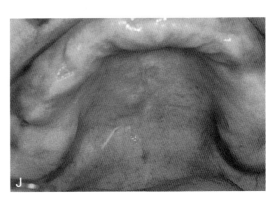

图 6.10（续）　G.可用骨凿及骨锉、手机或两者共同使用去除隆突。图中所示为去除隆突后的手术部位，没有必要过度去除增生的骨质，将翻开的组织瓣复位后通过触诊检查是否残留过高的骨尖和过锐的骨嵴，以评价手术的范围及效果。H.腭护板可以用来压迫止血、固定外科敷料、保护创面软组织。本例患者还需要拔除全部患牙，因此为该患者制作了上颌腭护板，还应同时制作即刻义齿。I.组织瓣缝合后。J.术后8周显示伤口已完全愈合

下可分期手术，对较大的骨隆突最好一次只修整一个。图 6.11B~E 完整地显示了下颌舌隆突修整术的操作步骤。

四、软组织手术

随着牙齿丧失后牙槽骨的生理性吸收，会引起软组织及肌肉附丽的改变，导致活动义齿的修复困难。此外，长期使用活动义齿会引起义齿下方不同部位的骨组织吸收程度不一致，导致原来非常适合的义齿变得不稳定，这些不稳定的义齿在行使口腔功能时会使义齿下方覆盖牙槽嵴的软组织产生慢性损伤及炎症。此外，由于牙槽嵴高度降低会引起系带的位置发生改变，亦会影响义齿的就位及固位。通常建议所有从患者机体去除的软组织应该行病理学检查以明确病变的性质。

1.上颌结节软组织修整术

在前面已经讲述了上颌结节修整术，但如前所述，有时增大的上颌结节是由于单纯的软组织增生造成的，在临床上可利用曲面断层片或 CBCT 等对该部位进行影像学检查，以明确增生是硬组织还是软组织造成的。对软组织造成的上颌结节增大

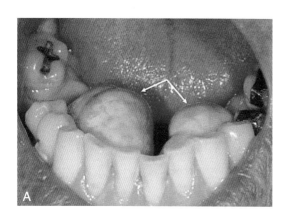
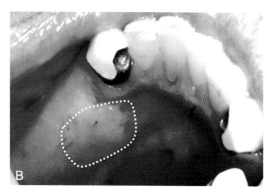
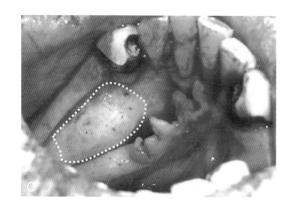
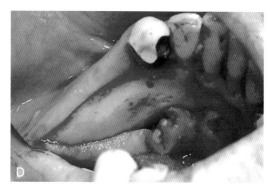
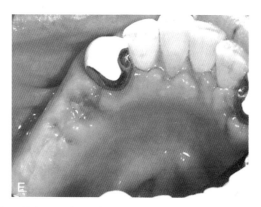

图 6.11 A.箭头所示:明显增大的下颌骨隆突。隆突通常位于前磨牙及尖牙区的舌侧。B.图中虚线所示:下颌隆突的范围。隆突可形成倒凹,从而为义齿制作和就位带来困难。隆突表面的黏膜很薄,易被义齿损伤形成溃疡。C.手术显露的下颌骨隆突。在牙槽嵴顶做切口,并向两端各延长 2 个牙位暴露下颌隆突。D.去除隆突并将表面磨光,将组织瓣复位后通过触诊检查骨表面的光滑度。E.术后结果显示:下颌牙槽嵴外形得到了很大的改善并去除了倒凹

实施手术时最好采用阻滞麻醉，因为局部浸润麻醉会导致局部软组织失真变形，从而为精确切除造成困难。切除多余的软组织时应采用菱形切除的方法，切口深度应切透骨膜。为了避免软组织过度切除，最初设计的切除范围应保守。切除后，将切口两侧软组织拉拢缝合来判断切除的范围是否达到要求。术后应达到的效果为消除局部增生的软组织对义齿的影响，通过切除黏膜下局部增厚的纤维组织从而感觉到

局部软组织厚度"变薄了"（图 6.12A~C）。

2. 过度活动的软组织修整术和（或）缝龈瘤（感染性纤维增生）切除术

临床上经常发现当患者下颌前部存在天然牙列时，其上颌前部无牙颌区域的牙槽嵴表面出现过度活动的软组织，它是由于长期佩戴义齿后组织下方的牙槽骨过度（迅速）吸收造成的。另外，由于义齿基托下方的软组织受到持续性的创伤刺激后

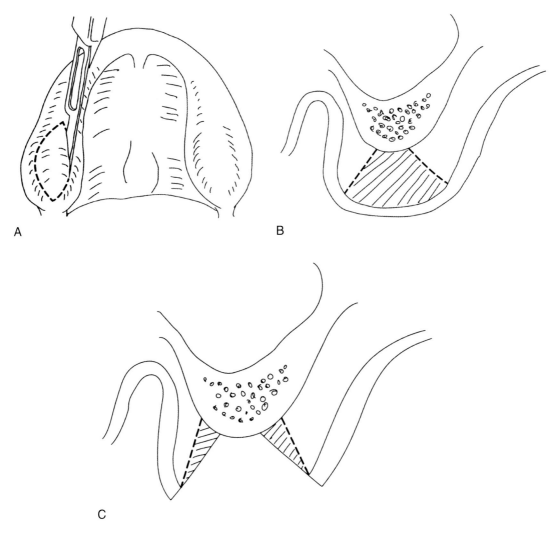

图 6.12 A~C 上颌结节软组织修整术的示意图

引起局部软组织的炎性增生叫缝龈瘤，也叫感染性纤维增生，通常见于口腔前庭处（图6.2）。手术时可采用15号刀片、二氧化碳激光或电刀切除。同其他软组织手术一样，由于局部浸润麻醉会导致局部软组织变形，最好采用阻滞麻醉。用组织钳夹持瘤样增生物，切口深度位于骨膜上。伤口不需要严密缝合，让局部组织形成二期愈合（肉芽组织形成）。将旧义齿重衬或重新制作一个新的护板保护创面有助于伤口的愈合，并减轻术后患者的疼痛不适。应注意的是，使用的义齿应根据其固位程度的变化（随着牙槽骨的吸收会影响义齿稳定性）进行定期调整或重新制作新义齿，否则缝龈瘤还会复发。

3. 炎性乳头状增生

炎性乳头状增生（图6.3）是由于口腔卫生状况差或长期使用不合适的活动义齿导致的局部黏膜念珠菌感染。本病为良性病变，但如经抗真菌治疗和（或）更换义齿无效，则需要手术治疗。治疗方法较多，但患者最容易接受的方法是采用二氧化碳激光切除病变，因为用手术刀切除或用钻磨除病变出血较多。

4. 唇和舌系带修整术

上唇系带由一条菲薄的带状纤维结缔组织组成，其内可包含部分肌肉纤维，表面覆盖黏膜。而舌系带主要是由肌纤维组织组成，其中包含一些纤维结缔组织。但无论是哪种类型的系带，当系带附丽接近牙槽嵴时，会影响活动义齿的功能和稳定。此外，义齿也容易损伤系带表面的黏膜，造成患者疼痛不适。

行上唇系带修整时，横行切开唇系带深达前庭表面，形成一个菱形的创面。在切开前通过牵拉上唇使上唇系带得到更好的显露，然后用组织钳夹住系带，从系带的顶部开始切开，切口应位于骨膜上，向上内切至上颌前部唇侧前庭沟附近的肌层，然后用可吸收缝线行间断缝合。图6.13A、B显示了单一切口行唇系带修整术的经典步骤。如果系带基底较宽，则不能完全关闭伤口，余留的创面应二期愈合。如果采用"Z"字成形技术行唇系带修整术则能保证系带切割后留有足够的前庭沟深度（图6.13C~E）。

行舌系带修整术时，应避免损伤与术区相近的下颌下腺导管。用15号刀片或二氧化碳激光切割系带，将弯蚊氏钳用于舌系带手术非常有效。蚊氏钳的凸起朝向系带，凹陷朝向舌腹，这种方式可以最大限度地暴露术野并有助于手术的顺利进行。用文氏钳夹住系带后，用15号刀片沿文氏钳的凸起表面切开系带，由切开舌系带遗留在舌腹表面的黏膜切口是有利于伤口关闭及愈合的。用可吸收缝线从切口的最深处间断缝合直至关闭伤口。此外，可用二氧化碳激光行舌系带修整术，遗留伤口待二期愈合。图6.14A、B示舌系带修整术术前及术后效果。

5. 前庭沟成形术

前庭沟成形术的目的是去除距牙槽嵴顶部太近的肌肉附丽。手术需要暴露并剥离肌肉的附丽，以暴露其附丽的骨面。行该手术时需要有足够的牙槽嵴高度（不能小于10 mm）。前庭沟成形术解决的问题是因前庭沟过浅导致义齿基托过小而影响义齿的固位和稳定，而不是解决牙槽嵴高

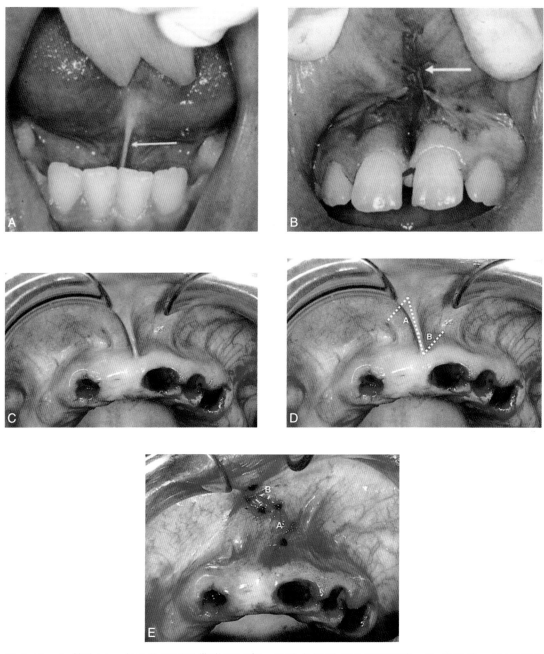

图 6.13 　A. 箭头示一名患儿的唇系带附丽过高，导致中切牙之间出现间隙。B. 采用单一切口行唇系带修整。箭头所示为因软组织不能完全关闭缝合后遗留的创面，该创面的愈合通过二期愈合的方式完成，手术的关键是切断系带中央的纤维组织。C. 唇系带影响义齿边缘的伸展和稳定。D. 图中的虚线代表 "Z" 字成形技术。A 瓣和 B 瓣通过重新交换交叉定位后延长了唇系带。E. 通过该方法获得了良好的术后效果

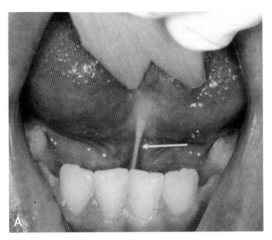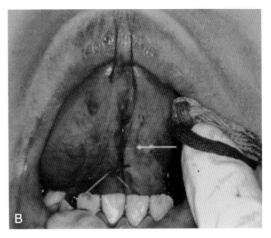

图 6.14 A.箭头所示：由于舌系带位置异常，系带附丽距离舌尖太近，限制了舌的运动。B.通过舌系带修整术从解剖上恢复舌的正常活动范围。箭头所示：术后即刻扩大了舌的运动范围

度的问题。如果患者的牙槽嵴高度不足，则应先行牙槽嵴增高术。

术前应了解术区及周围邻近的重要组织结构（如神经、血管和肌肉附丽）。通过曲面断层片或 CBCT 可判断牙槽嵴高度及颏孔的位置。通过局部浸润麻醉和阻滞麻醉既能达到满意的麻醉效果，又能减少术中出血。用 15 号刀片在附着龈和游离龈的交界处切开，用刀片或组织剪沿骨膜表面锐性分离，翻起不含骨膜的组织瓣，这样就可使骨膜保留在骨质表面。将所有附着在骨膜上的肌纤维全部分离。虽然发生小的骨膜穿孔缺损不会导致明显的并发症，但也应该尽量避免。将翻起的黏膜瓣边缘与设计的牙槽突的根方部位缝合。

裸露的骨膜有很多不同的处理方法。若让骨膜以二期组织愈合的方式发展，则可能有 50% 的复发率。另外的方法是用腭黏膜、胶原膜或异体黏膜做自体或异体移植覆盖创面，当移植的黏膜用缝线固定在创口后，用 11 号刀片在移植的表面戳孔，以防在移植黏膜和骨膜之间形成血凝块。在移植黏膜表面适度加压，以防血凝块的形成，并能达到固定移植黏膜瓣的目的。加压的方法可通过在移植黏膜表面放置软组织衬里材料后佩戴患者原有的义齿来完成，注意软组织衬里材料不能流入移植黏膜下方。另外可将柔性夹板通过钛钉和钢丝固定在移植黏膜处，钛钉容易放置和取出。义齿或柔性夹板应保持固定 2~4 周。当固定物取出后，移植的黏膜将看上去发白没有血色，这是一种正常的现象，这说明移植黏膜的表层已经脱落，而余下的黏膜组织已经成活。移植 48 h 后开始血管化，整个愈合过程需要 5~6 周。图 6.15 显示了前庭沟成形术的整个过程，上颌前庭区缺损的组织由腭部角化的软组织瓣提供。

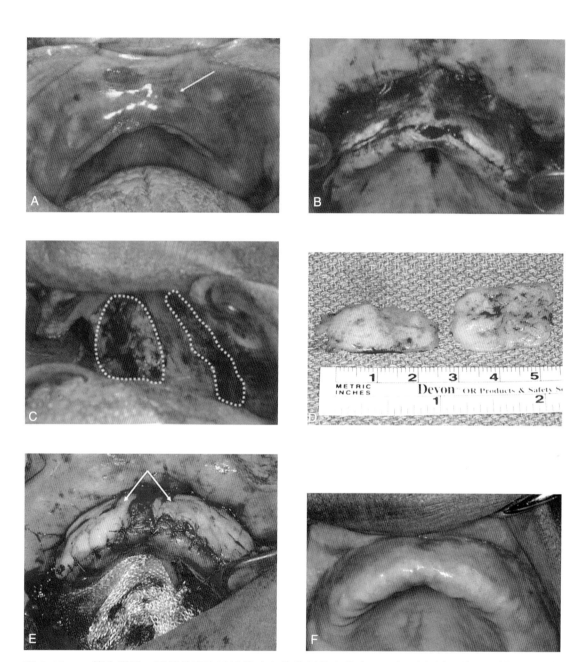

图 6.15　A. 箭头所示：唇侧前庭沟过浅影响义齿的固位和稳定。B. 切开翻瓣后将组织瓣剥离过高的肌肉及纤维附丽，骨表面要完整地保留骨膜。图中所示为：将翻开的组织瓣缝合后暴露的创面，创面准备由自体黏膜瓣覆盖，创面表面为骨膜组织。C. 图中虚线所示为：腭部黏膜瓣切取后遗留的创面。D. 切取的腭部黏膜瓣。黄色部分为脂肪组织，移植前应去除。E. 箭头显示：将切取的腭部黏膜瓣移植在受区后，增加了前庭沟的深度。F. 术后 3 个月创面被新生的、健康的角化组织覆盖，前庭沟深度得到了很好的恢复

扩展阅读

Barrett GD. A simplified surgical guide stent technique for the reduction of the impinging maxillary tuberosity. Compendium of Continuing Education in Dentistry, 1988, 9(3): 196–202.

Bell RA, Richardson A. Prosthodontic treatment of pendulous maxillary tuberosities. Journal of the American Dental Association, 1981, 103(6): 894–895.

Bullock N, Jr. The use of the CO_2 laser for lingual trenectomy and excisional biopsy. Compendium of Continuing Education in Dentistry, 1995, 16(11): 1118, 1120, 1122–1123.

Costello B J, Betts NJ, Barber HD, et al. Preprosthetic surgery for the edentulous patients. Dental Clinics of North America, 1996, 40(1): 19–38.

Freedman AL, Stein MD, Schneider DB. A modified maxillary labial frenectomy. Quintessence International Dental Digest, 1982, 13(6): 675–678.

Hamilton WS. Letter: Interseptal alveoplasty. Dental Journal, 1975, 41(10): 534.

Hernandez A. Maxillary tuberosity ridge reduction. Dental Surveys, 1978, 54(3): 43–44.

Hopkins R, Stafford GD, Gregory MC. Preprosthetic surgery on the edentulous mandible. British Dental Journal, 1980, 148(7): 183–188.

Khosla VM. Labial and lingual frenectomy. Dental Assistant, 1972, 41(7): 22–25.

Leonard M. The maxillary tuberosity: indications and simple technique for reduction. Dentistry Today, 2001, 20(2): 52–55.

Spagnoli D, Nale JC. Preprosthetic and reconstructive surgery//Miloro M, Ghali GE, Larsen E, et al. Peterson's Principles of Oral and Maxillofacial Surgery. 3rd ed. Vol. 1. PMPH-USA, 2012: 123–157.

Tucker MR, Farrell BB, Farrell BC. Preprosthetic surgery//Hupp J, Ellis E, Tucker MR, eds. Contemporary Oral and Maxillofacial Surgery. 5th ed.Vol. 1. St. Louis: Elsevier, 2008: 213–252.

Vyloppilli S, Prathap A. Lingual frenectomy using multiple series Z-plasty. Journal of Oral and Maxillofacial Surgery, 2010, 9(2): 195–197.

Yang HM, Woo Y J, Won SY,et al. Course and distribution of the lingual nerve in the ventral tongue region: anatomical considerations for frenectomy. Journal of Craniofacial Surgery, 2009, 20(5): 1359–1363.

（李　元译，胡开进审）

第7章 口腔病变的诊断和活检技术

Marianela Gonzalez, Thomas C. Bourland, Cesar A. Guerrero

口腔癌是一类困扰人类的发病率较高的增生性疾病，每年发病约 275 000 例，其中 2/3 发生在发展中国家[1]。由于口腔全科医生一直从事口腔领域的诊疗，因此他们比其他专业的临床医生具有更多的机会和时间去早发现、早诊断这类疾病。本章将帮助口腔医生正确地评估、诊断、记录和处理口腔良恶性病变。本章提供的诊疗指南包括活检的适应证、用于口腔区域可疑病变早期诊断的材料及方法，以及将患者向口腔颌面外科医生转诊的适应证，同时提供了不同活检技术的操作流程和标准。对诊疗指南的合理应用再加上术者精湛的操作技术和敏锐的判断力，能够极大地提高临床医生对口腔病变早发现、早诊断的能力，同时也为患者能及时治疗病变赢得时间。

一、患者评估

在明确诊断之前，口腔医生应首先了解患者的详细病史，特别是病变组织的发展变化史及现病史和口腔的健康状况。为了明确病变的产生原因及来源，应将患者的病史与临床检查结合起来进行综合考虑。有时临床医生也可以通过临床经验来判断病变是反应性的或是病理性的。此外，还应详细了解患者的既往史，包括各种药物治疗史、外伤史、饮食习惯、手术史及生活习惯等。通过以上病史的调查，常常会发现引起病变的可能原因，并且会帮助医生获得处理这些病变的方法。

1. 现病史

口腔医生应该对所有的患者拥有一份完整的健康病史记录，当患者复诊时先查看其原来的病史资料，然后对患者最近的健康状况用表格的形式进行详细的询问，并根据询问结果对患者的病历资料进行补充和修正。患者在表格中回答的问题仅用于初期评估。临床医生应根据患者在表格中的回答结果，结合临床表现再询问患者，以便获得更多、更全、与病变发生有关的资料。通过收集以上临床资料，医生能够判断病损的发生原因及发展过程，也能够确定患者的全身状况是否会影响到拟进行的活检手术或其他治疗能否顺利进行。对于有全身性疾病的患者，如有必要可请内科专科医生会诊，以决定是否对全身性疾病进行处理或留待以后处理。特别是对于有高血压、未控制的糖尿病、心脏缺损、凝血病的患者及妊娠患者，应在口腔治疗过程中进行预防处理。临床医生应该考虑到许多口腔病变是全身疾病的局部临床表现。口腔是很好的、能够反映全身健康状况的晴雨表，如克罗恩病（又称局限性肠炎、局限性回肠炎、节段性肠炎、肉芽肿性肠炎）、艾滋病、系统性红斑狼疮、舍格伦综合征、糖尿病，以及不同类型的病毒性、细菌性和真菌性感染。

了解患者全身状况及全身疾病的临床表现是帮助临床医生明确口腔病变的重要组成部分。

2. 口腔病变发展史

为了帮助临床医生对病变组织进行精确恰当的评估，需要询问患者以下问题。

■ 时　间

病变出现多久了？应询问患者最早发现和感觉病变出现的时间。应高度重视那些在没有任何刺激的情况下出现了数周的病变组织。临床医生应仔细检查病变组织是否因创伤刺激引起，如义齿的刺激、锐利的牙尖或折断的牙缘刺激，首先应消除这些刺激因素。

■ 变　化

病变发生以来是否存在大小、形态和颜色方面的变化？应将病变的质地、界限及颜色的变化进行详细的记录。

■ 疼　痛

病变是否引起疼痛？要注意疼痛的持续时间和发生频率。要判断疼痛是由病变组织引起，还是由其他部位的牵涉性或放射性疼痛引起，还要通过疼痛量化表判定疼痛的严重程度。

■ 感　觉

病变是否导致周围组织麻木或感觉异常？如果没有病变，口腔局部的感觉异常很有可能是糖尿病性神经变性导致的；但如果出现病变，首先应考虑恶性肿瘤。

■ 淋巴结

能否触及肿大的淋巴结？恶性肿瘤常沿血运或淋巴系统转移。如果触及的淋巴结质韧且活动度大，多为淋巴结反应性增生；如果触及的淋巴结质硬且活动度差则多为癌性淋巴结。

■ 症　状

患者是否患有其他全身性症状？患者是否出现体质变弱？是否出现意外的体重减轻？是否感到疲倦和乏力？临床医生不仅需要关注病变区域的变化，还要注意患者整个身体状况的表现，这对做出恰当的诊断非常重要。

■ 遗　传

患者或患者家族是否有口腔癌疾病史？某些口腔癌的发生不仅与环境因素有关，也与遗传因素有关。加德纳综合征（又称魏纳－加德纳综合征、家族性多发性结肠息肉－骨瘤－软组织瘤综合征、家族性结肠息肉征）和痣样基底细胞癌综合征（基底细胞痣综合征）等遗传性疾病发生恶变的概率较高。病史询问中获得的信息越多，越能够得到恰当完整的诊断。

3. 检　查

应将患者的病史和检查结果详细、客观地记录在病历中。如果临床医生仍使用手写病历，应将病变形象地手工绘制在病历上，并用专业术语进行描述。如果临床医生使用的是电子病历，应在病历模板上对病变组织进行精确描述并制作图片（或拍照），在活检前将文档和图片或照片（附以尺寸标准）打印置于纸质病历中并在电脑中存档。最好在患者每次复诊时都对病变的大小进行测量，并与之前的病情或记录的数值相比较。临床医生应将准确、客观的患者病变信息资料转给病理医生作为参考；如需将患者转诊至口腔颌面外科医生处理应同时提交以上资料。

在实施临床检查时，在任何操作之前对病变组织进行详细的描述和记录是非常重要的。上皮组织的边缘很脆弱、易被撕裂，疱状病变易破裂，口腔医生常通过注射器冲洗或用气枪干燥病变组织，从而改变病变的颜色和大小。因此在侵入性操作之前，首先要完成详细的记录。

将有病变的患者转至口腔颌面外科医生做活检或会诊，或将活检的病变组织提交至口腔病理医生进行病理诊断时，需要用公认的专业医学术语对病变组织进行描述。标准、公认的医学术语不仅有助于不同学科的医生对病变的沟通、交流和诊断，还可帮助临床医生顺利实施计费流程。国际公认的疾病诊断标准是《国际疾病分类编码第9版（ICD-9）》。美国制定了《临床操作标准术语（CPT代码）》，通过对诊断和操作的正确描述，可帮助当事人提交与之相应的医疗报销手续和金额，相关内容见表7.1。

二、临床判断

当完成检查并结合临床资料进行综合评估后，应对病变组织进行鉴别诊断。在治疗前对病变组织做出精确的最终诊断非常重要，因对无明确诊断的病变组织进行长期临床观察是不能达到医疗标准的[2]。如果临床医生感觉对病变组织的规范诊疗超出了其医疗范围或诊疗能力，应及时将

表7.1 专业术语描述的手术过程及与之对应的CPT代码

治疗术语	CPT代码
切除病变和（或）肿瘤组织并进行简单修复缝合	41826
切除病变和（或）肿瘤组织并进行转瓣修复缝合	41827
切除一个象限内（几个牙位）增生的牙槽黏膜	41828
切除唇腺活检	40490
切除上腭或悬雍垂病变并进行简单一期缝合	42106
切取上腭或悬雍垂组织活检	42100
切取咽部组织活检	42800
切取舌前2/3组织活检	41100
切取舌后1/3组织活检	41105
切取口底组织活检	41108
切除舌前2/3病变组织并简单缝合	41112
切除舌后1/3病变组织并简单缝合	41113
切除口底病变组织	41116

患者及相关临床资料转诊至专科医师，这既有助于对病变组织早期确诊，又有助于对患者及时、规范治疗。

如果临床医生发现患者舌外侧缘有一白色病变，在病变毗邻区有一锋利的牙尖或牙尖对应的病变区有创伤性溃疡，因而高度怀疑病变是过度角化，那么最佳的处理方法是磨光牙尖，然后对患者进行短期随访，观察病变是否消除。但是，如果患者同时具有发生恶性肿瘤的多重危险因素，如长期抽烟，并可触及局部肿大的淋巴结时应立刻活检。临床上对病变组织判断能力的本质是能否区分观察、等待和活检之间的界限。

在美国，每年约50 000例患者被诊

断出患有头颈部恶性肿瘤[3]。Holmes 等研究发现，90% 头颈部恶性肿瘤患者的病变发生在口腔内，而 80% 的患者是由口腔全科医生做出诊断并转诊至专科医师[4]。

大部分口腔癌患者早期无任何症状，随着癌组织侵袭深度的增加逐渐开始出现症状。缺乏早期症状的后果是待确诊时癌症常常已发展至中、晚期。口腔癌的典型临床表现是一个凸起的、不规则的、边界不清的硬化病变，随着侵袭深度增加，出现感觉异常，或因神经受到侵犯而引起相应症状。

对于口腔医生而言，最难处理的是位于黏膜及上皮浅层的癌前病变（病变组织含有非典型性增生和异形细胞）。对该病来说，不同专家推荐的处理方法不同，包括密切观察或各种各样的治疗方式（如激光治疗、广泛性切除、活检等）。但对口腔医生而言，明确诊断并牢记口腔全科医生在治疗癌前病变存在技术及知识的局限性非常重要。

三、组织活检

组织活检一词来源于希腊语，是从身体取材或切取少量身体的细胞和组织用于检查和评估来明确某个诊断。组织活检通常是用手术刀从活体上切取组织或刮取细胞后做成标本，然后用于显微检查和评估。目前认为，切片组织标本是对组织进行诊断的唯一金标准。临床上也使用一些其他活检方法（如刷拭活检、针吸活检等），虽然创伤小，但由于诊断率相对较低而应用受到限制。

口腔全科医生可通过以下 5 种方法进行活体组织检查：①口腔刷拭活检；②针吸活组织检查；③切取活检；④切除活检；⑤口腔荧光检测。以下将对如何选择和使用这些方法及操作技术进行介绍。

1. 刷拭活检

刷拭活检技术用于筛查异常口腔黏膜表面细胞的异型性[5]。用专用刷子刷拭黏膜表面获得细胞标本，将细胞标本送至专业实验室（美国专业实验室是在纽约西沙芬口腔实验室）进行电脑分析。目前，有关口腔刷拭活检的价值和意义仍存在争议。根据纽约西沙芬口腔实验室研究报道，刷拭活检对癌或癌前病变的诊断率为 30%~40%（图 7.1）。

2. 切取活检

切取活检是切取小部分病变组织作为标本，是最常用的活检技术，其目的是在治疗病变组织前明确诊断。如果病变组织在活检前的临床鉴别诊断集中在良性病变并可通过切除而治愈，应选用切除活检技术（图 7.2~7.4）。

3. 切除活检

切除活检不仅要切除整个病变组织，还包括病变周围至少 2 mm 的正常组织，要确保切除的组织块包括整个病变和病变周围正常组织。口腔全科医生在临床上最常遇见的良性病变是黏液囊肿和纤维瘤，完整切除这类病变比较容易。在组织活检的各个步骤中，任何一步处理错误都会影响最终诊断。最常见的错误包括：标本切取不够，固定剂固定不当或不足（错误使用纯甲醛固定，应使用 10% 的甲醛溶液固定），用激光或电刀进行手术操作，在操作中挤压组织而损伤细胞，切除活检时深

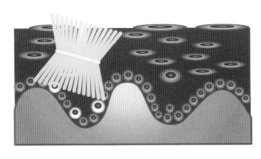

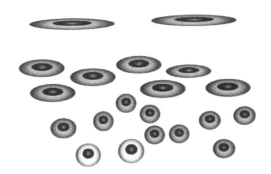

图 7.1　刷拭活检技术可用于筛查异常口腔黏膜表面细胞的异型性。用专用刷子刷拭黏膜表面获得细胞标本,将细胞标本送至专业实验室进行电脑分析

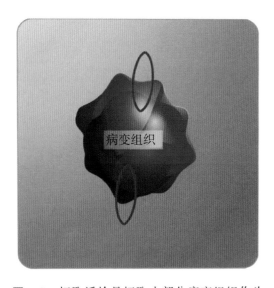

图 7.2　切取活检是切取小部分病变组织作为标本,如果同一病变区域具有不同的生长特性和外形,则应分别对每个不同生长特性的部位切取组织并制成活检标本观察

部未达正常组织外 2 mm,贴错标签等。图 7.5A~C、7.6A~H、7.7A~D 显 示 了 在口内进行活检操作的整个过程及应遵循的重要原则。

4. 器　械

切取或切除活检的基本器械包括:含肾上腺素的局麻药(可减少术区渗血)、刀柄及 15 号手术刀片、微创组织镊(可避免挤压组织)、记号笔(用于描记切口线,便于切开缝合)、尺子(用于测量切除的病变大小以便于病理申请报告和图表记录)。根据手术部位和组织类型可选择不同的缝合线,由于唇、颊等口腔黏膜部位环境湿润,最好选用 4-0 可吸收铬肠线。当在舌部进行活检手术时,最好用 4-0 的可吸收缝合线缝合伤口深部舌的肌肉组织,3-0 的可吸收缝合线缝合关闭表面黏膜,使用分层缝合关闭技术可减少术后出血的发生率。术前应备好贴上标签的大小合适的标本容器,内装甲醛溶液,助手将标本放入容器内(图 7.8~7.11)。

5. 止　血

处理软组织病变时最常见的问题是出血。根据病变的大小和位置,临床医生应

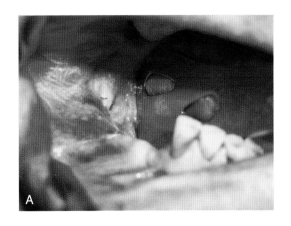

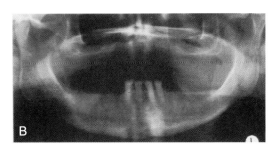

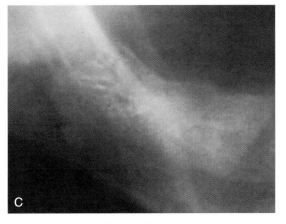

图 7.3 A.下颌后部病变组织，没有明显的恶性特征。B.全口曲面断层片显示右侧下颌角处软组织病变下方的骨组织发生不规则增生变形。C.放大观可见骨质不规则的增生形态

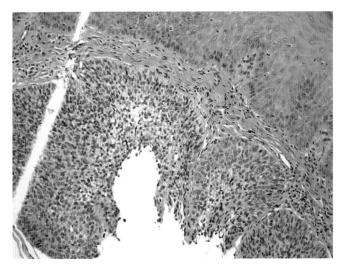

图 7.4 将切除的病变组织行苏木精 – 伊红染色。组织切片显示：组织出现大量不规则细胞，细胞核深染，核分裂等恶性表现，组织学诊断为鳞状细胞癌。对该病变阶段的标准治疗方法是手术切除和修复后继续放射治疗

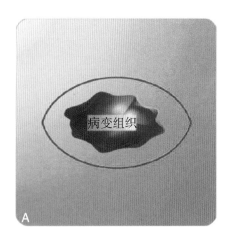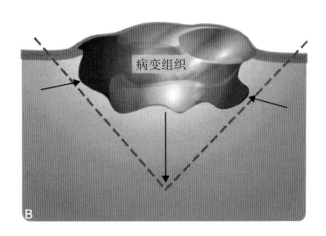

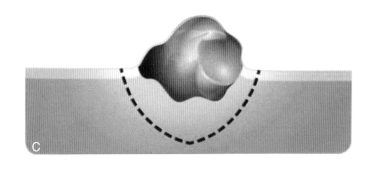

图 7.5 切除活检不仅要切除整个病变组织，还包括病变周围至少 2 mm 的正常组织。A. 表面切口的设计完全满足要求，在病变外 2 mm 的正常组织处切开，切口线离病变距离几乎相等。B. 侧面观察显示病变组织深部切口距离病变部位太远（向下的箭头所示），这样会造成切除正常组织过多，而在病变表面稍下方（向着病变的箭头），切口距离病变区太近，会导致切除范围不够。C. 显示标准的活检切口，切口在不同部位距离病变区相对一致

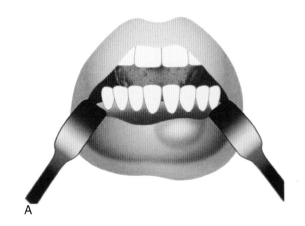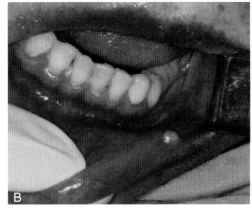

图 7.6 A. 在活检手术之前先查看患者的完整病史及实验室检查结果。B. 患者下唇纤维瘤应切除活检

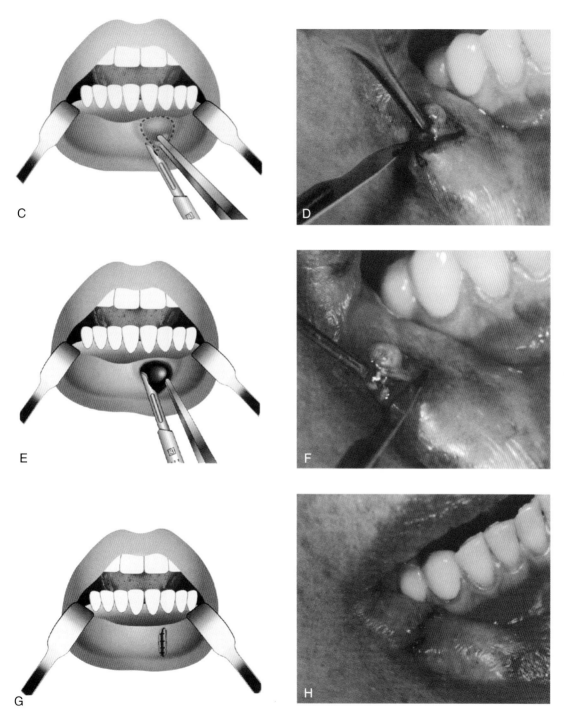

图 7.6（续）　C、D. 在黏膜上预先标记切口范围。在局麻 7 min 后手术，这对手术的精确性和减少术区渗血非常重要。E、F. 切除整个病变及周围 2 mm 的正常组织。G、H. 沿唇纹行对位缝合，避免形成明显的瘢痕

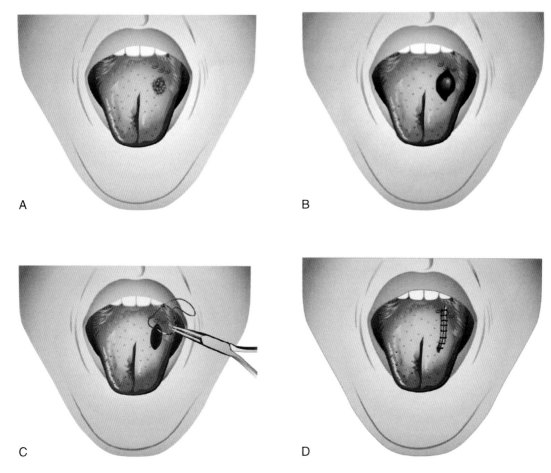

图 7.7　A. 病变位于舌背部。B. 舌部组织切除活检示意图。C. 用可吸收线缝合深层肌肉。D. 用可吸收线或丝线缝合关闭表面，避免术后出血

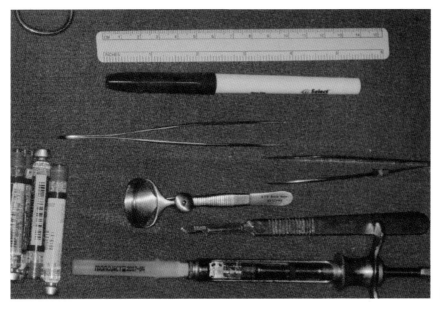

图 7.8　基本器械

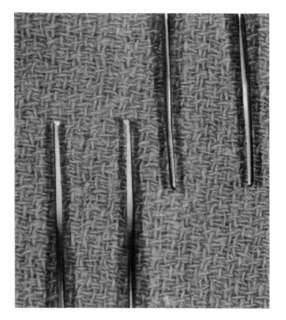

图 7.9 微创组织镊，左侧有齿而右侧没有

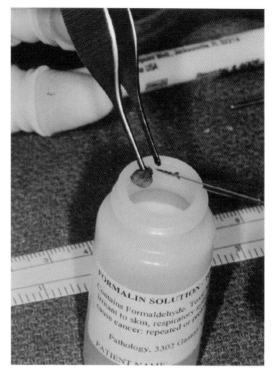

图 7.11 处理标本、贴标签和送标本时都要仔细

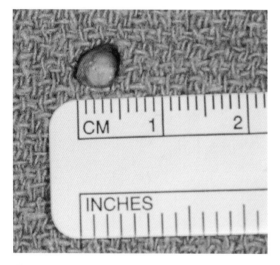

图 7.10 用尺子测量标本并拍照、准确标记标本的大小和部位都是非常重要的步骤

掌握相关血管的重要性和管径的粗细。

使用血管收缩剂进行局部麻醉（特别是病变周围浸润麻醉）可明显减少术区出血。如果是唇部活检，为避免活动性出血，助手应用双手手指夹捏唇的两侧压迫唇动脉；为了更快地缝合关闭创口，病变组织切除后遗留的创口最好能够直接拉拢缝合；为避免术后出血，行连续缝合时应选用连续锁扣缝合。

临床医生必须掌握病变周围局部重要组织解剖关系，这样可有效防止对知名大血管或神经的损伤。如果手术必须切断一知名大血管，最好先寻找并解剖出该血管，然后在需要切断的两侧严密缝合打结后再切断血管。对不知名的小血管可用电凝止血。创口必须仔细、严密缝合，并放置纱布压迫至少 1 h。

术后出血会使患者和家属精神紧张，可通过以下方法避免：通过冷敷使手术区域的血管发生收缩，避免患者血压升高（如术后疼痛、体力活动等），不能用手指或舌头触碰伤口和缝线，如发生紧急情况应及时联系医生。

参考文献

1. Wamakulasuriya S. Living with oral cancer: Epidemiology with particular reference to prevalence and life-style changes that influence survival. Oral Oncology, 2010, 46: 407.

2. Golden DE Hooley JR. Oral mucosal biopsy procedures. Dental Clinics of North America, 1994, 38(2): 279–300.

3. SEER Stat Fact Sheets. 2009. Available at: <http://seer. cancer. gov/statfacts/html/oralcav, html>, accessed January 12, 2015.

4. Holmes JD, Martin RA, Gutta R. Characteristics of head and neck cancer patients referred to an oral and maxillofacial surgeon in the United States for management. Journal of Oral and Maxillofacial Surgery, 2010, 68(3): 555–561.

5. Sciubba JJ. Improving detection or precancerous and cancerous oral lesions: Computer-assisted analysis of the oral brush biopsy. Journal of the American Dental Association, 1999, 130: 1445.

（陈江浩 译，胡开进 审）

第 8 章 种植外科学

Alfonso Caiazzo, Frederico Brugnami

一、前言和术语

1. 前　言

　　口腔种植牙是目前口腔门诊中常见的治疗之一。自从 1978 年 Brånemark 教授在美国介绍了最初的两段式且表面具有螺纹结构的钛金属牙根状种植体之后，口腔种植学经过了翻天覆地的发展。如今大多数医生认识到应通过功能与美学两方面评估种植治疗结果的成功与否，换言之，种植体周围软、硬组织都必须长期稳定。现代种植外科是以修复为导向的种植手术。因此，外科技术的进展是以修复为指导的，患者和修复医生的需求将决定手术的策略。

　　即使种植手术过程中不需要硬、软组织的增量，术前认真细致的评估也是必不可少的。事实上，合理制订治疗计划与种植是否成功密切相关，并且可以显著降低并发症的发生率（表 8.1）。常规的术前准备和评估包括获取患者准确的病史，全面的口内、外检查，在研究模型上制作诊断蜡型，在技工室或椅旁制作外科导板以确定种植体植入位点（图 8.1A~D）。

　　以往，大多数情况下一张清晰的曲面断层片或者全口连续根尖片已经足够提供影像学的支持。但是，近年来通过锥形束 CT（CBCT）三维图像评估成为被广泛接受的标准。CBCT 具有许多优点，包括在口腔诊室就可以联网阅片，成本低，辐射小等。CBCT 检查过程中需要使用一个个性化的、具有阻射标记物的导板，它除了有助于术前精确评估颌骨解剖结构和种植位点的牙槽骨三维尺寸以外，也能用作种植术中的外科导板（图 8.2）。

表 8.1　种植手术流程图

1. 病史
2. 口外检查　面型　中线　笑线
3. 口内检查：颌间距离
4. 软组织的量和质量
5. 硬组织
6. 口腔卫生情况
7. 牙周健康情况
8. 取印模
9. X 线评估：全口曲面断层片或连续根尖片
10. CBCT（需要时）伴有阻射性的导板
11. 诊断蜡型评估
12. 决定种植体的数量和类型
13. 实施手术

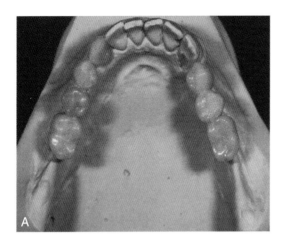

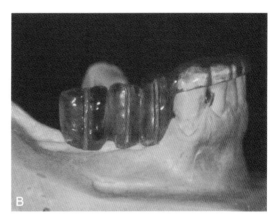

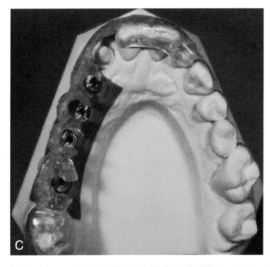

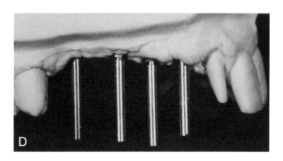

图 8.1　A. 在研究模型上制作诊断蜡型。B. 用于放射诊断和种植手术的导板，阻射材料嵌入导板中的牙长轴方向。C. 外科导板引导下准确的种植位点（殆面观）。D. 侧面观：互相平行的种植体

确定治疗计划后，选择种植体的类型，并熟知全套外科手术设备。无论哪一个种植系统，种植体与患者硬、软组织必须具有生物相容性，且可以长时间行使功能。种植材料应不具有细胞毒性，无致癌性，不影响受体组织愈合，并且其机械性能与受体组织相一致。用于种植体的材料应该具有生物惰性（与骨组织直接接触时才发生反应）与生物活性（在种植体表面与周围骨间创造一条骨再生带）。

种植体的外形和表面构造是成功的关键。临床医生可以从不同的制造商中选择，每种系统将会提供不同类型的种植体。种植体可由纯钛或不同的钛合金制造；外形可以是锥柱形或者圆柱形，有自攻螺纹的同时表面粗糙化；根据与修复基台连接方式的不同可以分为外连接、内连接，或基台、牙冠一体化，内连接创造了被称之为"平台转移"的技术，该技术可以预防在牙冠－种植体连接处的骨吸收。种植学是一门不断进化的学科，随着生物技术的不断发展，新型的种植体和表面处理将会得

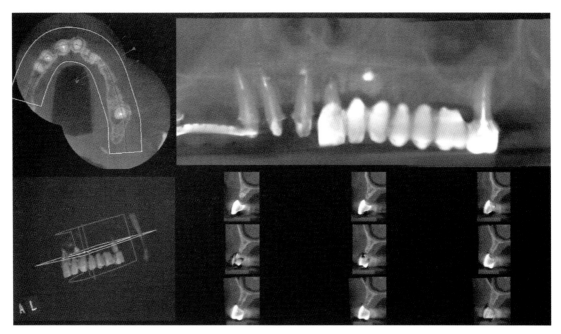

图 8.2　口内戴入阻射材料导板后的 CBCT 影像

到迅猛发展。

2. 命名和术语

　　种植体植入或负荷的时机各有不同。在早期阶段，由于口腔种植学处于起步阶段，通常在拔牙后 6~9 个月进行种植一期手术。类似的，种植体发生骨结合并能负荷通常是在一期手术后 4~6 个月。近年来，之前的思维模式已经发生转变，越来越强调早期种植或早期负载。

　　根据植入时机的不同，可以将种植治疗分为两类，一类是即刻种植，即拔牙的同时立即植入种植体，另一类是延期种植，即待拔牙创愈合后再行种植手术（图 8.3 A、B）。同样地，根据负荷时机不同，种植治疗可以分为即刻负荷或非即刻负荷。

　　种植手术可根据手术步骤分为一步法或两步法，这取决于手术医生是否使用临时愈合基台。如果愈合基台在手术后暴露于口腔中，则为一步法；封闭螺丝完全嵌入种植体埋于软组织以下，则为两步法，该方法需要在 4~6 个月之后二次切开软组织连接临时愈合基台。采用两步法时，一期手术植入种植体并在牙龈黏骨膜下形成骨结合，但是需要二次手术显露种植体并连接临时愈合基台。

3. 拔牙位点的处理

　　拔牙后牙槽嵴吸收是一种常见的自然生理现象，骨量的减少既会减少种植牙成功的预期性，也会降低最终美学修复效果。通过对拔牙位点愈合过程中生物学特性的更好认识，各种保存拔牙窝结构（牙槽嵴）的方法应运而生，例如新鲜拔牙窝内即刻种植及骨移植材料的使用。

　　现已知道，如果拔牙后不立即进行植骨，会发生颊侧牙槽骨的吸收，因此会导致颊侧软组织的塌陷。即使吸收量很少，对临床治疗效果的影响也是显著的，特别是美学区。种植牙除了需要形成骨结合以

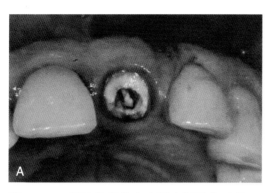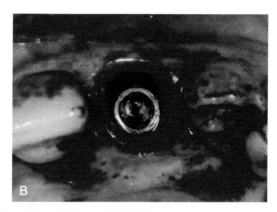

图 8.3　A. 无法修复的左上颌中切牙殆面观。B. 拔牙后植入种植体（即刻种植）

外，对于前牙美学区种植修复，如软组织形态不佳也判定为失败。现代种植外科技术就是要求在牙拔除后尽可能保存骨组织和软组织外形，而这也成为目前临床医生十分感兴趣的问题。牙拔除后即刻种植并行即刻临时修复获得的效果已经得到证实。

无数学者对种植后即刻功能性负荷进行了研究，希望能够缩短种植手术和修复治疗的间隔时间。目前这种技术在上颌前牙区的应用更为广泛，因为该区域对美学效果的要求特别高。但是，最近的研究显示，即使进行了即刻种植，种植体周围牙龈缘仍然存在退缩的可能，而这种情况将对最终的美学效果产生不良影响。

研究报道显示，牙龈缘退缩频率和程度的影响因素包括牙龈的生物类型，颊侧牙槽骨的厚度与状况，以及种植体颈部肩台的位置。此外，种植体植入术后即刻黏结临时冠，并且对种植体周围边缘性缺损进行自体骨或骨替代品的移植也被认为是影响因素之一。除了以上这些因素，最近的一项研究表明，牙槽窝颊侧的骨壁几乎全是束状骨，容易发生垂直向和水平向骨吸收。这种牙槽嵴的骨吸收会导致中期和

远期的颊侧牙龈缘的退缩。

任何软、硬组织的改变都可能对前牙区即刻种植负荷的最终美学效果产生不良影响。因此，临床医生必须决定是否实施即刻种植，而这样的决定是个性化的，取决于外科医生的经验、患者的意愿，以及医生对牙槽突和颌骨软、硬组织解剖、形态学的全面理解和认识。

不同于以往的认识，即刻种植本身并不是预防拔牙后牙槽窝唇和（或）颊侧骨板吸收的最佳治疗手段。对于前牙美学区种植的病例，当唇侧皮质骨厚度小于 2 mm 时尤其如此。对于这种病例，可以采取拔牙窝骨增量法（称为拔牙位点保存技术）和（或）颊侧皮质骨骨增量法 [称为颊侧骨板保存技术（BPP）]，再行延期种植治疗。拔牙位点保存技术采用颗粒骨移植到拔牙窝内，常用牛骨或者人体骨（异体骨）。根据移植骨材料类型的不同，种植手术需要延期至 6~12 个月后进行，此时拔牙窝内骨愈合才足够稳定和牢固。另一种新技术为颊侧骨板保存技术，这种外科技术的目的是预防拔牙窝颊侧骨壁的退缩，而不影响拔牙窝的自然愈合。该方法是采用吸收较慢的颗粒骨移植材料，放置于颊侧软

组织下方，并与颊侧骨板结合。该方法不仅有助于维持理想的软组织形态，同时为缺失牙的理想美学和功能修复提供了坚实的基础（图 8.4 A、B）。因为拔牙窝内没有进行骨移植，在颊侧骨板保存技术之后种植体可以即刻植入，也可以延期进行。即使延期种植，等待周期也比拔牙窝位点保存明显缩短，因为拔牙窝发生的是自然愈合，而不是自体或异体骨材料移植后的愈合过程。

二、外科程序和临床处理

1. 术前准备

根据最新的文献报道，建议术前预防性使用抗生素（常用青霉素或克林霉素），通常为术前 1 h 口服给药。建议术前用氯己定漱口液漱口。在没有麻醉禁忌证的前提下，采用适当含有血管收缩剂的麻药进行局部麻醉。

■ 切开和显露

手术之前，需要考虑至少 3 个解剖因素：①附近重要的解剖结构；②邻牙的牙周是否健康；③角化附着龈的数量。切口可以设计在牙槽嵴顶或略靠近嵴顶的舌和（或）腭侧，采用 15 号刀片，切口的准确颊舌侧位置取决于周围角化附着龈的数量。使用骨膜剥离器翻起全厚黏骨膜瓣。附加垂直松弛切口可有可无，但是在前牙美学区域尽量避免做垂直切口。

2. 种植骨洞制备

种植骨洞的预备是通过直径从小到大的种植扩孔钻在牙槽骨钻孔，根据不同制造商的使用说明逐级扩大至与种植体直径相适应的准确尺寸的窝洞。对于大多数种植系统而言，种植骨洞的直径要小于实际植入的种植体直径，通常相差 0.5~0.75 mm。种植扩孔钻备洞时必须使用无菌生理盐水持续冷却。强烈建议使用个性化制作的外科导板以获得精确的种植位点。一旦种植骨洞预备完成，即可使用推荐的转速（通常为 20~35 r/min）旋入种植体，此时盐水冷却可有可无（通常根据制造商的使用说明和外科医生的习惯；图 8.5A~E）。

种植体旋入后，外科医生决定采用一步法还是两步法程序。如果选择一步法，就应该在种植体上连接临时愈合基台。基台通常高于龈缘上方 1~3 mm，以促进理想的软组织愈合。对于两步法，种植体上

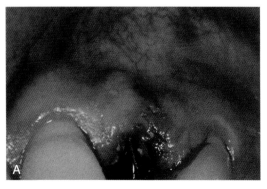
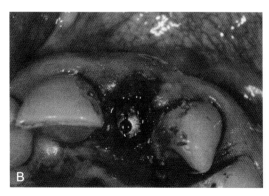

图 8.4　A.颊侧骨板保存技术：创造一个骨膜下软组织袋，以将低吸收率的骨移植材料植入。该技术用于抵消拔牙后颊侧骨板的吸收。B.殆面观

安装封闭螺丝，该螺丝完全埋于龈瓣的下方。关闭切口通常采用3-0或4-0可吸收或不可吸收缝线。术后，必须进行X线检查（最好是根尖片）以确定种植体植入位置是否正确，同时确定覆盖螺丝和（或）愈合基台是否准确就位（图8.6）。

种植手术中创伤越小，成功的可能性越大。过度的器械和手术创伤会导致种植体表面形成纤维包裹愈合，而不是完全的骨结合。同样地，种植手术中应该尽量避免或少发生错误。因此，外科医生可以考虑术中拍摄X线片来确定种植体位点是否合适。近年来，利用计算机辅助设计手术导板可以不翻瓣准确植入种植体（图8.7A~C），并且已得到广泛应用。该技术的支持者认为其可更安全更准确地进行种植手术。计算机辅助设计的种植外科需要一名经验丰富的临床医生在术前通过计算机制订"虚拟化"的治疗方案。临床医生可以通过CT扫描的数据来辅助识别手术区域内所有重要的结构，测量每个种植位点可用的骨量，选择适当规格的种植体。将扫描数据传给制造公司，用于制作个性化手术导板。手术导板可在术中指引种植体植入位置，很多时候可以不翻瓣进行种植手术。作者认为运用计算机辅助种植外

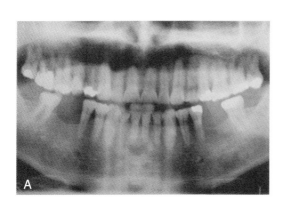
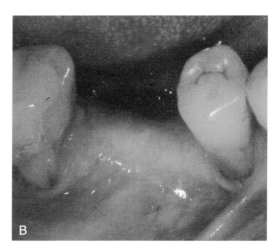
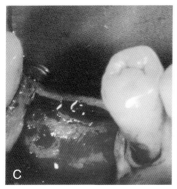
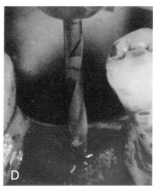
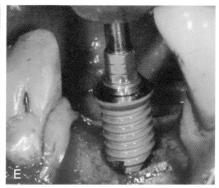

图8.5 A.放射线检查。B.临床检查显示牙槽嵴的垂直高度和颊舌向厚度丰满。角化附着龈（AKG）充足，但医生必须设法保存其完整性。C.切口略偏向冠方舌侧以保存AKG，医生要小心操作，以保护邻牙牙龈乳头的完整。D.使用球钻在皮质骨上定位后，使用先锋钻预备种植骨洞到达预定的深度。E.旋入种植体

科的前提是医生应该已经具备较丰富的手术经验。

3. 术后注意事项

术后医嘱包括冰敷以减少肿胀，1 周之内进软食，术后 7~10 d 使用 0.2% 氯己定漱口液漱口。术后复诊和拆线常安排在术后 1 周时进行。术后应开具止疼药，术前口服的抗生素如果需要可以持续口服 7~10 d。

4. 理想的种植体位置

种植体和修复体的位置是否合适对于种植修复治疗能否达到功能和美学的要求至关重要。以修复为指导的种植理念要求种植体必须根据修复治疗的需要在三维方向上植入理想位置。

5. 近远中向位置

近远中向的主要影响因素包括缺牙区牙槽骨的跨度及邻牙的牙周膜宽度。通常建议种植体颈部与相邻天然牙之间应该保持 2 mm 的距离，两个相邻种植体颈部之

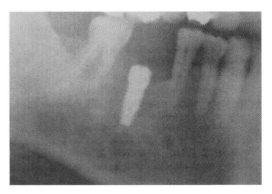

图 8.6　术后拍摄 X 线片以确定种植体植入理想的位置

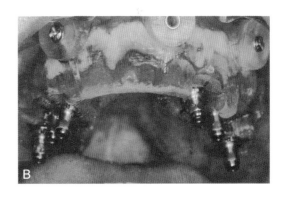

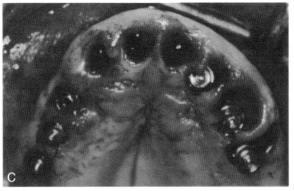

图 8.7　A. 拔牙后不翻瓣计算机辅助设计引导种植手术。B. 预先制成的计算机辅助设计的手术导板已经就位。C. 种植体植入后，去除导板，如果考虑即刻负荷，那么可以即刻戴入义齿

间的距离应不小于 3 mm。遵循以上原则可以使牙槽嵴顶部的骨丢失最小化，软组织可以更好地长入，同时确保足够的骨量支持邻牙牙间乳头。一旦这些关键的距离不合理，就很可能引起邻间隙牙槽嵴顶骨吸收并下降至种植体水平。而邻间隙牙槽骨的缺失也会造成牙龈乳头高度的降低，甚至导致种植体外露，影响临床美学治疗效果。

6. 颊舌向位置

预先设计并制作的外科导板有助于种植体植入适当的颊舌向位置。已经证实种植体周围骨的厚度不得小于 2 mm，这对维持理想的美学效果至关重要。然而，不是所有的缺牙位置都能轻松获得这样充足的骨量，特别是在上颌前牙区，颊侧骨板常常已经发生吸收或很薄。临床医生常常面对必须将种植体偏向颊侧的难题，而骨量不足又阻碍向颊侧种植。如果不植骨将很难达到良好的牙龈形态和正确的冠高度，但是可以通过将种植体向腭侧倾斜大约 5°，植入的位点更靠近腭侧皮质骨的方法得到解决。

7. 冠根向位置

如果没有出现牙龈退缩，种植体的颈部应该位于邻牙釉牙骨质界（CEJ）根方约 2 mm，如果已经发生牙龈退缩，则应距离游离龈缘根方约 3 mm。这样有利于维持良好的外形，并能到达更好的美学效果（图 8.8 A~C）。

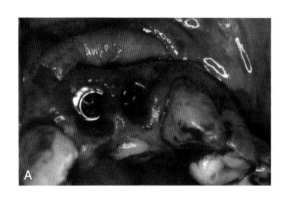
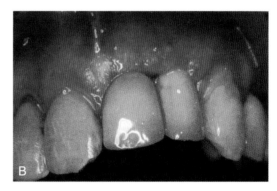
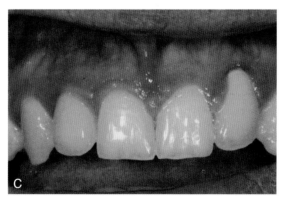

图 8.8 种植体位置错误。A、B. 近远中向错误：两颗种植体间隔距离过近，将显著影响远期的美学效果。C. 颊舌向错误：该种植体植入过于偏颊侧，软组织将会继续吸收，甚至可能暴露种植体颈部

8. 种植负荷

即使不做修复治疗，作为现代的外科医生也必须了解与种植体负荷原则相关的最新理念。种植体的负荷是影响最终治疗效果的另一个关键因素。通常根据负荷时机的不同分为三类：①即刻（植入种植体的同时）；②早期（种植术后 4~6 周）；③标准（种植术后 3 个月或更长）。如果医生决定在植入种植体的同时进行临时过渡义齿修复（即刻负荷的一种形式），植入的扭力必须大于等于 35 N/cm^2 才能够保证有足够的初期稳定性来承担负荷。

9. 膜龈和软组织考量

软组织移植术在牙周手术解决天然牙周围软组织退缩、缺损及扩增牙槽嵴外形中已经成功运用了很多年。种植学中软组织移植的特殊技术和策略在本书其他章节中详述。然而，在种植手术中医生需要对一些软组织缺损和不足的情况认真考量。在某些计划种植修复的缺牙区域内，角化附着龈（AKG）可以是充足的、不足的，甚至完全缺失的。一旦发现数量或者质量上的不足，必须决定是在一期手术还是二期手术进行软组织移植时增加 AKG。AKG 对种植体的远期存留率和维护是否是必须的目前尚不清楚。然而，至少有两项临床指征说明需要保存和扩增 AKG：①种植体颈部周围良好的角化龈数量有助于修复治疗，例如取印模，更换基台等；②有利于患者维护口腔卫生状况，因为和口腔黏膜相比，AKG 敏感性更弱且活动度小。有两种方法可用于扩增 AKG：一种是从相邻部位转移（图 8.9 A~D），另一种是从远处移植（通常是腭部；图 8.10 A~C）。

首先，所有医生需要谨慎地操作，以保护现有 AKG 不受破坏。因此，除非是种植位点有多余的角化附着龈组织，否则不建议使用环形刀切除软组织显露种植体。其次，在种植手术中，医生必须尽量尝试扩增种植体周围软组织，因此，在一些病例中采用牙槽嵴顶偏舌侧水平切口可能有助于将现有的角化附着龈向颊侧根方推移（图 8.9）。常用的 AKG 扩增方法包括断层结缔组织瓣或全厚黏骨膜瓣移植（图 8.10）。

10. 并发症

解决口腔种植并发症的最好方法就是预防并发症的发生。然而即使实施了良好的设计和完善的手术，并发症还是可能发生，需要做相应的处理。口腔种植的并发症可以广义地分为外科的和修复的并发症。外科并发症又可以进一步分为术中并发症和术后并发症。接下来介绍的是一些种植外科常见并发症。对于口腔外科小手术的常见并发症，将在本书其他章节详细说明。

术中最常见的并发症包括出血、重要结构的损伤、植入位置不佳及缺乏初期稳定性。大多数术中出血病例可以通过压迫止血得到控制。如果是从种植骨洞内缓慢地渗血（常常和骨髓中滋养血管有关，而不是损伤知名血管造成的），旋入种植体后往往能够达到止血的效果。适宜的治疗计划及严谨的手术操作可以预防术区重要解剖结构的损伤。在下颌前牙区种植时应该小心，特别是对于下颌骨萎缩的病例。如果种植体植入位置过于偏舌侧，就容易损伤舌侧骨板，同时损伤口底血管，可能

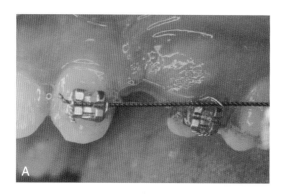
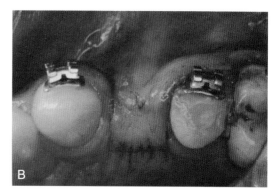
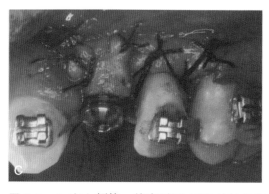
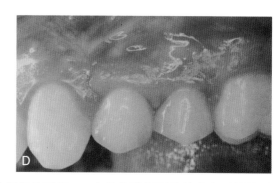

图 8.9　A. 左上颌第一前磨牙区 AKG 的缺失和软组织的不足，6 个月前进行了种植术和引导骨再生术。B. 在牙槽嵴顶腭侧行水平切口。这样可利于 AKG 向唇颊侧移位，并重建膜龈联合线，增加软组织的厚度。C.AKG 被推向颊侧根尖方，用 4-0 丝线缝合。远中邻牙同期行冠延长术。D. 最终效果：注意重建的膜龈联合线及修复体和软组织的逼真程度

引起严重的甚至危及生命的大出血。

　　在下颌骨，种植时应注意避免损伤两个重要的解剖结构：口底区及下颌管。种植体压迫下颌管时（图 8.11）将导致患者下牙槽神经支配区域感觉障碍，并且如果种植备洞时大量出血，可能发生下颌管损伤。这种感觉障碍可能是暂时性的或者永久性的，这取决于下牙槽神经的损伤程度。如果患者主诉术后超过局部麻醉时效后的很长时间下唇仍然麻木，必须立即回旋种植体或者拔除。口服低剂量激素类药物可以作为短期治疗手段，应尽快请口腔颌面外科专家会诊。如前所述，如果口底区受损，无论是下颌前牙区或后牙区，都可能

引起大出血和气道阻塞而需要住院。在上颌骨，外科医生需要特别注意上颌窦和鼻腔，侵犯这些结构会导致感染、出血及种植失败。种植体旋入发生移位进入上颌窦内时（图 8.12），应通过外科方法从上颌窦内取出，必须由经验丰富的外科医生实施，且术后严密观察随诊。

　　植入位置不佳可以通过良好的术前设计及根据研究模型上的诊断蜡型制作的外科导板引导手术来预防（图 8.13）。植入位置不佳往往无法修复，而且即使可以修复，最后的修复体美观性也非常差。常见的位置错误包括不合理的深度，造成牙冠的外观不自然；近远中向错误，造成牙龈

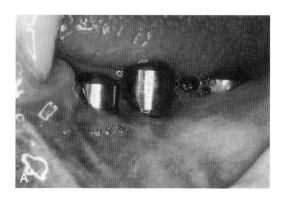
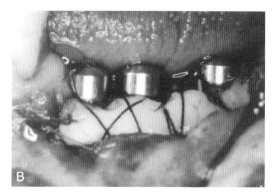
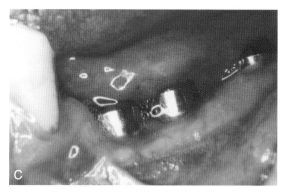

图 8.10　A.AKG 完全缺失。注意种植体周围都是可以移动的口腔黏膜。同样注意系带附着位置不良。B. 从腭部切取游离移植龈瓣并移植于种植体的颊侧前庭沟。C.AKG 得到重建，系带附着也通过手术得到矫正

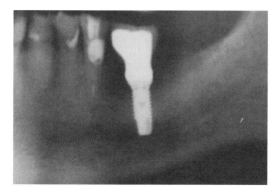
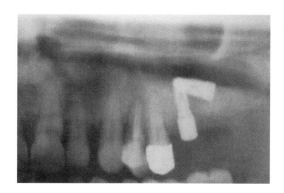

图 8.11　种植体压迫下颌管　　　　　　图 8.12　种植体移位进入左侧上颌窦

乳头的丢失或者牙冠的外观不自然；以及颊舌向的错误，造成修复基台的外露或者牙冠外观不自然。

　　初期稳定性的缺失常常因没有形成骨结合而导致种植失败，往往与拔牙窝的愈合阶段有关，也有可能与判断错误（过早种植）或手术操作（操作不当，种植骨洞预备过宽）有关。一旦没有良好的初期稳定性，应该终止种植手术，或者考虑植入更大直径的种植体且不要扩大已经预备的

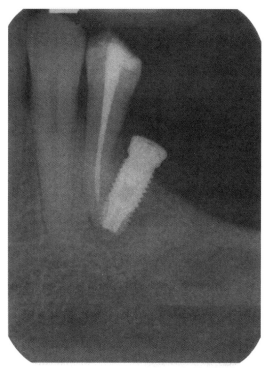

图8.13　种植手术时没有使用外科导板，损伤了邻牙的牙根

种植骨洞。

术后最常见的两种并发症是感染和缺乏骨结合。二者都可认为是术后短期并发症。感染可以通过使用抗生素、氯己定漱口液漱口及认真的口腔卫生维持和家庭护理得到控制。一旦术后发生感染，必须严格按照标准的口腔外科感染处理原则进行处理。如果种植体松动没有形成骨结合必须将其取出，待骨创完全愈合后再次种植。必须注意对炎症组织进行刮治清除并植骨。种植体长期使用后发生折断的病例也有报道，应取出折断的种植体（图8.14 A~C），后期允许的情况下重新种植。建议所有种植修复结束后的患者定期随访监测种植体周围骨的丢失和（或）骨结合情况。

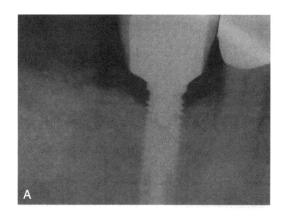
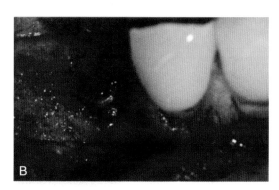
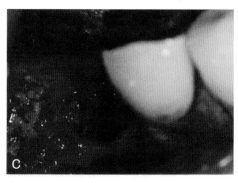

图8.14　种植体折断。A. X线片显示种植体折断。B. 翻瓣后的口内情况。C. 使用环形锯取出种植体后的手术位点

扩展阅读

Adell R, Eriksson B, Lekholm U,et al. Long term follow up study of osseointegrated implants in the treatment of totally edentulous jaws. International Journal of Oral and Maxillofacial Implants, 1990, 5: 347–359.

Albreksson T, Lekholm U. Osseointegration. Current state of art. Dental Clinics of North America, 1989, 33: 537–542.

Albreksson T, Jansson T, Lekholm U. Osseointegrated dental implants. Dental Clinics of North America, 1986, 30: 151–165.

Albreksson T, Zarb G, Worthington E, et al. The long-term efficiency of currently used dental implants: A review and proposed criteria of success. International Journal of Oral and Maxillofacial Implants, 1986, 1: 11–17.

Bahat O, Daftary F. Surgical reconstruction. A prerequisite for long term implant success. A philosophic approach. Practical Periodontics and Aesthetic Dentistry, 1995, 9: 21–29.

Beagle J. Surgical reconstruction of the interdetal papilla: case report. International Journal of Periodontics and Restorative Dentistry, 1992, 12: 145–151.

Bernimoulin JR, Luscher B, Muhlemann HR. Coronally repositioned periodontal flap. Clinical evaluation after one year. Journal of Clinical Periodontology, 1975, 2: 1–8.

Block MS. De-epithelialized connective tissue pedicle graft, the palatal roll. Atlas of Oral and Maxillofacial Surgery Clinics of North America, 1999, 7: 109–115.

Bowers GM, Chanroff B, Camevale R, et al. Histologic evaluation of new attachment apparatus formation in humans. Part Ⅲ. Journal of Periodontology, 1989, 60: 683–693.

Branemark PI, Hannson BO, Adell R,et al. Osseointegrated implants in the treatment of edentulons jaw. Scandinavian Journal of Plastic and Reconstructive Surgery, 1977, 11: 234–237.

Branemark PI, Zarb GA, Alberktson T. Tissue integrated prosthesis: Osseointegration in clinical dentistry. Chicago: Quintessence Publishing, 1985: 12–18.

Brugnami E, Caiazzo A, Leone C. Review of intraoral harvesting for bone augmentation: selection criteria, alternative sites, and case report. Compendium of Continuing Education in Dentistry, 2010, 31(7).

Brugnami E, Caiazzo A. Efficacy evaluation of a new buccal bone plate preservation technique: a pilot study. International Journal of Periodontics and Restorative Dentistry, 2011, 31: 67–73.

Brugnami E, Caiazzo A. Immediate placement and provisionalization with buccal plate preservation: a case report of a new technique. Journal of Oral Implantology, 2013, 39(3): 380–385. doi: 10.1563/AAID-JOI-D-11-00154.

Brugnami E Then E Moroi H, Leone WC. Histological evaluation of human extraction sockets treated with demineralized freezedried bone allograft (DFDBA) and a cell occlusive membrane. Journal of Periodontology, 1996, 67: 821–825.

Brugnami E, Then P, Moroi H, et al. Guided bone regeneration with DFDBA prior to implant placement. Clinical evaluation and histologic evidence of osteoblastic and osteoclastic activities in demineralized freezedried bone allograft. International Journal of Periodontics and Restoraffve Dentistry, 1999, 19(3): 259–267.

Buser D, Martin W, Besler U. Optimizing esthetics for implant restorations in the anterior maxilla. Anatomic and surgical considerations. International Journal of Oral and Maxillofacial Implants, 2004, 19: 43–61.

Caiazzo A, Brugnami E, Mehra E. Buccal plate augmentation: a new alternative to socket preservation. Journal of Oral and Maxillofacial Surgery, 2010, 68: 2503–2506.

Caiazzo A, Casavecchia P, Barone A, et al. A pilot study to determine the effectiveness of different amoxicillin regimens in implant surgery. Journal of Oral Implantology, 2011, 37(6): 691–696.

Caiazzo A, Brugnami E, Mehra P. Buccal plate preservation with immediate post-extraction implant placement and provisionalization:

preliminary result of a new technique. International Journal of Oral and Maxillofadal Surgery, 2013, 42: 666–670.

Carlos EF, Laércio WV. Metal-free esthetic restorations. Brazil: Quintessence Publishing, 2003: 52–68.

Christopher EK, Misch CE, Khalaf AS,et al. Implant plastic surgery. A review and rationale. Journal of Oral Implantology, 2004, 30: 242–253.

Cohen DW, Rose SE. The double papillae repositioned flap in periodontal therapy. Journal ofPeriodontology, 1968, 39: 65–74.

Daftary F. Natural aesthetics with implant prosthesis. Journal of Aesthetic Dentistry, 1995, 1: 10–19.

Duncan JM, Westwood RM. Ridge widening for the thin maxilla: a clinical report. International Journal of Oral and Maxillofacial Implants, 1997, 12: 224–232.

Garber DA, Belser UC. Restoration driven implant placement with restoration generated site development. Compendium of Continuing Education in Dentistry, 1995, 15: 796, 798, 802–809.

Grunder U, Speilmann HP, Gaderthuel T. Implant supported single tooth replacement in the aesthetic region: a complex challenge. Practical Periodontics and Aesthetic Dentistry, 1996, 8: 830–838.

Grupe HE. Modified technique for the sliding flap operation. Journal of Periodontology, 1966, 37: 491–501.

Jarcho M. Biomaterial aspect of calcium phosphates. Dental Clinics of North America, 1986, 30: 2547–2556.

Jarcho M. Calcium phosphate as hard tissue prosthetics. Clinical Orthopedics, 1981, 157: 259–268.

Jemt T. Failures and complications in 391 consecutively inserted fixed prosthesis supported by Branemark implants in edentulous jaws: A study of treatment from the time of prosthesis placement to the first annual check up. International Journal of Oral and Maxillofacial Implants, 1991, 6: 270–279.

Jemt T, Linden B, Lekholm U. Failures and complications in 127 consecutively placed fixed partial prosthesis supported by Branemark implants: From prosthetic treatment to first annual check up. International Journal of Oral and Maxillofacial Implants, 1992, 7: 40–48

Langer B, Calagna J. The subepithelial connective tissue graft, a new approach to enhancement of anterior cosmetics. International Journal of Periodontics and Restorative Dentistry, 1982, 2: 22–28.

Langer B, Calagna L. The subepithelial connective tissue graft. Journal of Prosthetic Dentistry, 1980, 44: 363–367.

Langer B, Langer L. Subepithelial connective tissue graft technique for root coverage. Journal of Periodontology, 1985, 56: 715–720.

Leois S, Beumer J, Homburg W, et al. The UCLA abutment. International Journal of Oral and Maxillofacial lmplants, 1988, 3: 183–190.

Mellonig JT, Bowers GM, Cotton W. Comparison of bone graft materials. Part I. New bone formation with autografts and allografts determined by strontium-85. JournalofPeriodontology, 1981, 52: 291–296.

Mellonig JT, Bowers GM, Cotton W. Comparison of bone graft materials. Part II. New bone formation with autografts and allografts determined: a histological evaluation, Journal of Periodontology, 1981, 52: 297–306.

Schwarz MS, Rothman SL, Chafetz N,et al. Computed tomography in dental implantation surgery. Dental Clinics of North America, 1989, 33: 555–596.

Nevins M, Mellonig J. Advantages of local crest augmentation before implant placement. International Journal of Periodontics and Restorative Dentistry, 1994, 2: 96–06.

Pepas NA, Langer R, New challenges in biomaterials. Science, 1994, 263: 1715–1722.

Philips K, Kois JC. Aesthetic periimplant site development, the restorative connection. Dental Clinics of North America, 1998, 42: 57–67.

Rissolo AR, Bennet J. Bone grafting and its essential role in implant dentistry. Dental Clinics of North America, 1998, 42: 91–108.

Saadoun AP, Le Gall M, Touati B. Selection and ideal tri dimensional implant position for soft tissue aesthetics. Practical Periodontics and Aesthetic Dentistry, 1999, 11: 1063–1073.

Saadoun AP, Le Gall M. Implant positioning for periodontal, functional and aesthetic results. Practical Periodontics and Aesthetic Dentistry, 1992, 4: 43–53.

Saadoun AP. Single tooth implant restoration. Surgical management for esthetic results. International Journal of Dentistry Symposium, 1995, 3: 30–38.

Salama H, Salama M, Graber D, et al. Developing optimal peri-implant papillae within the aesthetic zone. Journal of Aesthetic Dentistry, 1995, 7: 125–133.

Scarf D, Tarnow D. Modified roll technique for Focalized alveolar ridge augmentation. International Journal of Periodontics and Restorative Dentistry, 1992, 12: 415–422.

Seibert J. Reconstruction of deformed, partially edentulous ridges, using full thickness onlay grafts. Part I. Technique and wound healing. Compendium of Continuing Education in Dentistry, 1983, 5: 437–442.

Silverstein LH, Leflkove M, Gamick J. The use of free gingival soft tissue to improve the implant/soft tissue interface. Journal of Oral Implantology, 1994, 20: 36–44,

Spray JR, Black CG, Moris HF, et al. The influence of bone thickness on facial marginal bone: stage I placement through stage II uncovering. Annals of Periodontology, 2000, 5: 199–208.

Sullivan HC, Atkins JH. Free autogenous gingival grafts. I. Principle of successful grafting. Periodontics, 1968, 6: 121–129.

Tarnow D, Eskow R. Considerations for singleunit esthetic implant restorations. Compendium of Continuing Education in Dentistry, 1995, 16: 778–784.

Tarnow D, Magner AW, Fletcher P. The effect of the distance from the contact point to the crest of bone on the presence or absence of interproximal papilla. Journal of Periodontology, 1992, 63: 995–1003.

Tarnow DP, Chow SC, Wallace SS. The effect of inter implant distance on the height of inter implant bone crest. Journal of Periodontology, 2000, 71: 546–549.

Touti B. Custom guided tissue healing for improved aesthetics in implant supported restorations. International Journal of Dentistry Symposium, 1995, 3: 36–39.

Touti B. Improving aesthetics of implant supported restorations. Practical Periodontics and Aesthetic Dentistry, 1995, 7: 81–92.

Touti B. Double guidance approach for the improvement of the single tooth implant replacement. Dental Implantology Update, 1997, 8: 89–93.

Touti B. The double guidance concept. International Journal of Dentistry Symposium, 1997, 4: 4–12.

Touti B. The double guidance concept. Practical Periodontics and Aesthetic Dentistry, 1997, 9: 1089–1094.

Urist MR, Silverman BF, Büring K, et al. The bone induction principle. Clinical Orthopedics, 1967, 53: 243–252.

Urist MR, 8trates BS. Bone formation in implants of partially and wholly demineralized bone matrix. Clinical Orthopedics, 1970, 71: 271–276.

Urist MR, Strates BS. Bone morphogenic protein. Journal of DentalResearch, 1971, 50: 1392–1406.

Wohfie PS. The synergy of taper and diameter: enhancing the art and science of implant dentistry with the ReplaceTM implant system. International Journal of Dentistry Symposium, 1997, 4: 48–52.

（张述寅 译，丁宇翔 审）

第9章 口腔种植中的硬组织增量

Pamela Hughes

一、骨愈合原理

临床医生在进行硬组织增量之前，应懂得骨愈合原理，为每个不同患者制订合理的、个性化的治疗方案。治疗手段视情况而定、因人而异，不可一成不变。因此，了解骨愈合过程尤其重要。

1. 原发性骨愈合与继发性骨愈合

与软组织一样，骨愈合经过原发性骨愈合与继发性骨愈合两个阶段。原发性骨愈合指骨骼两断端非常接近，例如无明显移位的骨折。破骨细胞形成骨吸收陷窝，成骨细胞随后在陷窝周围分泌类骨质并逐渐矿化。继发性骨愈合需要形成骨痂，产生类骨质，并逐渐矿化。典型的继发性骨愈合过程发生于拔牙后的骨愈合阶段。继发性骨愈合包括 3 个阶段：①炎症期；②骨细胞归集或修复期；③骨改建期。炎症期间，炎性细胞侵入伤口，随即成纤维细胞长入并召集成骨细胞分泌类骨质，形成血管化骨痂。骨痂矿化后，进入长达数月的骨改建期，在此期间骨恢复正常强度，这个过程有别于软组织。

2. 移植骨愈合

基于移植骨类型不同，骨愈合过程也不同。皮质骨块移植过程类似原发性愈合，

破骨细胞吸收移植骨，随后成骨细胞分泌类骨质并矿化，该过程通常亦称为"爬行替代"[1]。皮质骨块相比松质骨或颗粒皮质骨移植愈合时间更长，后者属于继发性骨愈合，颗粒骨移植在血管化之前无须经历骨吸收阶段。颗粒骨充当支架诱导新骨再生。此外，松质骨移植后，骨缺损区就会含有大量骨原细胞，分泌一些生长因子，如趋化因子、细胞分裂因子、血管生长因子。与单纯皮质骨块移植相比，松质骨移植愈合更具有可预期性，因此有时使用皮质骨块混合松质骨移植。

骨移植愈合受很多因素影响，高龄、免疫力低下、吸烟、放疗均为危险因素。随着年龄增长，骨髓中的骨原细胞大幅减少。骨移植依赖于良好的血供，大多数来源于周围软组织（骨膜）。如果周围软组织有显著瘢痕或损伤（如放疗），会影响骨愈合。另外，移植骨稳定性与移植骨愈合成正相关。移植骨动度过大会形成纤维软骨，导致骨不连，皮质骨块移植或外置式（onlay）植骨尤其属于这类情况。基于继发性骨愈合的生物学特性，松质骨或颗粒骨移植具有较好抗移动性，对其与受植骨床的贴合度要求较低。

探讨硬组织移植程序之前，临床医生

还应了解移植骨的分类及来源，移植骨并不一定取自患者体内。

现代口腔医学应用4种骨移植材料。自体或同体移植物，骨来源于患者并移植至患者口内，其优点为无传染源性，并具备诱导成骨的特质，缺点为需要开辟第二术区取骨，增加了并发症的概率。同种异体骨移植材料来自同种类供体，一般来源于尸体，同样具有诱导成骨特性，但劣于自体移植物，其优点在于不需第二术区取骨，减少了患者的痛苦。异种骨大多来源于猪和牛。异源骨或人工合成骨则采用非生物体材料（表9.1）。后两者的成骨性能较前两者差，但是没有供骨区并发症。

二、种植手术硬组织增量步骤

种植过程中评估牙槽突骨量是否充足主要取决于牙槽嵴的宽度与高度，若缺失便有必要进行硬组织增量。

就宽度而言，无论上颌还是下颌，块状皮质骨外置式植骨最为合适。大多数情况下，块状皮质骨属于自体骨移植，取自患者下颌支或颏部，这两部位切取的块状骨仅能为最多2~4颗种植体修复缺牙区域骨增量。若患者需要更大范围的骨增量，如上颌牙列缺失，要选择更大范围的供骨区（如髂嵴），本书对这类问题不做深入讨论。外置式植骨适合牙槽骨宽度（水平向）增量。尽管外置式植骨可以部分增加牙槽骨的高度，但需要精湛的医术和技巧，尤其在下颌后牙区域。

当计划扩增牙槽骨的宽度前，医生应当判断软组织量是否充足、系带附丽、邻近牙齿状况。任何软组织问题，如有明显瘢痕、角化组织贫乏、邻牙牙周组织缺损等，应该事先处理。植骨增量区要事先行相关治疗以避免感染，例如邻牙牙髓治疗、牙周治疗、修复治疗等。

1. 外置式植骨技术

■ 下颌骨升支取骨移植

下颌骨升支是非常好的皮质骨供源，并且操作简便。受植区显露后，就可以确定移植骨块的尺寸，做一个沿着下颌骨外斜嵴的切口（图9.1）。

这个切口与第三磨牙拔除时所做切口很相似。翻瓣显露外斜嵴后，根据移植

表 9.1 骨移植材料 [2]

类型	定义	示例	特性	优点	缺点
自体骨	从被植骨者自身获得骨	髂嵴前部 下颌升支 颏部	骨诱导 骨传导	没有传染病 骨诱导	供骨区并发症
同种异体骨	从相同物种获得	人类尸体（矿化或脱钙的冻干骨）	骨诱导 骨传导	无供骨区并发症 骨诱导	有很小的传染病机会
异种骨	从不同物种获得	牛骨，红海藻	骨传导	无供骨区并发症	有很小的传染病机会 骨诱导
人工合成骨（异源骨）	来源于合成材料	生物活性玻璃，硫酸钙	骨传导	无供骨区并发症 无传染病	骨诱导

骨块所需的大小，在这个象限最后一颗牙的远中做两个垂直截骨线。接下来沿外斜嵴进行矢状截骨将两个垂直切口连接起来（图9.2）。

截骨完成后，用弯骨刀插进截骨线将骨块凿断并游离取下（图9.3，9.4）。

受植区准备接受移植骨块，骨块与受植床要尽量贴合。移植骨块与受植区骨床贴合越紧密，以后融合得越好。使用螺钉将骨块牢固地固定（图9.5）。软组织复位，无张力缝合。

如果软组织缝合有张力或渴望增加牙槽骨垂直高度，会存在移植骨块暴露的问题。移植骨块如果暴露，有可能整体脱落（图9.6）。临床医生在外置式植骨后需要等待15~20周才可以进行种植手术。下

颌升支皮质骨块切取术有潜在的并发症，包括出血、疼痛、肿胀、感染，还可能损伤邻近的牙及牙根，引起下唇、颏部及舌头麻木。

■ 颏部取骨

颏部取骨大体上与下颌升支取骨相似，后者主要是单纯皮质骨块。做一龈沟切口或前庭沟切口暴露颏部骨面，根据移植所需要的形状和尺寸，用裂钻切开皮质骨，然后用骨刀从颏部唇侧凿入将骨块游离取出。然后同上所述，将移植骨块贴合于受植床，用螺钉固定。为了避免颏部凹陷影响美观，要向上悬吊缝合颏肌。鉴于取骨的位置接近颏神经，潜在的并发症与下颌升支取骨类似。

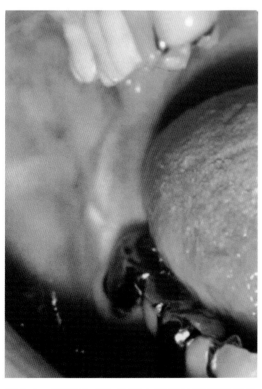

图9.1　下颌升支取骨区由牙列最后端牙齿的远中向后沿着外斜嵴延伸

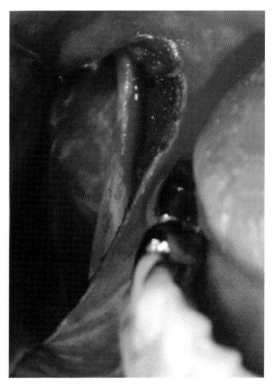

图9.2　沿着外斜嵴做一个矢状截骨线连接移植骨块上、下缘的两条垂直截骨线

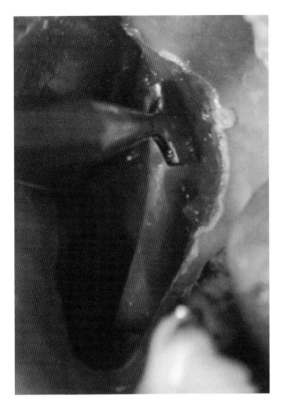

图 9.3　用骨刀将截取的骨块折断并取出

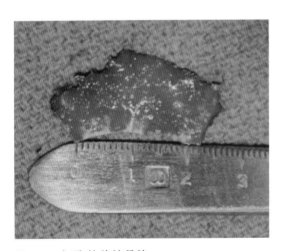

图 9.4　切取的移植骨块

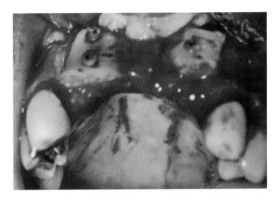

图 9.5　移植骨块被分切，放置在受植区，用螺钉固定

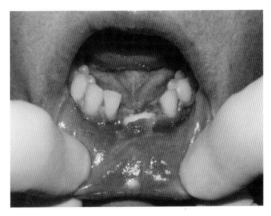

图 9.6　关闭切口时存在张力造成移植骨块的暴露。注意前庭沟过浅和瘢痕

2. 牙槽骨水平向骨增量（骨挤压术）

对于单颗牙种植，上颌骨牙齿缺失区域只需要水平向增加 1~3 mm 时，可以考虑牙槽嵴骨挤压术[3-4]，这是利用上颌骨的可塑性在种植体植入的同时进行。这种技术不需要骨移植。用一个种植先锋钻开始备洞，然后用序列骨挤压器（图 9.7）逐渐旋转挤压扩大种植窝（图 9.8~9.13）。当骨挤压达到一个合适的直径后，就可以植入种植体了。

现在还有一些其他技术（如牙槽嵴骨劈开术）可达到与挤压术相似的效果，可能需要或不需要植骨。

3. 上颌骨后部垂直骨增量（上颌窦底提升）

上颌窦底提升已成为一种可预期的并被广泛接受的种植前骨增量技术，在过去的 30 年中，只是在一些程序上呈现出细

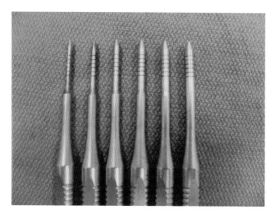

图9.7 牙槽嵴增宽骨挤压器。注意骨挤压器的直径逐步增大，尖端呈锥状

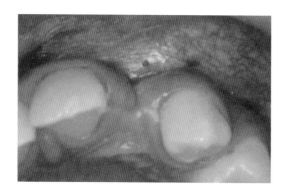

图9.8 左上颌侧切牙唇侧骨缺失

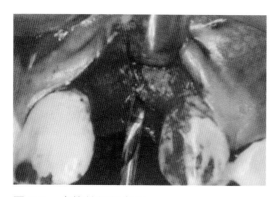

图9.9 先锋钻初级备洞

微差别。在上颌窦底提升术开展的初期，自体骨（大部分来自髂嵴前部）是最合适的植骨材料。如今，市场上的异体骨和异种骨材料展现了很好的临床效果，因此不再需要自体取骨，从而消除了取骨区并发

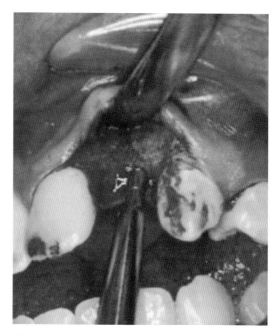

图9.10 最初用一个较小直径的骨挤压器插入种植窝内，旋转挤压至所需深度

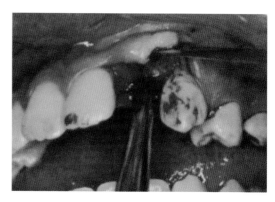

图9.11 接下来用直径大一些的骨挤压器进一步扩大种植窝

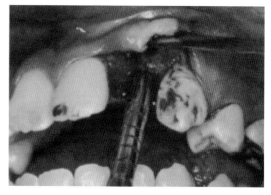

图9.12 继续用直径更大的骨挤压器将种植窝扩大到所需宽度

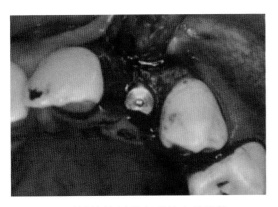

图 9.13　牙槽嵴挤压增宽后植入种植体

症。此外，美国药监局已批准将骨形态发生蛋白（BMP-2）用于上颌窦底提升中。无论口腔医生喜欢使用哪种材料，最广泛应用的是上颌窦侧壁开窗窦底提升植骨术，有时又称为上颌窦根治法手术路径。

在讨论上颌窦底提升程序前，最重要的是要明确病理性的上颌窦是不会植骨成功的。在开始窦底提升之前，医生必须知道如何正确评估上颌窦的健康状况，如何处理上颌窦急、慢性炎症（或者将患者转诊进行专科治疗）。

4. 上颌窦底提升的临床评估

上颌窦底提升的临床评估与其他口腔检查有很大相似性，首先排除一些与重要区域不相关的偶然因素。接下来，牙槽嵴的状况、牙槽嵴的宽度、颌间距离、软组织状况都要检查。如果有明显的牙槽嵴宽度缺损，在进行上颌窦底提升的同时必须水平向扩增牙槽嵴的宽度。全口曲面断层片或者 CT 可以帮助测量上颌窦底下方残留牙槽嵴的高度。一般情况下，骨高度小于 8~10 mm 时需要进行不同程度的上颌窦底提升。临床医生还需要根据诊断蜡型决定修复计划和预期的种植体位置。

三、上颌窦底提升步骤

1. 直接窦底提升（外提升）

正如本章先前提到的，最常用的提升方法是上颌窦侧壁开窗术。在牙槽嵴顶做一个切口，翻开黏骨膜瓣暴露上颌窦外侧的骨壁。临床医生有时可以通过薄的上颌窦侧壁透出可辨认的蓝色确定上颌窦底部的垂直位置。小心地做一个矩形或者圆形的截骨窗，不要穿透非常薄的上颌窦黏膜。用刮匙分离抬起上颌窦底部的黏膜，并将开窗后的薄骨片轻轻推向中间和上方。这部分骨片将成为新的上颌窦底部。然后把骨移植材料放置到位支撑窦底黏膜。根据骨移植材料的不同，在上颌窦底提升术后 3~5 个月后植入种植体。

在一些有足够牙槽嵴剩余骨量可以保证种植体初期稳定的病例中，可以同期植入种植体（图 9.14~9.16）。

2. 间接窦底提升（内提升骨挤压术）

就像上颌骨牙槽嵴增宽术，上颌窦底提升术也可以通过上颌窦底内提升骨挤压术完成（通常称为 Summer 上颌窦底内提升骨挤压器）[2]。这些圆形的、逐渐变宽的骨挤压器有一个凹头末端，用来获取骨

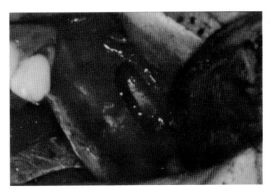

图 9.14　上颌窦外侧壁开窗。注意牙槽嵴的剩余骨量足够保证种植体的初期稳定性

屑并将骨向上推（图9.17）。

这个过程与之前描述的骨挤压术相似，除了将特殊的骨移植材料放置在骨挤压器的凹端，每次换用大一号的骨挤压器将骨移植材料推入上颌窦腔内。文献表明，通过这种技术可以获得3~5 mm骨高度。然而，必须有足够的牙槽嵴剩余骨量以保证

种植体的初期稳定（图9.18，9.19）[3-4]。

3.术后处理

无论进行了哪种提升术，都应该告知患者可能发生的并发症。感染和骨移植材料渗漏是导致提升失败最常遇到的问题。临床医生应给围术期患者使用抗生素以预

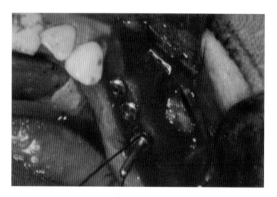

图9.15　植入种植体。种植体根端2/3伸入上颌窦内，冠部的1/3由剩余的牙槽骨支持

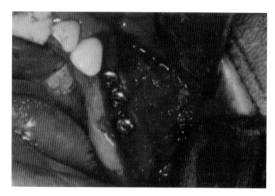

图9.16　颗粒状植骨材料放置在上颌窦底和伸入上颌窦内的种植体周围

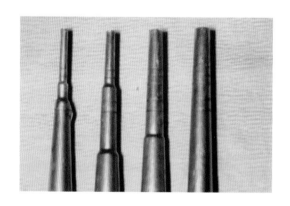

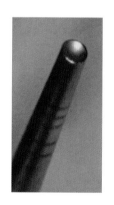

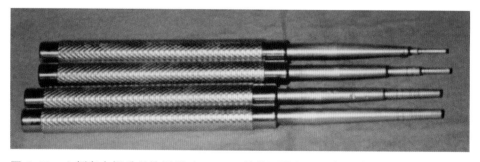

图9.17　上颌窦内提升骨挤压器（Summer骨挤压器），注意骨挤压器的末端为凹形

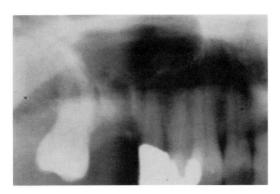

图 9.18　间接上颌窦底提升术（内提升）之前的缺牙区影像学表现

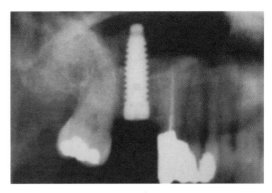

图 9.19　上颌窦底内提升术后的影像学表现。上颌窦腔中种植体的周围被植骨材料包绕

防感染，尤其是对那些免疫力低下的患者。仔细地做好术前检查、临床评估和治疗计划对手术的成功起到很重要的作用。围术期处理得当会获得较高的成功率，促进患者种植修复的整体功能和美观。

参考文献

1. Roden D. Principles ot bone grafting. Oral and Maxillofacial Surgery Clinics af North America, 2010, 22: 295–300.

2. Deatherage J. Bone materials available for alveolar grafting. Oral and Maxillofacial Surgery Clinics of North America, 2012, 22: 347–352.

3. Summers RB. A new concept in maxillary implant surgery: the osteotome technique. Compendium, 1994, 15(2): 152, 154–156.

4. Rake A, Andreasen K, Rake S, et al. A retrospective analysis of osteointegration in the maxilla utilizing an osteotome technique versus a sequential drilling technique, 1999, AAOMS. Abstract.

扩展阅读

Moy P (ed.). Dental Implant Site Preservation and Development. Oral Maxillofacial Surgery Clinics of North America, 2004, 16(1):ix-x.

Ness G. Maxillary sinus grafts and implants// Fonseca R J, ed. Oral and Maxillofacial Surgery. 1st ed, Vol 7. New York :WB Saunder Co, 2000.

（李国威 译，丁宇翔 审）

第10章 种植牙软组织手术

Hussam Batal

在过去的 20 年间，种植牙治疗的模式依据相关的理念而改变，尤其是在前牙美学区，从以往外科技术为导向转变为以修复为导向的种植理念，从获得功能性修复转变为获得功能与美学修复。良好的种植体周围环境需要足够多的高质量的软组织。种植体周围良好的附着龈会增加软组织的稳定性，降低种植体周围炎的发生率。此外，美学区要想获得与预期一致的、与周围牙列组织完美融为一体的效果，就需要有足够宽度和厚度的附着龈组织。

当评价种植外科软组织移植和种植外科效果时，一个重要的方面就是需要有客观评价指标来进行定量和定性评估。红色美学评分系统就是一个较好的客观评价治疗效果的指标[1]。这个评分系统根据牙龈美学分为 7 个独立的参数，最高得分 14 分。这 7 个参数包括：近中龈乳头、远中龈乳头、唇侧龈缘水平、软组织颜色、软组织质地、牙槽突外形、软组织形态。每一个参数都采用 0~2 分的评分制（图 10.1；表 10.1）。

一、牙龈生物类型

种植牙的美学效果是与患者的牙龈生物类型紧密相关的。牙龈生物类型一般分

为两类，即薄龈生物型和厚龈生物型[2-4]。在这两种类型中有三个重要的指标：软组织、骨组织和牙齿形态。牙龈生物类型的确定需要一个客观的评价指标，例如直接

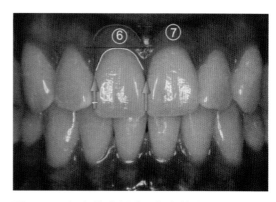

图 10.1　红色美学评分：灰色箭头指近中和远中牙龈乳头，白线指龈缘形态，红线指唇侧龈缘水平，绿线指牙槽突外形，6 所指为牙龈颜色，7 所指为牙龈质地。每一项目计分为 0~2 分

表 10.1　红色美学评分

项目	0 分	1 分	2 分
近中龈乳头	缺如	不完整	完整
远中龈乳头	缺如	不完整	完整
软组织形态	不自然	较为自然	自然
唇侧龈缘水平	相差	相差在	相差
	>2 mm	1~2 mm	<1 mm
牙槽突	明显骨吸收	轻度骨吸收	无异常
软组织颜色	明显异常	轻度异常	无异常
软组织质地	明显异常	轻度异常	无异常

测量软组织厚度，并结合牙齿形态来帮助确定是哪一种牙龈生物类型。

1. 薄龈生物型

关于薄龈生物型，其骨和软组织的外形呈扇形，软组织较薄（图 10.2）。颊侧骨板较薄，而且常伴穿孔和裂隙性骨缺损。牙槽骨结构在牙拔除术后进行广泛的重塑，包括颊侧骨板高度和牙槽窝三维尺寸上骨的显著减少。牙冠形态多呈三角形，牙冠邻间隙接触区较狭窄，位于切端 1/3，牙冠颈部较为扁平或突度较小。

2. 厚龈生物型

关于厚龈生物型，其骨组织和软组织形态趋于扁平，并且牙龈乳头较短，附着龈组织致密、较厚（图 10.3）。牙槽骨的构造较厚，很少有穿孔和裂隙性骨缺损。较厚的骨板在拔牙术后骨吸收也较少。牙冠外形多为方形，牙冠邻间隙接触区宽而

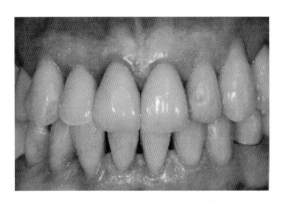

图 10.2　薄龈生物型牙齿形态为三角形

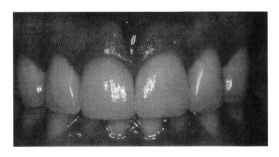

图 10.3　厚龈生物型牙齿形态为方形

长，并延伸至颈 1/3 区，在颈部牙冠突度较大。

关于薄龈生物型，现在普遍的观点认为在种植一期手术时行软组织移植可以增加牙龈的厚度，并提高美学效果，特别是在保持颊侧龈缘水平稳定方面效果更佳，同时，可以提高种植体周围软组织的长期稳定性。

二、移植软组织的愈合

上皮下结缔组织移植术通常是重建软组织缺损的理想治疗方法。移植物主要由结缔组织基质构成，且有新的成纤维细胞长入。移植初期 24~48 h 内，移植组织主要依靠血浆的吸取或弥散提供养分。初期在移植组织和受区呈梯度缺氧的表现，引发血浆弥散。血浆弥散主要是将最初的代谢产物注入移植组织。炎性介质刺激新生毛细血管从受区长入移植组织内。然后受区和移植组织间的血管形成交通支，移植组织将会在术后 8 d 时获得更为充足的血供。在移植物再血管化的过程中，移植组织和受区之间的结缔组织重新接合。这个过程主要在术后 10 d 完成。在即将最后愈合时，移植组织将会发生第二次的收缩。

三、软组织移植的一般原则

软组织移植术时应遵循基本的手术原则，会提高移植成功率，并且降低术后并发症的发生率。手术分为受区的准备和供区手术处理两部分，主要根据生理愈合过程和局部及全身条件的需要而制订，简述如下：

- 创造一个较大的移植受区床
- 受区充分止血
- 移植组织的贴合性
- 移植组织的制动
- 尽可能行初期关闭缝合（双重血供）

软组织移植的愈合主要依靠充分的受区准备和血供。移植组织最初成活是借助血浆的弥散和再血管化，而移植组织良好的贴合性及制动是关键。移植组织动度增加会干扰再血管化过程，并增加坏死的概率。移植组织的贴合性是手术成功的必要条件，并且减少了初期移植物与受区血浆弥散和毛细血管长入的距离，可以提供早期的养分需要。同时，充分的受区止血也会减少毛细血管的出血及大的血凝块形成，以保证血供不受影响。如果移植位点血供不佳（诸如局部瘢痕、种植体的基台或根面部位），可以采用邻位带蒂组织瓣代替游离组织瓣。如果无法使用带蒂组织瓣，那么移植位点和游离组织瓣要足够宽大以保证充足的血供[5]。当准备移植受床的时候，临床医生必须保证受区组织表面的完整性，并使移植组织能够得到足够的制动。受区充分的止血也能辅助移植组织获得良好的贴合性。

一般来说，完整和血运良好的骨膜是移植软组织理想的覆盖层。骨膜常常有充足的血供，且具有不可移动性，因此将移植组织与之缝合可以获得良好的制动。同时，移植组织应该薄厚一致，才能使其与受区有更好的贴合性。移植组织瓣的厚度在愈合过程及二次移植瓣的收缩中起重要作用。薄及中厚组织瓣有较高的成活率，而厚组织瓣的二次收缩较少，可获得较好的治疗效果，但对术者手术技巧的要求较高。最后，为了提高治疗效果及降低移植组织瓣的坏死可能性，临床上尽可能设计一个与移植位点相应的切口、翻瓣，并且一期关闭切口。

四、软组织移植的时机

软组织移植可以在种植治疗的不同时间段进行，其可在种植治疗前、骨移植同时或之后、种植体植入同期、种植二期手术或者在牙冠黏结后进行。牙冠黏结后再进行软组织移植，其预期稳定性及成功率将会下降（图 10.4）。

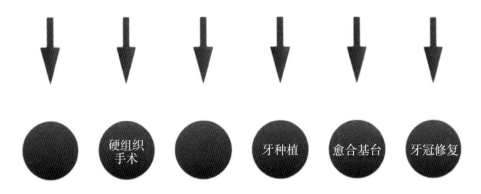

图 10.4 软组织移植的时间表

五、自体结缔组织移植术

在口内，有多处供区可以行结缔组织移植。最常使用的供区就是硬腭黏膜，其次为上颌结节和磨牙后垫区。上颌结节区组织最厚，上腭区能提供较多的组织量。组织切取的量受限于完整牙列患者。

口内获得的结缔组织瓣通常可以分为两类：上皮下结缔组织瓣和带上皮的结缔组织瓣（图 10.5A~C）。

1. 带上皮的腭组织移植

多年来，治疗牙龈黏膜缺损最常用的方法是带上皮的腭组织移植。Bjorn[6] 和 Sullivan 及 Atkins[7] 最先报道了自体游离结缔组织移植。Sullivan 等根据厚度将上腭结缔组织移植进行了分类，即全厚或断层组织瓣移植。全厚组织瓣移植增加附着龈的临床效果较为理想，对医生操作技术要求较高。全厚组织瓣的二次收缩率一般较断层组织瓣低。

■ 手术方法

用 15 号手术刀，在附着龈和游离龈连接处做一预期长度的水平切口，然后在切口的两端做垂直切口。用剪刀或手术刀做骨膜上翻瓣。在操作中一定要尽量贴近骨膜，将上皮、结缔组织及肌纤维切断翻开，使可移动的组织量最小化。该步骤对降低移植组织瓣的动度及加速愈合至关重要。然后继续在骨膜上进行翻瓣预备受床（图 10.6A、B）。前已提及，骨膜组织可以用于缝合固定移植组织瓣。当翻瓣完成后，可以根向移位缝合或切除。

受区准备完后，临床医生将重点放于供瓣区。首先应有一个模板来确定移植组织瓣的大小。一般从上腭获取移植组织瓣（范围自第二前磨牙远中至尖牙近中），避开正中线和旁正中线黏膜皱襞。用 15 号刀片切取移植组织瓣，先做上方的切口线，距离牙齿釉牙骨质界下方 3 mm。用 15 号手术刀或眼科剪由上到下在预定的深度解剖分离组织瓣（图 10.6C）。切取移植组织瓣后，如果需要，将其修剪成合适的外形和厚度（图 10.6D）。移植组织瓣与受区贴合后，用 4-0 或 5-0 可吸收缝线缝合。可以先缝合瓣的近中，然后是远中角，这样可以确保移植瓣覆盖全部受区，并与受区很好地贴合，最后将移植瓣其他部位缝合以达到完全固定（图 10.6E）。如果需要的话，可以附加垂直褥式或水平褥式缝合来固定移植瓣。缝合结束后，将

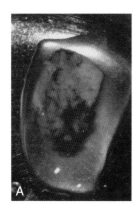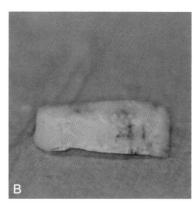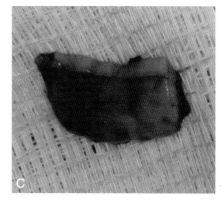

图 10.5 A.上皮下结缔组织瓣。B.带上皮的结缔组织瓣。C.带上皮领的上皮下结缔组织瓣

移植瓣压迫约 10 min，以止血及消除移植瓣和受区之间的无效腔。从生物生理学的角度来讲，在缝合后的一段时间甚至更长时间，血浆转换成纤维蛋白，可以将移植瓣与受区组织更好地黏合，并且促进营养物质扩散进入移植瓣内（图 10.6 F~H）。

2. 上皮下结缔组织瓣的制备

移植瓣常在上腭第一磨牙腭根至尖牙之间切取，该区域组织在上腭通常是最厚的。在瓣的切取过程中，注意不要损伤腭大动脉 [8]。Reiser 的研究表明，腭大动脉经腭大孔进入上腭，向切牙孔方向经过硬腭前部。腭大孔通常位于第二磨牙和第三磨牙之间的水平线与硬腭骨凹陷处垂线的连接处。腭大动脉距上颌牙腭根的釉牙骨质界 7~17 mm，平均距离约 12 mm（图 10.7）。上腭穹窿平坦的患者，该距离要短一些；而腭穹窿高耸的患者，该距离要长一些。相对于腭前部，在腭大孔附近手术会导致腭大动脉的医源性损伤，引起较大量的出血。切取组织瓣的宽度应控制在 8 mm 以内，这将会降低腭大动脉的出血风险。

上腭软组织一般由三部分构成：上皮层、上皮下结缔组织和黏膜下层。在上腭前部，尤其是在穹窿处，黏膜下层脂肪较

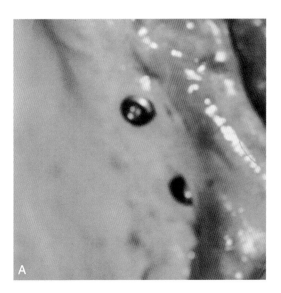

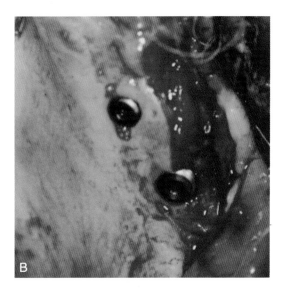

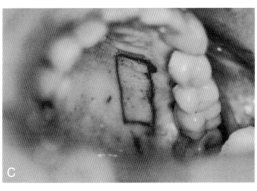

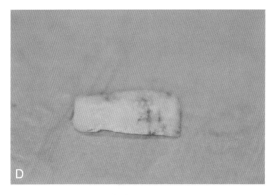

图 10.6　A. 术前显示后方的种植体颊侧无明显附着龈组织。　B. 在颊侧做断层切口，骨膜上翻瓣并将瓣推向根部缝合固定。　C. 断层切取带上皮的结缔组织瓣。　D. 图示切取的带上皮的结缔组织瓣

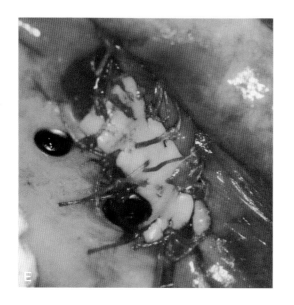

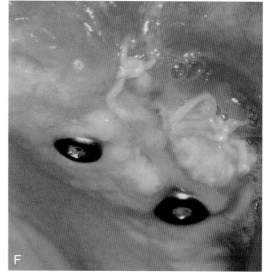

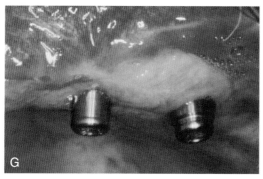

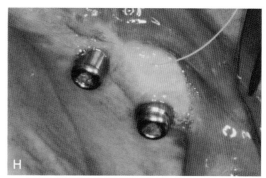

图 10.6（续） E. 移植瓣的缝合。 F. 术后 4 周随访。 G、H. 术后 2 年随访

为丰富。当切取移植瓣后，应该将脂肪层剪除，以降低移植瓣的动度（图 10.8）。另外，切取的移植瓣应与受区大小一致，以提高贴合性。为了保存移植瓣的活力，建议将其临时储存于供瓣区或置于生理盐水浸泡的海绵中。

上皮下结缔组织瓣的切取技术及方法各有不同，主要的不同之处是数量和表面切口类型。

单一切口技术适用于不需要上皮领的病例，具体操作如下。术区行局部浸润麻醉，在距釉牙骨质界 2~3 mm 做一断层切口，切口起自上颌第一磨牙近中至尖牙

（图 10.9 A、B）。用 15 号手术刀在该切口内潜行锐性分离，注意其方向要与上腭黏膜组织平行（图 10.9 C、D）。移植瓣至少保证 1 mm 厚度，可以降低移植瓣脱落和坏死的概率，上述并发症会增加患者术后的疼痛和不适。上皮下锐性分离的宽度约为 8 mm，这个宽度通常和 15 号手术刀的切端部分相一致。精确地锐性分离后，在上皮下形成一个矩形的口袋状结构（图 10.9 E）。第二次横行切口在袋内距离第一次切口深部 1~1.5 mm，直达骨面（图 10.9 F、G），这样可获取至少 1 mm 厚的结缔组织瓣。表面的上皮瓣复位缝合后可

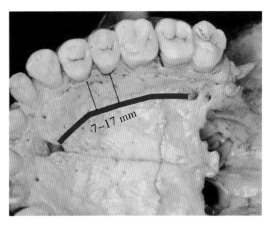

图 10.7　腭大动脉自腭大孔向前至切牙孔走形示意图，红线为腭大动脉位于硬腭的投影。腭大动脉距上颌牙龈根的釉牙骨质界为 7~17 mm，平均距离约 12 mm

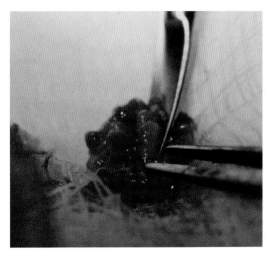

图 10.8　切取的上皮下结缔组织瓣，用剪刀将脂肪组织去除

以增加供瓣区初期愈合的能力，并且降低伤口裂开和失败的概率。上皮下口袋形成后，在袋的内侧靠近最前方做一直达骨面的垂直切口线（图 10.9 H），接着在其后部做一直达骨的垂直切口线（图 10.9 I）。使用骨膜剥离子或其他类似器械在骨膜下方将结缔组织瓣翻（图 10.9 J）。用组织钳将结缔组织瓣轻柔地向外牵拉，再在其根方做一切口（图 10.9 K、L），最后将

组织瓣完全取下（图 10.9 M、N）[9~11]。

另外一种类型的单切口线手术方法中，其不同点主要是在距离釉牙骨质界 2~3 mm 做第一次水平切口时全层切开（图 10.10 A、B）。然后，用小圆刀在上皮下做潜行锐性分离（图 10.10 C、D），并且平行于腭部向周围延伸。组织瓣的切取过程同上述方法[12]。

双切口线外科手术的操作步骤是，用含有血管收缩剂的局麻药物行术区局部浸润麻醉后，在距牙龈缘的根方 2~3 mm 处做一全层切开的水平切口，范围自第一磨牙近中至尖牙。第二条水平切口距第一条切口线 1~2 mm。第二条水平切口的深度为 1~1.5 mm，然后用 15 号手术刀行上皮下潜行锐性分离（图 10.11A~D），分离方向应与上腭平行，结缔组织瓣厚度至少 1 mm，这样才能避免组织瓣脱落和坏死。第二条水平切口上皮下锐性分离，切取宽度为 8 mm 的组织瓣，这个宽度与 15 号手术刀的切端部分相一致。方法同前所述，要分离出一个矩形的口袋状结构。在口袋前部垂直于骨面做一切口，直至骨面。然后，在口袋后部做一垂直于骨面的切口，直至骨面。通常用骨膜剥离子或类似器械进行骨膜下翻瓣，将大部分组织瓣游离（图 10.11 E、F），用组织钳将其轻轻向外牵拉，最后在靠近中线做一水平切口将组织瓣取出（图 10.11G）。移植部位缝合后常需要压迫，供瓣区用胶原或止血材料填塞止血，并用 4-0 可吸收缝线缝合。需要注意的是，术中尽量取带有骨膜的上皮下结缔组织瓣，这样操作较容易，并降低移植瓣的二次收缩率。

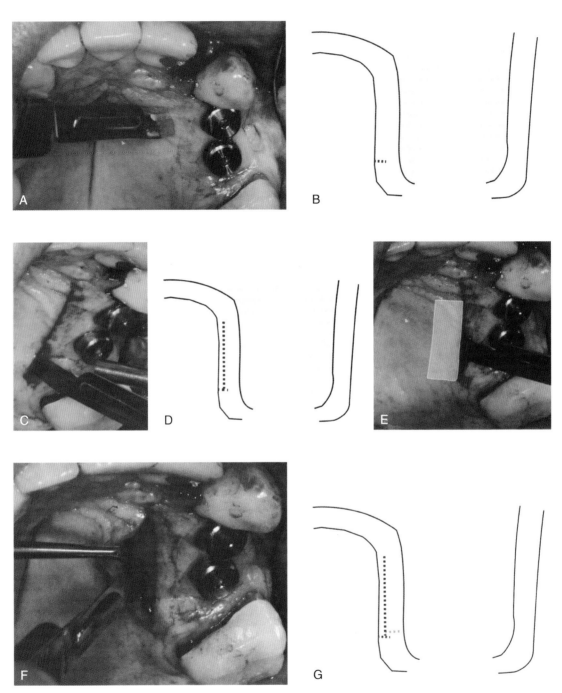

图 10.9　A.第一次水平断层切口，自第一磨牙至尖牙。B.断层切口线的示意图（红色虚线所示）。C.上皮袋内锐性解剖分离深度为 8~10 mm 。D.上皮袋内锐性分离切口线示意图。E.上皮袋内矩形解剖分离（断层分离）。 F.第二次水平切口线位于第一次切口线深面，偏根向，距离第一次切口约 1 mm。G.第二次切口线示意图（蓝色虚线所示）

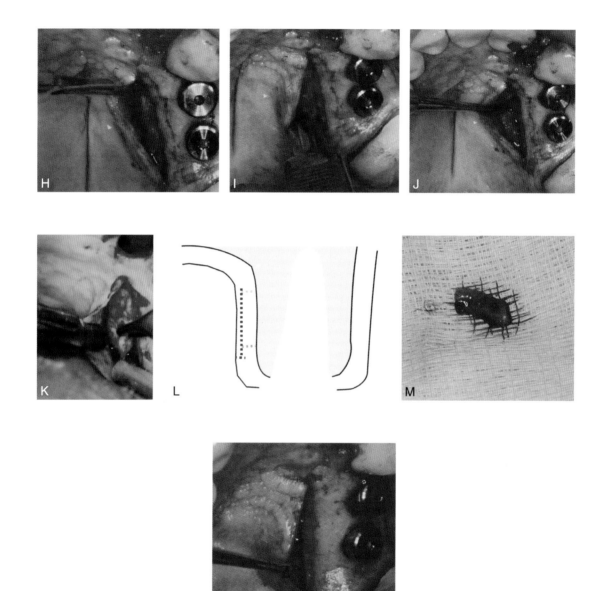

图 10.9（续）　H. 在袋内向前锐性分离直达骨面。I. 袋内后部垂直切口直达骨面。J. 在骨膜下做解剖分离，翻起组织瓣。K. 袋内最深处做横行切口，将移植瓣完全切取下来。L. 根方切口示意图（灰色虚线所示）。M. 将上皮下结缔组织瓣的脂肪组织去除。N. 上腭切口切缘下留有 1 mm 宽度的上皮下领口，有利于缝合和减少伤口裂开

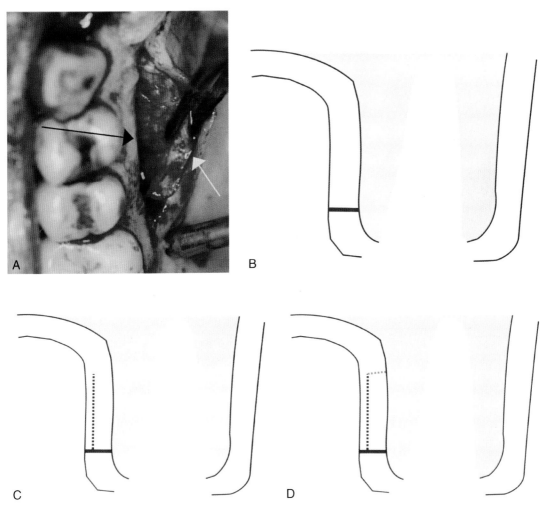

图 10.10　A. 第一次全层切开的水平切口（黑色箭头所示）；断层切口位于第一次切口的深面（白色箭头所示）。B. 第一次全层切开的切口示意图（红色实线所示）。C. 断层切口线示意图（红色虚线所示）。D. 根方切口线示意图（蓝色虚线所示）

六、改良腭瓣翻转技术

Abrams[13] 描述了最初的上腭瓣翻转技术，即将黏膜上皮与上皮下结缔组织进行分离以获取断层结缔组织瓣。该结缔组织从腭部掀起，最后翻转移植于颊侧牙龈区，以解决该部位软组织量不足的问题。Scharf 和 Tarnow[14] 于 1992 年提出了改良的腭侧组织瓣翻转移植技术。他们用 15 号手术刀在缺牙区近中做全层切口，由腭侧延伸至颊侧，避免损伤牙龈乳头，且具备足够的长度，以使组织瓣可以顺利从腭部翻转移植在颊侧区域（图 10.12A）。然后在远中做同样的切口，最后在牙槽嵴顶腭侧垂直于两侧切口线做一断层横切口，用手术刀在上皮下向腭侧行潜行锐性分离（图 10.12B）。此时翻起一个合页状的上皮组织瓣，最后在腭侧做一横切口连通两侧切口线，深度达骨膜（图 10.12C）。使用骨膜剥离子翻起这个腭侧带蒂上皮下结

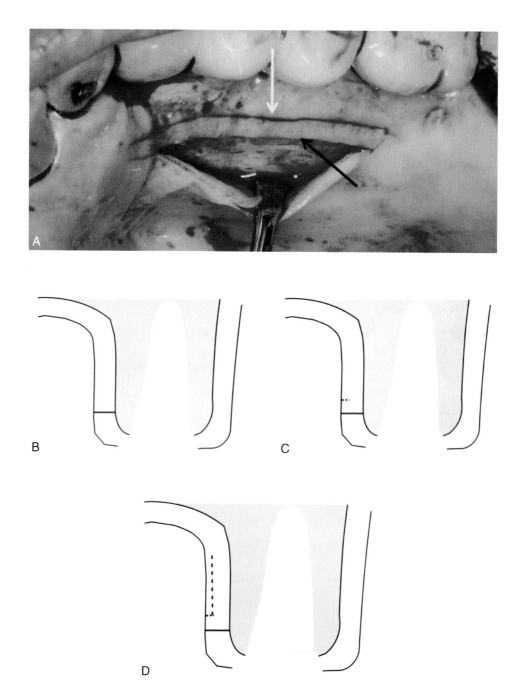

图 10.11　A. 在双切口线方法中，第一条全层切开切口（白色箭头所示），第二条断层切口线距离第一条切口线根方 1~1.5 mm（黑色箭头所示）。B. 第一条切口线示意图（红色实线所示）。C. 第二条断层切口线示意图（红色虚线所示）。D. 上皮下断层组织瓣分离范围的示意图（红色虚线所示）

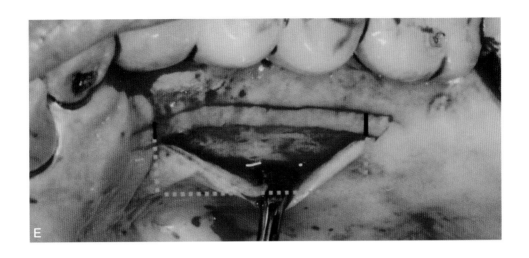

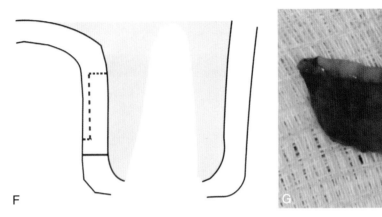

图 10.11（续） E.前部、后部垂直切口，根方水平切口线示意图，黑色实线切口要全层切至骨面，灰色虚线切口位于袋内，直达骨面。F.根方水平切口线示意图。G.带有上皮领的上皮下结缔组织瓣

缔组织瓣，将该瓣向颊侧翻转塞入颊侧牙龈下方隧道内，采用水平褥式缝合固定（图 10.12D）。这种方法可以有效地解决颊侧软组织略不足的问题（图 10.12E）。但需要重点提出的是，在上颌前部该方法较难实施，尤其是腭皱襞较明显的患者，在前磨牙区域比较容易操作，此部位的上腭组织较厚，而且操作容易。

作者认为上皮下结缔组织瓣优于带蒂翻转腭瓣，因其可以应用于大多数软组织缺损的病例，且更易操作，而且临床效果更加理想和可预判。

改良腭侧结缔组织翻转瓣技术可以用于种植二期手术暴露和连接愈合基台。使用牙周探针来确定种植体的位置，可以使用金刚砂车针、激光或 15 号手术刀对种植体的𬌗面牙龈去上皮（图 10.13B）。然后，在腭侧做一半圆形切口直至骨面，将组织瓣翻转塞进颊侧牙龈下方隧道内（图 10.13C），并用水平褥式缝合固定。最后，安装愈合基台或临时冠（图 10.13D）。

七、袋成形术

袋成形术通常用于增加颊侧软组织量，该技术主要用于即刻种植时软组织增

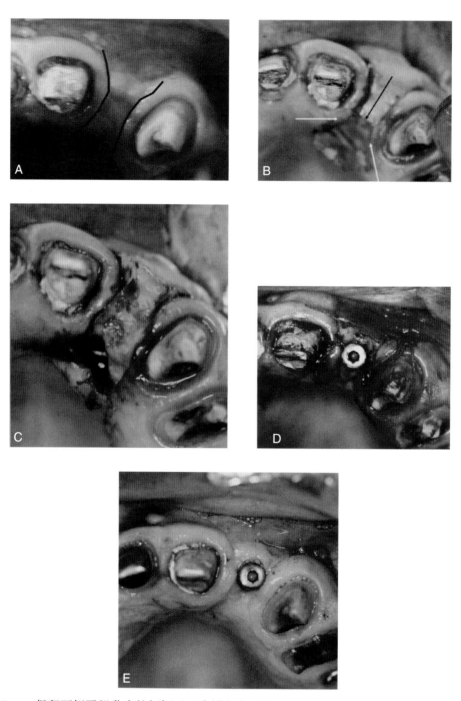

图 10.12　A. 保留两侧牙龈乳头的颊侧近远中纵行全层切口。 B. 牙槽嵴偏腭侧的横行断层切口线
（黑色箭头所示）连接了两侧纵行全层切口线（白色箭头所示）。C. 翻起腭侧断层上皮组织瓣，
瓣下方偏根方横行切口线全层切开至骨面，骨膜下翻瓣，将上皮下结缔组织瓣自腭部向颊侧剥离。
D. 腭部上皮下结缔组织瓣向颊侧翻转插入颊侧组织瓣下方隧道，水平褥式缝合固定。E. 术后 12
周随访伤口愈合情况，可以看到种植体颊侧软组织较为丰满而腭侧软组织较薄

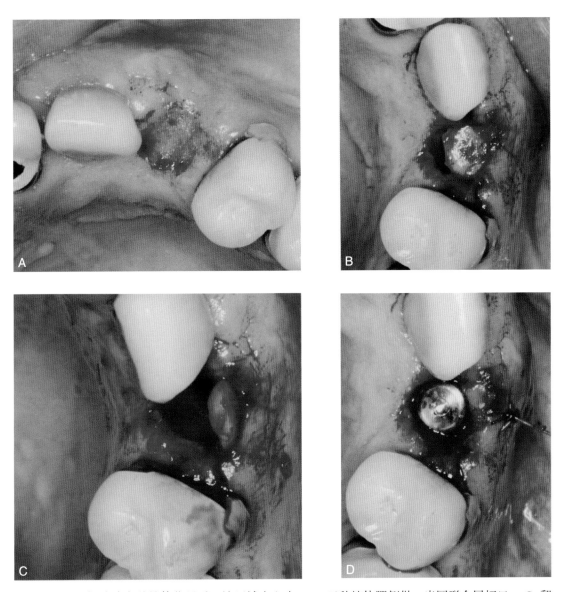

图 10.13　A. 探诊确定种植体位置后，该区域去上皮。B. 于种植体腭侧做一半圆形全层切口。C. 翻起腭部组织瓣卷入填塞于颊侧牙龈下方的隧道。D. 填塞后的腭部组织瓣用水平褥式缝合固定

量，或用于矫正软组织水平种植体或冠修复后的种植体周围软组织缺损。用角膜切开刀在颊侧做一横行切口（图 10.14A、B）。该切口必须有正确的角度，才能在骨膜上进行潜行分离解剖来保证移植物的双重血供。袋壁应有足够的厚度来降低塞入移植瓣后穿孔、撕裂的可能。这项技术依赖手术者的精细操作，作者认为做一个厚壁的

黏膜袋甚至在骨膜下分离是较为保险的。

　　袋的潜行分离要广泛延伸至缺牙区两侧，这样才能保证移植组织瓣有较多的血供（图 10.14 C、D）。分离的范围要超过膜龈结合处，以方便移植瓣的嵌入。袋成形后，用骨膜剥离子来探诊评估袋的大小。从腭部切取的移植瓣要修剪至与袋大小一致。缝合时建议使用 3-0 的带针可吸收缝

合线，依次穿过膜龈结合处的袋壁、移植瓣，然后再反穿回来，先穿过移植瓣，再从膜龈结合处的袋壁穿出（图 10.14 E、F）。此时用一只手通过牵拉缝线将移植瓣固定好，另外一只手用骨膜剥离子将移植瓣推入袋内。当移植瓣到达预计位点时，将缝线打结以防止移植瓣向根方移位（图 10.14 G）。移植瓣还可以用悬吊缝合的方法（若行冠修复的话）或另外几针水平褥式缝合固定，最后局部压迫 5~10 min。

这种技术的一种变化是用 Buser 剥离子或骨膜剥离子预备一个骨膜下袋，延伸至膜龈结合处。使用上述方法将移植瓣嵌入袋内（图 10.15~10.17）。

八、血管化的骨膜结缔组织瓣（VIP-CT）

Schlar 描述了将血管化的骨膜结缔组织瓣（VIP-CT）用于大面积的软组织缺损修复[15]。这项技术主要是将一个带蒂的岛状瓣旋转至上颌前部区域，瓣的血供主要是随意血管的供应。VIP-CT 瓣的主要优点之一是在进行软组织和硬组织同时增量时效果好。相比传统的游离结缔组织瓣移植，VIP-CT 瓣可以很好地在水平向和垂直向增加软组织量。医生也希望使用这类瓣能增加移植的稳定性，同时降低二期收缩率。对于受植区组织血供较差的情

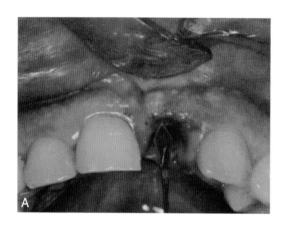
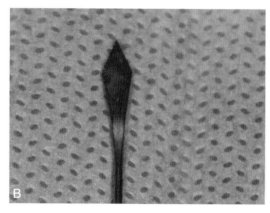
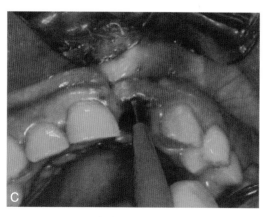
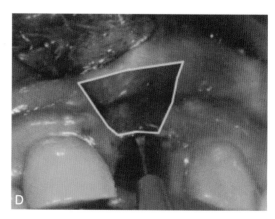

图 10.14　A. 用角膜切开刀形成种植体颊侧牙龈袋。B. 角膜切开刀。C. 在制备颊侧牙龈袋的时候，分离的范围必须越过膜龈结合处。D. 袋的范围示意图

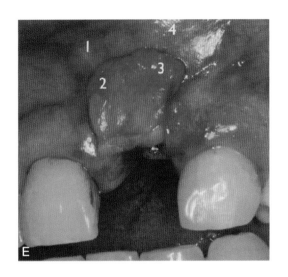 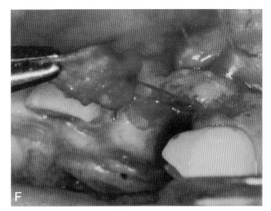

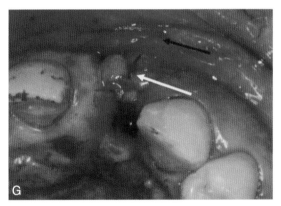

图 10.14（续） E.切取与袋大小一致的软组织移植瓣，按照序号 1~4 的顺序进针将移植瓣缝合固定在袋壁上。F.移植瓣放入袋内固定缝合前情况。G.移植瓣用水平褥式缝合固定（白色箭头所示），打结部位在颊侧牙龈外面（黑色箭头所示）

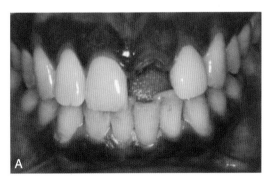 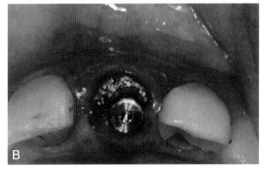

图 10.15 A.患者左上颌中切牙残根无法修复，右上颌中切牙为种植体修复。 B.拔除左上颌中切牙残根，行即刻种植，在种植体和颊侧骨板之间的间隙内植入异种骨颗粒

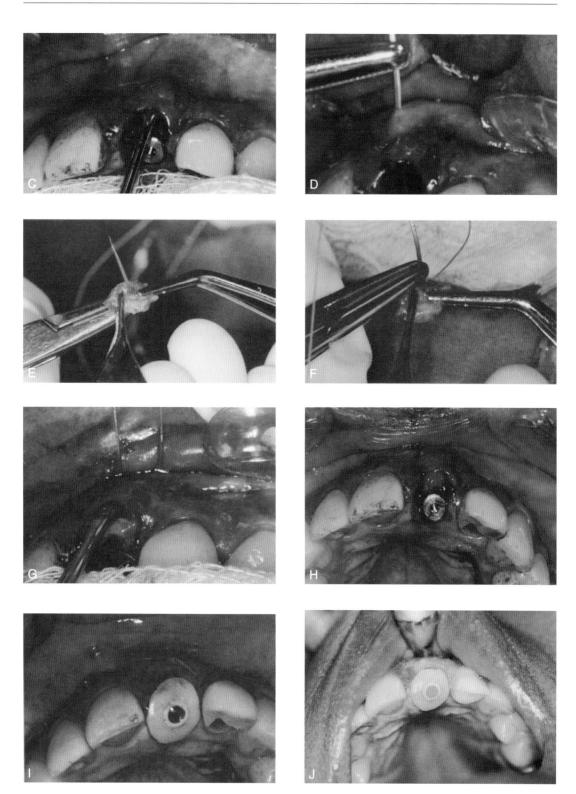

图 10.15（续） C.用骨膜剥离子在颊侧牙龈下潜行分离形成组织袋，袋底超过了膜龈结合处。D.缝合针穿过膜龈结合处，自颊侧牙龈深面穿出。E.缝线自结缔组织瓣骨膜面穿过。F.缝线二次穿出结缔组织瓣。G.用缝线悬吊固定结缔组织瓣，用骨膜剥离子将其塞入袋内。H.结缔组织瓣完全就位。I.安装一个临时愈合基台。J.移植瓣在临时冠修复前的愈合情况

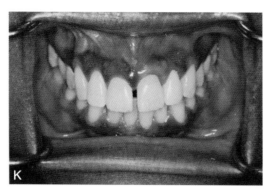

图 10.15（续） K.种植体植入同期软组织移植术后 1 年患者正面观

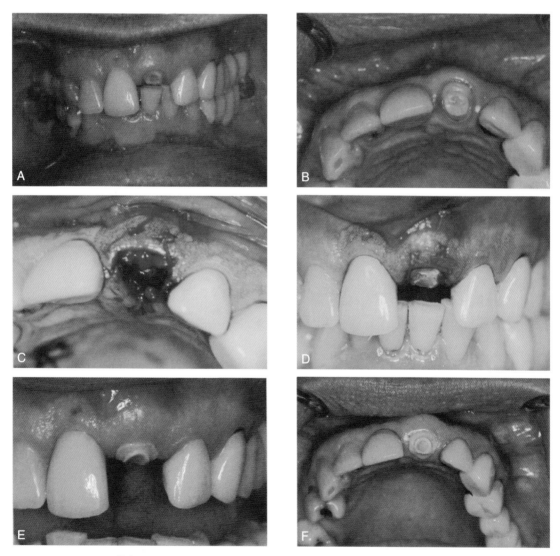

图 10.16 A.无法修复的左上颌中切牙残根正面观。B.左上颌中切牙残根殆面观。C.殆面观：种植体植入左上颌中切牙位点，结缔组织瓣嵌入颊侧软组织袋内缝合固定，安装个体化的临时愈合基台之前情况。D.安装临时愈合基台。E.愈合后 4 个月正面观：显示种植体根方轮廓保存效果明显。F.愈合后 4 个月殆面观：种植体根方外形轮廓保存效果明显

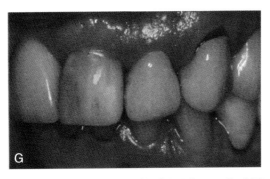
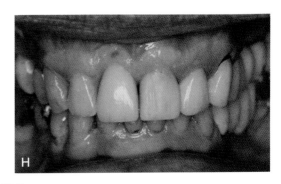

图 10.16（续） G.临时冠侧面观。H.临时冠正面观

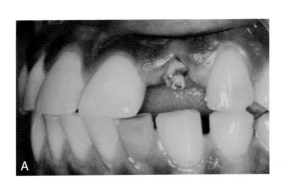
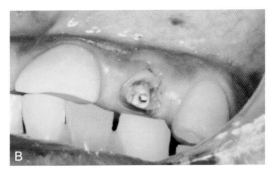

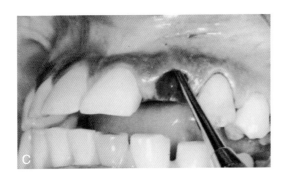
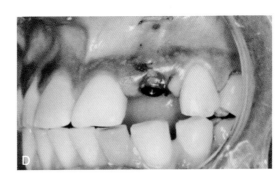

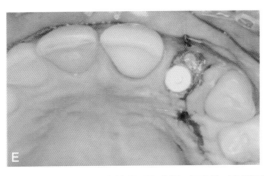
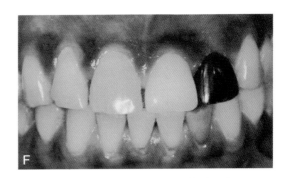

图 10.17 A.左上颌侧切牙残根正面观，该牙无法修复，属于薄龈生物型。B.左上颌侧切牙殆面观。C.用骨膜剥离子行袋成形术。D.正面观：种植体即刻植入后，移植瓣嵌入颊侧软组织袋内并缝合固定。E.殆面观：移植瓣嵌入种植体颊侧软组织袋。F.最终冠修复后正面观：冠周围牙龈边缘稳定

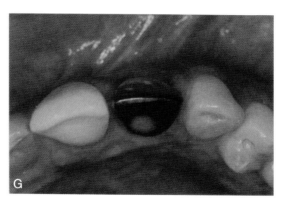

图 10.17（续）　G. 最终冠修复后拾面观，显示根方外形保存效果

况（例如大面积瘢痕），该瓣也是一个理想的选择。

用含有血管收缩剂的麻药行术区局部浸润麻醉。首先进行受植区的准备，通常采用保留牙龈乳头的纵形切口，切口要越过牙槽嵴顶部到达牙槽嵴的腭侧，这样可以使牙槽嵴完全暴露，并在手术后增加垂直向软组织的厚度。保留牙龈乳头的切口要注意在缺牙处的近中和远中都要向腭侧较大范围的延伸（图 10.18A、B）。然后，在缺牙区腭侧低于游离龈边缘大约 3 mm 处做一全层切开的横行切口，将近远中纵行切口相连（图 10.18C）。在腭侧自第一磨牙延续至前述腭部切口区域做一断层切口，在前部潜行分离组织瓣较为困难，尤其是在腭皱襞区，锐性分离时应保持组织瓣的厚度（至少 1 mm），并遵循自后向前的顺序以便于瓣分离（图 10.18D~F）。

在第二前磨牙远中做一纵行切口，深达骨面并向牙根方向尽量分离，注意勿损伤腭大动脉。然后做第二条横行切口，起自近腭中线处，平行于第一条横行切口，延伸至第一前磨牙的远中。切口线的弯曲方向应朝向腭中线区域，这样可以保证切口线远端到牙龈乳头区域不会影响组织瓣

的血供（图 10.18G）。使用 Buser 剥离子或骨膜剥离子在骨膜下翻瓣，起自第二前磨牙远端向前至腭中分区域。如果 VIP-CT 瓣修复组织缺损的位点越靠近前部，那么 VIP-CT 瓣转动的半径就越大，需要更为广泛的分离。对于一些比较严重的病例，还需要做一个逆向的回切口。最后瓣完全松解后，用 4-0 含铬可吸收缝线稳固地缝合于受植区域（图 10.18H~J）。一般建议将组织瓣的带骨膜的一面朝向骨面，这样可以保留组织瓣的成骨潜力。在特殊情况下，当需要在垂直向增加软组织量时，瓣带有骨膜一面可以不贴在骨面上。当瓣缝合固定后，在上腭供瓣区局部填塞少量可吸收性明胶海绵或止血材料，并用可吸收线缝合伤口。

颊侧瓣复位与腭侧瓣对位靠拢，进行标准的间断缝合（图 10.18 K~N）。有些情况下，伤口不能严密缝合，可能在蒂的部位留有一个缝隙，通常这些部位会有上皮化而不会造成移植瓣的缺失。不建议患者佩戴可摘局部义齿（带基托），因其会对腭侧的蒂部造成压迫而影响血供。此外，由于一定量的移植组织位于腭部，会

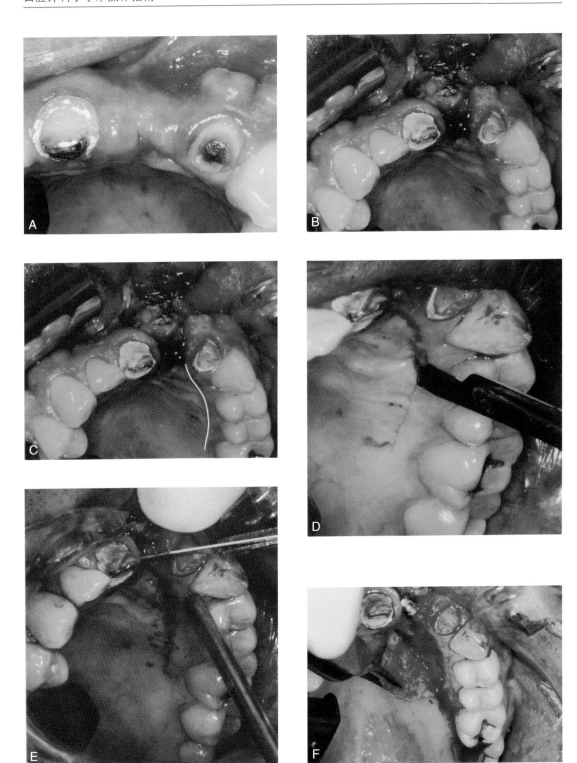

图 10.18 A. 左上颌中切牙缺失区情况殆面观。B. 保留牙龈乳头颊侧近远中纵行切口，并且向腭侧延伸。C. 腭部横行全层切口起始于缺牙区远中至第一磨牙近中（白线所示）；缺牙区近中保留牙龈乳头的切口向腭侧延伸约 4 mm 的全层切口（黑线所示）。D. 腭部的断层切口，起始于第一磨牙区域向腭前部延伸。E. 腭部断层切口，上皮下锐性切割分离延伸至腭前部及缺牙区近中。F. 腭部断层切口翻瓣完成

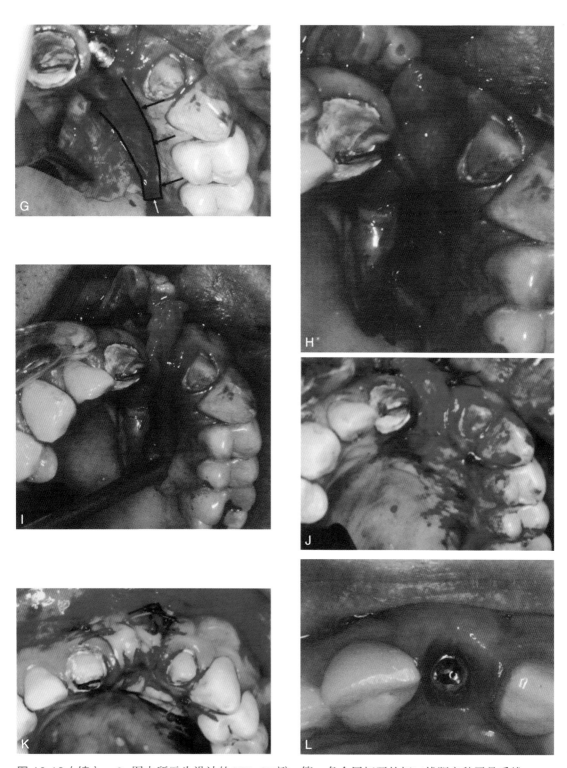

图 10.18（续） G. 图中所示为设计的 VIP-CT 瓣，第一条全层切开的切口线距离釉牙骨质线 3 mm（黑色箭头所示），第二条全层切开的纵向切口位于第二前磨牙近中或远中（白色箭头所示），第三条切口线平行第一条切口线，向近中弯曲（灰色箭头所示）。H. 带蒂的岛状瓣翻瓣。I. 带蒂岛状瓣翻起向前部旋转。J. 带蒂岛状瓣旋转后缝合固定。K. 颊侧和腭侧组织瓣缝合后。L. 殆面观：种植二期手术后显示种植体颊侧增加的软组织量

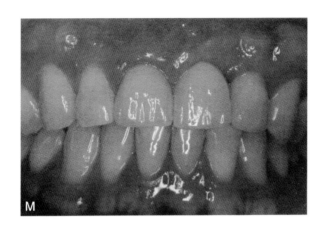

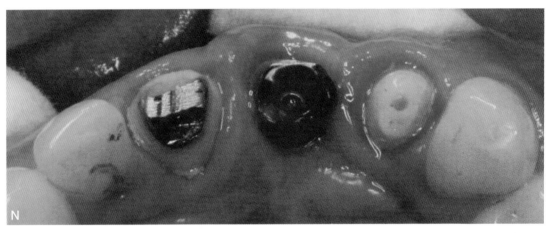

图 10.18（续）　M.冠修复后正面观。N.冠修复前𬌗面观

在调整义齿就位时遇到相当大的困难。作者建议在这一类病例中应用压膜式间隙保持器，而不是传统的活动义齿（图10.19,10.20）。

九、游离上皮下结缔组织移植

在种植技术中常用游离上皮下结缔组织移植。移植位点的准备一般根据软组织移植时机的需要。上腭全层或断层切口翻瓣后，切取上皮下结缔组织瓣。移植瓣要修剪大小，使其与受区颊侧组织瓣相适合，用4-0可吸收性带针缝线将移植瓣缝合固定（图10.21）。还有一种方法是先将移植瓣首先缝合固定于骨膜上，然后缝合颊、腭侧组织瓣，完全覆盖移植瓣[15]（图10.22）。

十、术后护理

术后疼痛建议使用非处方类药物或麻醉药物对症处理。在术后 10 d 内用 0.12%的氯己定漱口，每日 2 次；同时配合温的生理盐水每日漱口 3~5 次。嘱患者术后 4 周之内不能在术区及附近使用喷水洁牙器或电动牙刷。术后 6 h 内建议患者用冰袋冷敷患侧面部，每次 10 min，每小时 2 次。术后 1 周之内进软质饮食，同时戒烟 4~6 周。

术后 7~14 d 预约患者复诊，检查伤

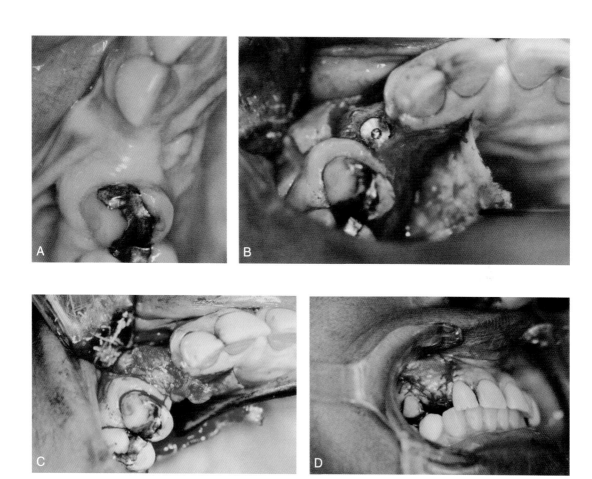

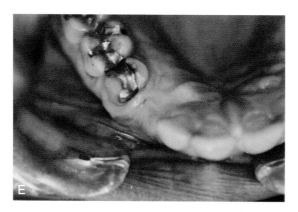

图 10.19　A. 移植术前殆面观。B. 颊侧和腭侧组织瓣翻开后。C. 带蒂的岛状瓣翻转至移植区。D. 组织瓣缝合完成后。E. 移植术后愈合情况。E. 移植术后愈合情况

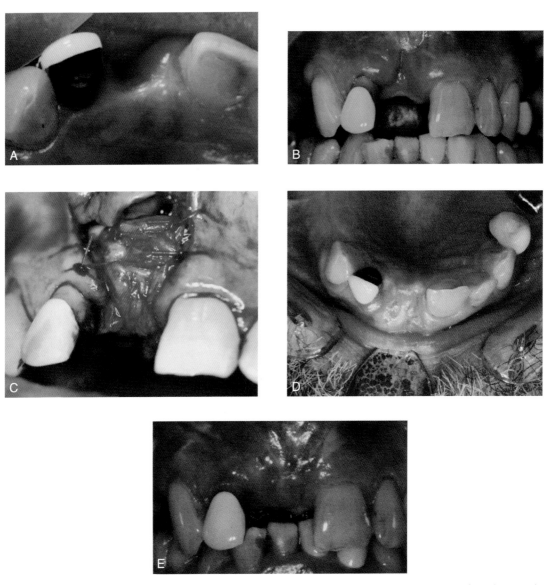

图 10.20　A. 移植术前殆面观。B. 术前正面观。C. 带蒂的岛状瓣翻转至移植区并缝合固定。D. 术后殆面观。E. 术后正面观

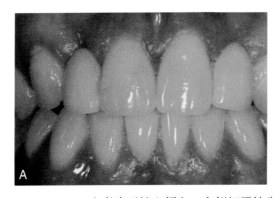
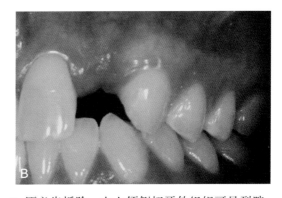

图 10.21　A. 患者先天性上颌左、右侧切牙缺失。B. 原义齿拆除，左上颌侧切牙软组织可见裂隙

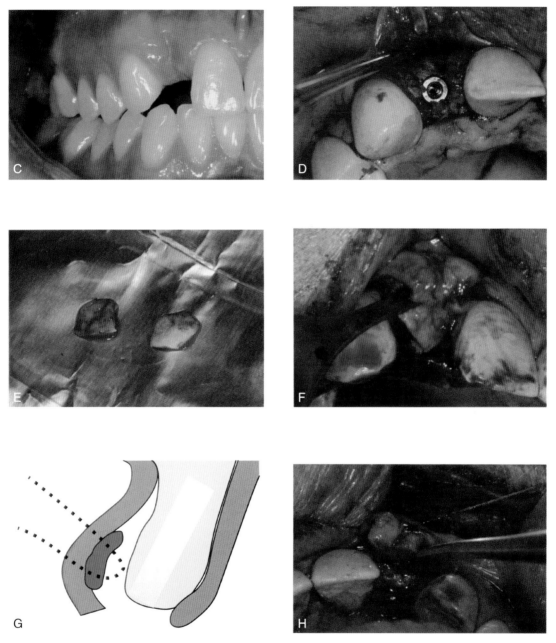

图 10.21（续） C. 右上颌侧切牙软组织也可见明显裂隙。D. 种植体植入。E. 在上腭切取的上皮下结缔组织瓣。F. 将移植瓣放入预定位置。G. 水平褥式缝合将移植瓣固定于颊侧组织瓣上，黑色虚线为缝线，粉色部分为颊侧组织瓣，红色为上皮下结缔组织移植瓣，黄色为骨质。H. 通过缝线打结将移植瓣固定于颊侧组织瓣上

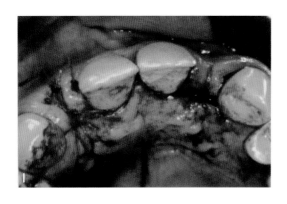

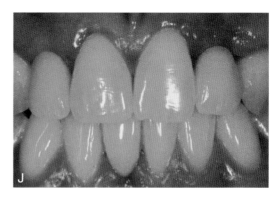

图 10.21（续） I. 殆面观：右上颌侧切牙行软组织瓣移植，而左上颌侧切牙未放入移植瓣。J. 左、右侧切牙最终冠修复正面观

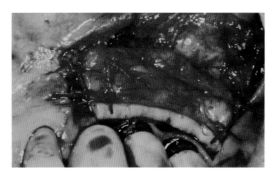

图 10.22 上皮下结缔组织瓣直接稳固缝合于受植区骨膜上

口愈合的情况。如果使用了牙周塞治剂，于拆除缝线同时去除。

十一、并发症的处理

1. 出 血

出血可以在术中或者术后发生，一般采用局部压迫止血，可减缓出血，如果出血点明确，可以采用电凝或者结扎止血。如果出血点不明确，可以采用缝扎的方法止血，或者局部注射含肾上腺素的麻药，同时配合局部压迫止血。

2. 供区伤口裂开

术后供区伤口裂开是引起患者不适

的常见原因之一（图 10.23），一般推荐保守治疗，术区会有肉芽组织增生，并在 3~4 周之内痊愈。

3. 移植软组织瓣部分或全部坏死

虽然结缔组织移植成功率较高，但是也可能发生移植组织瓣部分或全部坏死（图 10.24 A、B）。通常建议保守治疗，行清创术清除坏死组织。如果创面有纤维组织增生，则应进一步观察。防止移植软组织瓣术后坏死的一个关键点就是在术中良好的固定。

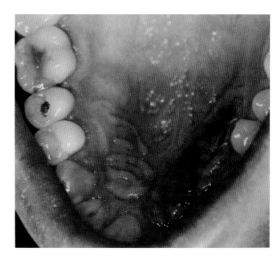

图 10.23 供瓣区伤口裂开

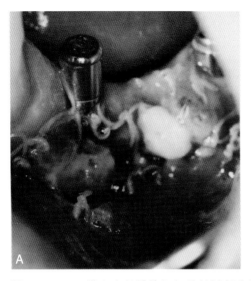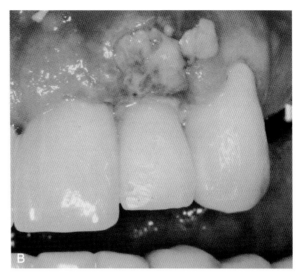

图 10.24　A. 带上皮的结缔组织移植瓣部分坏死。B. 上皮下结缔组织移植瓣部分坏死

参考文献

1. Füirhauser R, Florescu D, Benesch T, et al. Evaluation of soft tissue around single-tooth implant crowns: the pink esthetic score. Clinical Oral Implants Research, 2005, 16(6): 639–644.

2. Olsson M, Lindhe J. Periodontal characteristics in individuals with varying form of the upper central incisors. Journal of Clinical Periodontology, 1991, 18(1): 78–82.

3. Olsson M, Lindhe J, Marinello CP. On the relationship between crown form and clinical features of the gingiva in adolescents. Journal of Clinical Periodontology, 1993, 20(8): 570–577.

4. Bhat V, Sherry S. Prevalence of different gingival biotypes in individuals with varying forms of maxillary central incisors: A survey. Journal of Dental Implants, 2013, 3(2): 116–121.

5. Sclar A. Soft tissue and esthetic considerations in implant therapy. Chicago :Quintessence Publishing, 2003.

6. Sullivan HC, Atkins JH. Free autogenous gingival grafts. L Principles of successful grafting. Periodontics, 1968, 6(3): 121–129.

7. Bjorn H. Free transplantation of gingival propria. Svensk Tandlakare Tidskrift, 1963, 22: 684–685.

8. Reiser GM, Bruno JF, Mahan PE,et al. The subepithelial connective tissue graft palatal donor site: anatomic considerations for surgeons. International Journal of Periodontics and Restorative Dentistry, 1996, 16(2): 130–137.

9. Rees TD, Brasher WJ. A technique for obtaining thin split-thickness grafts in periodontal surgery. Oral Surgery, Oral Medicine, OralPathology, 1970, 29(1): 148–154.

10. Dibart S, Karima M. Practical Periodontal Plastic Surgery. Oxford: Blackwell, 2006.

11. Langer B, Langer L. Subepithelial connective tissue graft technique for root coverage. Journal of Periodontology, 1985, 56(12): 715–720.

12. Zuhr O, Hurzeler M. Plastic-esthetic periodontal and implant surgery a microsurgical approach. Chicago: Quintessence Publishing, 2012.

13. Abrams L. Augmentation of the deformed residual edentulous ridge for fixed prosthesis. Compendium of Continuing Education in General Dentistry, 1980, 1(3): 205–213.

14. Scharf DR, Tarnow DP. Modified roll technique for localized alveolar ridge augmentation. International Journal of Periodontics and Restorative Dentistry, 1992, 12(5): 415–425.

15. Palacci P. Esthetic implant dentistry, Soft and hard tissue management. Chicago: Quintessence Publishing, 2001.

（李亚娣 译，丁宇翔 审）

第11章 牙冠延长术

Serge Dibart

牙冠延长术有两个重要目标：美观和功能。为了达到这两个目标，手术的目的是向牙冠根方切除部分牙周组织，以重建生物学宽度，同时暴露更多牙体组织。通常将从龈沟底到牙槽嵴顶之间的恒定距离称为生物学宽度，包括结合上皮和牙槽嵴顶以上的牙龈结缔组织[1]。

贾吉罗[2]测量了人类牙齿的生物学宽度，平均2.04 mm。如果不良修复体侵占了生物学宽度的空间，会造成牙龈炎、不适、牙龈萎缩、牙槽骨丧失、牙周袋形成等其他问题[3-4]。

1977年，因格贝尔主张在牙槽嵴顶部与修复体牙龈缘之间保持3 mm的距离，从而保证修复体周围牙周组织的长期稳定，因此定义生物学宽度时加入了龈沟的高度[5]。可以通过外科方法（牙冠延长术）和正畸方法（外力牵引萌出），或两者相结合来重建生物学宽度[6-8]。

牙槽嵴顶部与牙龈缘之间保持3 mm的距离，这个被人们所熟知的概念受到了质疑，因为一些学者发现个体内和个体之间存在牙槽嵴与牙龈的变异。在临床上，牙槽嵴与牙龈的多样性导致患者与患者之间出现了相同或者不同的牙齿和牙弓形态[9]。事实上，有时3 mm规则不够完善，

牙槽骨外形修整量的不足导致牙龈边缘高度不够[10]。最新的文献主张在手术前事先测量术区的骨量，评估是否有合适的牙槽嵴上方附着龈宽度[11]。佩雷斯等做了一个人类学研究，评估了冠延长手术前、后牙槽嵴上方的附着龈宽度[12-13]。他们发现，依照术前的评估方法，一颗特定牙进行牙冠延长术后，牙槽嵴上方的附着龈宽度能被精确估计到（误差<0.5 mm）。他们还发现术后6个月牙槽嵴上方的附着龈宽度比术前整体减少了0.51~0.61 mm。因此他们得出了一个结论，在针对特定牙齿（尤其是美学区域）进行冠延长术时，为了使牙槽嵴顶部与牙龈缘之间有3 mm的距离，应该预留附着龈退缩的量。

一、适应证

牙冠延长术的适应证包括：

- 改善微笑露龈的高笑线患者的露龈程度。

- 修复因龋齿而广泛受损的牙齿，短的临床牙冠，外伤牙或有严重咬合功能障碍的牙齿。

- 因修复体冠边缘过于靠近牙槽嵴顶部而侵犯生物学宽度，牙冠延长术可以

恢复牙龈的健康。

牙冠延长术有一定的局限性：牙槽骨冠方有足够的牙龈高度，不需要牙槽骨外形修整，只需要选择牙龈内切或外切术进行牙龈修整术即可（如牙龈增生患者的假性牙周袋）。

如果不需要修改生物学宽度，则不必修整牙槽骨外形，消除假性牙周袋和暴露牙齿即可。但是，大多数情况下还是需要牙槽骨外形修整及牙龈切除术，从而达到美观和功能的重塑。这是个细致的过程，应暴露牙根表面，根据估计重建的生物学宽度重新根向定位牙龈边缘。

牙冠延长术允许修复科医生为义齿冠提供足够的固位力，而不需要将冠边缘深入牙周组织内。牙冠延长术后，通常需要恢复 6~8 周才能进行最终修复体的黏结[14]。在美学区，建议至少等待 6 个月后制取最终印模，以减少义齿冠戴入后牙龈退缩的概率，特别是薄龈生物型患者。

二、医疗设备

医疗设备包括基础外科手术套装，加上以下几种器械：

- 冠延长车针和骨凿
- 超声骨刀和冠延长组件

三、单纯软组织处理的牙冠延长术

单纯软组织处理采用外部或内部斜行牙龈切除术。牙槽骨完好无损，通过探诊标记（出血点）软组织袋深度，使用牙龈切除手术刀片（外部斜行牙龈切除术）或15 号手术刀片（内部斜行牙龈切除术）切除增生的牙龈组织。

四、需要硬组织处理的牙冠延长术

理想的龈缘线是在仔细评估诊断蜡型之后确定的。基于诊断蜡型制作的手术导板，有助于口腔外科医生在口内重新建立理想的龈缘线（图 11.1，11.2）。使用 15 号手术刀片作为铅笔，描绘出手术切口，根据手术导板，使刀片保持同一角度切出一个冠状内斜面（图 11.3）。

然后翻全层瓣，去除龈缘的组织瓣，暴露牙槽骨。使用车针、骨凿或超声骨刀修整牙槽骨外形，以重建事先设定好的牙槽嵴顶部和预期的新龈缘之间的距离（图 11.4）。

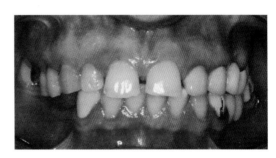

图 11.1 口内正面观。45 岁女性患者对其微笑不满意，需要进行义齿美学重建

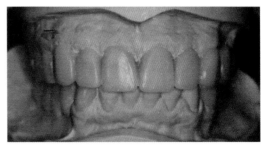

图 11.2 诊断蜡型。根据这个蜡型可制作手术导板，指导医生确定牙龈切口

将组织瓣复位（图 11.5），愈合 3 周后重新预备牙齿，黏结临时冠桥。在美学区，建议在临时冠桥修复 6 个月后取终印模，制作最终修复体（图 11.6，11.7）。

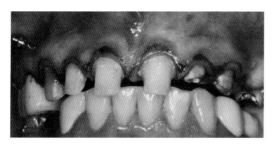

图 11.3 采用 15 号手术刀片在近牙龈缘处做一个切口，这将是根据诊断蜡型做出的新龈缘线。植入 1 颗支抗钛钉以正畸牵拉右侧上颌磨牙

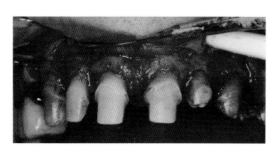

图 11.4 全层翻瓣，修整牙槽骨外形以重建生物学宽度

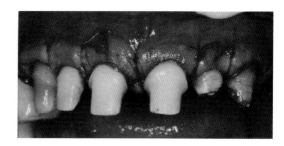

图 11.5 组织瓣复位，使用 5-0 铬制肠线间断缝合

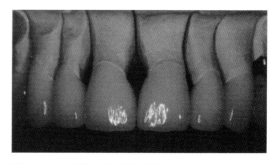

图 11.6 最终全瓷冠修复体

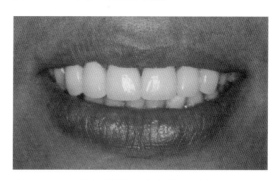

图 11.7 全瓷冠黏结后患者的微笑像

参考文献

1. Cohen DW. Periodontal preparation of the mouth for restorative dentistry. Presented at the Walter Reed Army Medical Center, Washington, DC, June 3, 1962.

2. Gargiulo AW, Wentz FM, Orban B. Dimensions and relations of the dentogingival junction in humans. Journal of Periodontology, 1961, 32: 261-267.

3. Tarnow D, Sthal SS, Magner A, et al. Human gingival attachment responses to subgingival crown placement-marginal remodeling. Journal of Clinical Periodontology, 1986, 13: 563-569.

4. Parma-Benfenati S, Fugazzotto PA, Ruben MI. The effect of restorative margins on the post surgical development and nature of the periodontium. Part I. The International Journal of Periodontics and Restorative Dentistry, 1985, 5(6): 30-51.

5. Ingber FJS, Rose LF, Coslet JG. The biologic width. A concept in periodontics and restorative dentistry. Alpha Omegan, 1977, 10: 62-65.

6. Ingber JS. Forced eruption II. A method of

treating non-restorable teeth-periodontal and restorative considerations. Journal of Periodontology, 1976, 47:203–213.

7. Pontoriero R, Celenza F Jr, Ricci G, et al. Rapid extrusion with fiber resection: A combined orthodontic-periodontic treatment modality. International Journal of Periodontics and Restorative Dentistry, 1987, 5: 30–43.

8. De Waal H, Castellucci G. The importance of restorative margin placement to the biologic width and periodontal health. Part II. The International Journal of Periodontics and Restorative Dentistry, 1994, 14(1): 70–83.

9. Becker W, Ochsenbein C, Tibbetts L, et al. Alveolar bone anatomic profiles as measured from dry skulls. Clinical ramifications. Journal of Clinical Periodontology, 1997, 24(10): 727–731.

10. Brägger U, Lauchenauer D, Lang NP. Surgical lengthening of the clinical crown. Journal of Clinical Periodontology, 1992, 19(1): 58–63.

11. Scutella F, Landi L, Stellino G, et al. Surgical template lot crown lengthening: a clinical report. Journal of Prosthetic Dentistry, 1999, 82(3): 253–256.

12. Perez JR, Smukler H, Nunn ME. Clinical evaluation of the supraosseous gingivae before and after crown lengthening. Journal of Periodontology, 2007, 78(6): 1023–1030.

13. Perez JR, Smukler H, Nunn ME. Clinical dimensions of the supraosseous gingivae in the healthy periodontium. Journal of Periodontology, 2008, 79(12): 2267–2272.

14. Ponloriero R, Carnevale G. Surgical crown lengthening: A 12-month clinical Wound healing study. Journal of Periodontology, 2001, 72: 841–848.

（宋子健 译，丁宇翔 审）

第12章 根尖显微外科手术

Louay Abrass

在过去10年中，牙体牙髓病学领域取得了巨大的进步，其学科范围涵盖了常规根管治疗和根尖外科的所有方面。这些技术的进步是由于引入了新的手术器械和材料，彻底改变了牙髓病的治疗。改变最为彻底的就是根尖外科，理论和实践两个方面都已经完全转变。本章旨在为全科牙医提供根尖外科手术方面现行的标准和技术。

一、传统牙髓外科存在的问题

与常规根管治疗相比，传统根尖外科手术被认为是一种创伤大、手术难度高及成功率低的手术。这是由很多原因造成的，例如在口腔内狭窄的操作空间为意识清醒的患者手术，视野受限，细微的解剖结构常由于出血被遮盖。为了应对这些挑战，术者不得不进行大范围的去骨以获得足够的手术入路，以便于使用传统的手术器械操作。大面积地切除健康颊侧骨组织是没有必要的，有时会导致骨愈合不完全。根尖切除仅仅是为了显露根管的结构以方便根管倒预备和倒充填，而常规的根尖45°斜行截除无生物学或临床必要。这种根尖斜行切除术所制造的麻烦比解决的问题更

多，它暴露了更多的牙本质小管，导致根尖渗漏增加[1-2]。此外，这种方法丧失了颊根面牙周支持，缩短了龈沟基底和截骨部位之间的距离，使牙髓与牙周交通。这种切除手术也经常导致根尖切除不全，如根尖舌侧未切除。因此医生常未消除根尖分支和旁支根管，也无法发现舌侧根管[3-4]。最后，这样的根尖切除产生了一个扭曲拉长的根管视野，使术者很难准确地识别和处理根尖解剖结构。图12.1举例说明了最常见的传统根尖手术的问题，以及如何使用显微外科技术解决和纠正这些不足。

二、传统手术和显微外科的比较

在根尖外科手术操作中引入显微镜和超声设备为改良根管手术创造了有利条件（图12.2，12.3）。显微镜提供的手术部位的照明和放大是最重要的。超声工作尖可以在根尖部位与牙根长轴平行准确预备3 mm深度，从而提供一个最佳的顶端密封。这两者的发展促进了手术器械的小型化，彻底改变了传统的技术，并将根尖外科发展到更精确的技术：最小的健康骨切除量和0°根尖切除术。这种转变使根尖手术有了坚实的生物学和临床基础。

三、根管外科手术的必要性

根管治疗的成功率各不相同，已有的报道显示成功率可高达 94.8%，也可低至 53%（图 12.4）。这种不同来源于许多因素，如研究方法、样本大小、牙髓和根尖状况、随访时间与治疗次数等。传统的根管再治疗成功率较低，其范围在 48%~84%（图 12.5）。而且仍然存在一个重要的事实，当根管治疗已经达到最好质量时，依然存在一定的失败比例。以下因素解释了为什么一些常规根管治疗失败后，最终需要外科手术来解决。

1. 解剖学因素

通过仔细检查可以发现根管系统显著的复杂性，如副根管、"C"形根管、扇状根管、根尖峡部（图 12.6）。这些微细结构在根尖 1/3[5-6] 处较为丰富，医生很难处理。这些复杂的解剖结构给细菌的形成

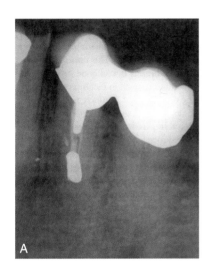
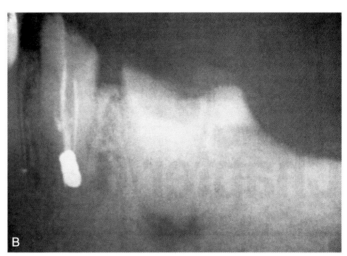
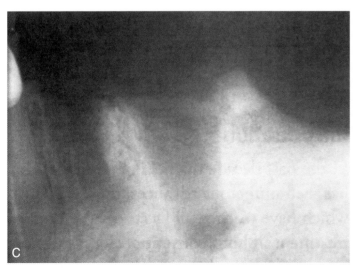
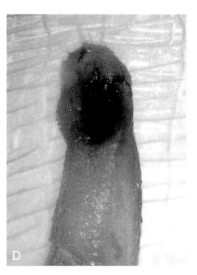

图 12.1　A. 根尖片显示上颌左侧中切牙采用传统的根尖切除术并用银汞倒充填，银汞较好地集中在牙根内（在图 12.1 中所有图片都是上颌左侧中切牙）。B. 由于先前的牙体治疗和牙冠修复失败，建议拔除患牙。C. 拔牙后的牙槽窝。D. 拔除的牙齿颊面观，可见银汞倒充填

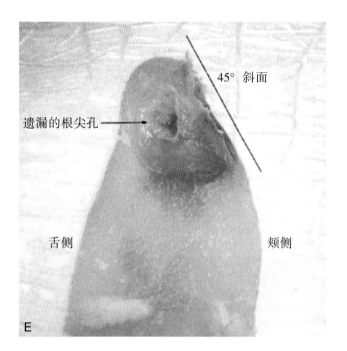

45° 斜面

遗漏的根尖孔

舌侧

颊侧

E

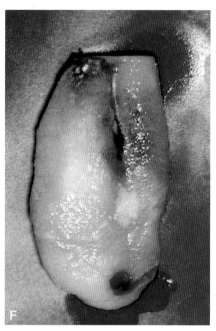

F

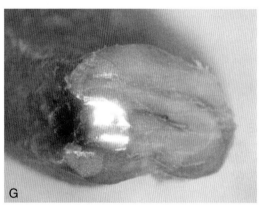

G

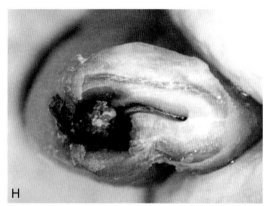

H

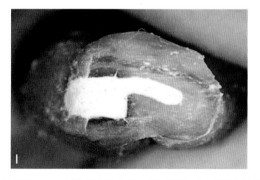

I

图 12.1（续） E. 近端观察显示 45° 斜行不完全的根尖切除术，顶端根分歧未能切除。F. 图示 0°
水平根尖切除，切除顶端 3 mm 的牙根。G. 切除的牙根剖面显微镜观察显示了颊侧的银汞合金，
未经处理的舌侧根管，以及未发现的峡部。H. 超声工作尖倒预备 3 mm 的深度，包括颊舌侧根管
和峡部。I.EBA 逆行充填

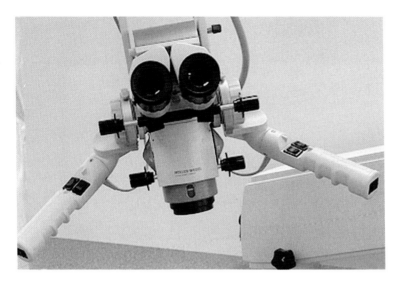

图 12.2 外科手术显微镜

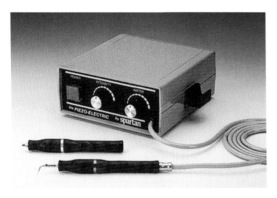

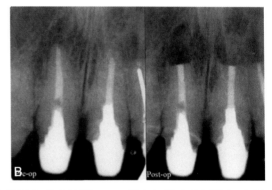

图 12.3 A.Spartan 超声波装置。B. 理想的显微外科根尖手术情况；0° 根尖切除术和同轴根尖倒充填

传统根管治疗成功率			
作者 / 年	病例	随访时间（年）	成功率
Strindberg 1956	529	4	87%
Seltzer et al 1963	2921	0.5	80%
Bender et al 1964	706	2	82%
Grossman et al 1964	432	1~5	90%
Ingle 1965	1229	2	91.5%
Jokinen et al 1978	1304	2~7	53%
Pekruhn 1986	925	1	94.8%
Ray et al 1995	1010	1	61.1%

图 12.4 传统根管治疗成功率的多项研究报道表明，100% 的成功率是无法实现的

传统根管再治疗成功率		
作者 / 年	随访时间（年）	成功率
Strindberg 1956	4	66%
	7	84%
Molven & Halse 1988	10~17	71%
Bergenholtz et al 1979	2	48%
Allen et al 1989	0.5~1	73%
Sjogren et al 1990	8~10	62%
Sundqvist et al 1998	5	74%

图 12.5　传统根管再治疗成功率的各种研究报道清楚地显示的根管再治疗成功率较低

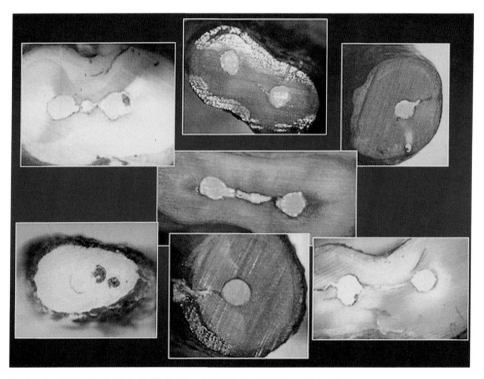

图 12.6　图示部分牙齿的横截面，可见根管解剖结构复杂多变

创造了有利条件，当牙髓在受感染的情况下，治疗效果会被大大削弱，根管治疗成功率也大大降低。

2. 细菌学因素

　　根管治疗后根尖周炎是由根管内或根管外的细菌感染造成的。某些细菌，如粪肠球菌，能耐受抗菌措施，生存在营养受限的环境中，并且作为一个单一的细菌种类存在于根管中 [7]。虽然根管外感染比根管内感染的发生率低，但是它能够成为根尖周炎久治不愈的病因 [8]。进一步的研究表明，有些细菌（如衣氏放线菌 [9-10] 和丙酸蛛网菌 [11]）可以存活于根尖周组织。有些细菌甚至可以侵入根尖牙骨质 [12]。

3. 组织学因素

一种非微生物来源的牙髓治疗失败是发生根尖周囊肿，约 15% 根尖周病是根尖周囊肿 [13-14]。根尖周囊肿根据结构可分为根尖真性囊肿和袋形囊肿 [15]。袋形囊肿含有上皮腔开口于根管，可以通过常规根管治疗治愈。另一方面，真性囊肿不进行根尖外科手术是不太可能治愈的。

四、病例筛选

当牙髓治疗失败时，临床医生应该仔细调查失败的真正原因。对疾病的准确诊断不能仅看症状，只有诊断准确才能制订适宜的治疗计划（图 12.7）。

在评估之前已做过根管治疗的牙齿时，应根据以下 3 个因素进行评估：①之前的根管治疗的质量；②冠修复质量；③根管能否打通。应始终优先考虑传统的根管再治疗。当根管钙化或之前牙髓治疗与冠修复的质量很好时可以考虑手术治疗（图 12.8）。

根管银桩治疗失败会造成另一个问题。根管银桩治疗失败通常表现为严重微渗漏和腐蚀产物。手术治疗只能勉强解决这些问题，因为很难进行根尖倒预备和倒充填以提供良好的根尖封闭性，所以对于这些病例应尽量避免手术（图 12.9）。

1. 适应证

进行根尖外科手术有以下几个原因。操作者应考虑这些适应证，然后进行手术

或转诊至有经验的医生。

■ 之前根管治疗失败

当之前的根管治疗质量已经非常好时，或根管再治疗已经无法取得进一步的成功时，应当选择根尖手术（图 12.10）。

■ 之前根尖手术失败

临床医生应该毫不犹豫地对之前失败的根尖切除术进行显微根尖外科手术，尤其当失败明显是由于之前的手术不准确或没有按现行标准操作而造成时（图 12.11）。在这些病例中，常见切除不完全的根尖与错位的倒充填材料。本章前已对这些不足之处进行了详细介绍。

■ 医源性因素

在根管治疗期间可能发生操作性错误，例如根管超充、穿孔、台阶形成、堵塞，或根管锉折断（图 12.12）。这些并发症有可能导致根管清理不全和根尖渗漏。根尖 1/3 出现上述问题的病例，可以作为根尖手术的适应证。然而，如果问题是位于牙根中段或冠部 1/3，则应考虑替代方法。

■ 解剖变异

牙齿根管解剖结构极为复杂时，会使牙髓治疗变得复杂，很难完成彻底的清创术。复杂的根管结构包括根管钙化，喇叭口样根尖，"S 形"和"C 形"根管，以及严重的根管弯曲。图 12.13 显示右侧上颌侧切牙根管钙化，根尖孔呈喇叭口样。患牙已经进行了传统的牙髓治疗，但是由于过大、分散的根管系统和不规则的根尖孔，根尖封闭很难完成。因而采取显微外科手术去除超充填的材料，完成彻底的根尖封闭。

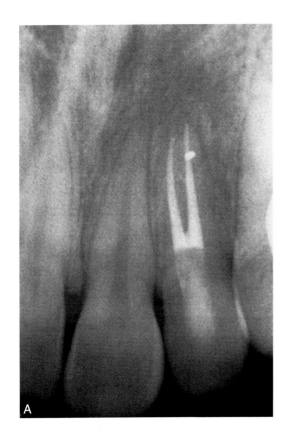

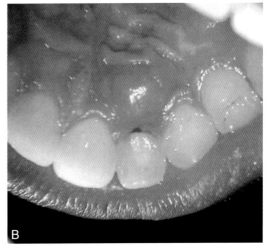

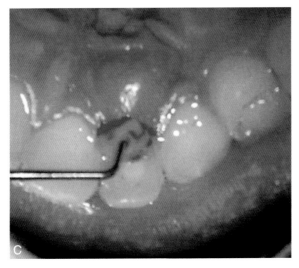

图 12.7　A. 根尖片显示一颗罕见的双根管上颌侧切牙，之前已做过根管治疗。患者出现严重的自发性疼痛和压痛。B. 临床检查显示腭侧局部组织肿胀。C. 牙周检查显示腭侧探诊 12 mm，并伴有脓性分泌物；诊断为牙周脓肿，与腭部发育沟有关

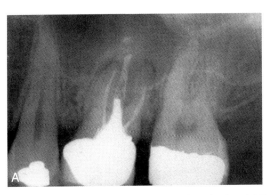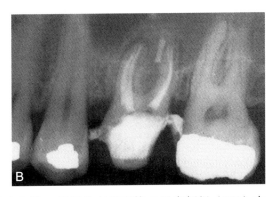

图 12.8 A. 左上颌第一磨牙术前根尖片，根管治疗失败。仔细检查发现第二近中颊根（MB）未处理和不密合的牙冠。B. 牙冠去除后，完成传统的根管再治疗；完成第二近中颊根和第二远颊根管清理、充填

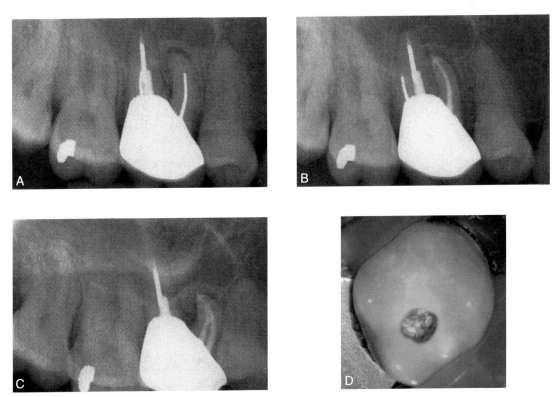

图 12.9 A. 右上颌第一磨牙之前行根管治疗，并使用银桩根管钉及一个质量好的新牙冠。根尖周病变症状仅局限于近颊根。B. 近颊根常规行根管再治疗而不破坏牙冠。C. 一个成角度的根尖片显示近颊根双根管再治疗。D. 根管再治疗需要借助显微镜

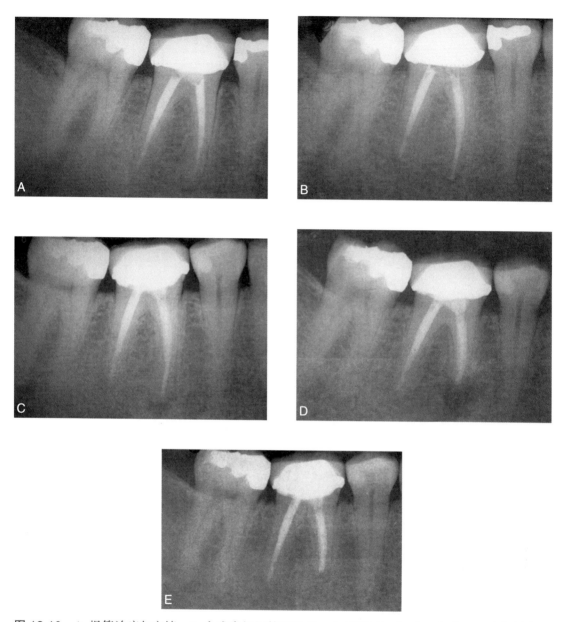

图 12.10　A. 根管治疗欠充填。B. 完成常规根管再治疗。C. 再治疗 2 年后又失败。D. 进行根尖外科手术。E. 2 年后随访完全愈合

2. 禁忌证

牙髓外科的禁忌证并不多，其中只有极少数是绝对禁忌证。绝大部分禁忌证都是暂时的，经验丰富的外科医生可以很好地处理。这些禁忌证可以分为牙源性、解剖性和医学性，以下详述分类细节。

■ 牙源性因素

牙齿的可修复性及牙周健康状况是制订根尖外科治疗方案，决定其预后的重要因素。术前应仔细检查牙周袋深度及牙齿的动度，另一个需要考虑的因素是临床冠根比例。短牙根牙齿行根尖手术，加上严

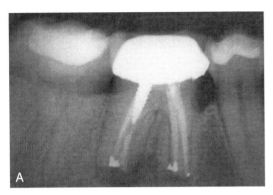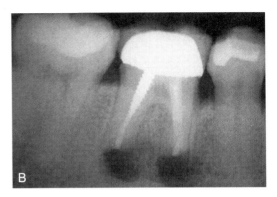

图 12.11　A.既往根尖手术失败，近舌根和远舌根未切除也未倒充填。B.以最小角度完成根尖切除，并倒充填 3 mm

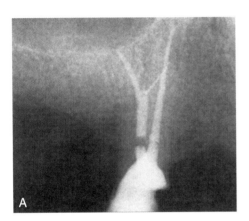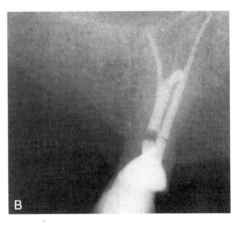

图 12.12　A.左上颌第一前磨牙近中颊根根管预备时器械折断。B.器械去除后根管重新充填

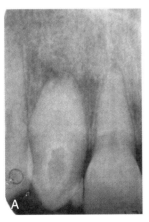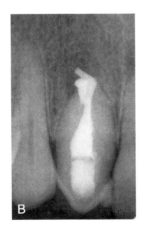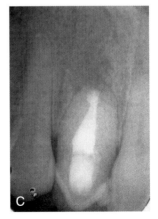

图 12.13　A.右上颌侧切牙，根管钙化，喇叭口样根尖孔。B.由于粗大的、不规则的根管，以及喇叭口样根尖孔，严重超充填就不可避免了。C.手术显微镜下彻底去除过量充填物，超声重新预备根管，使用 Super EBA 倒充填

重的牙周附着丧失，会使冠根比例进一步失调（图 12.14）。不仅如此，根尖手术可能导致牙周–牙髓联合病变，使得手术的整体效果不佳，最终导致牙齿脱落。在这些情况下，应仔细评估传统再治疗的可行性。否则，拔牙将是最好的解决方案。

■ 解剖性因素

- 下牙槽神经：在进行下颌后牙根尖手术前，应当仔细评估下颌神经管和颏孔的位置。运用显微镜可以更好地明确神经血管束的位置。显微镜对术野的放大作用在颊侧牙槽骨开槽显露根尖时发挥重要作用，可以避免因器械滑脱而导致的永久性神经损伤。然而，在某些病例中，神经血管束与根尖的距离非常小，会大大增加手术损伤神经的风险，因此这种情况将被视为禁忌证（图 12.15）。

- 上颌窦：上颌磨牙和前磨牙根尖与上颌窦底很接近（图 12.16）。在一些病例中，根尖位于上颌窦中。术前对 X 线片仔细分析，术中在显微镜下仔细解剖，可以最大限度地降低上颌窦黏膜穿孔的可能。当上颌窦黏膜穿孔后，如果手术创伤小，术后护理正确，根尖手术的预后也会很好，并且很少出现并发症[16]。

  建议使用屏障物覆盖上颌窦黏膜穿孔区，以保证异物甚至切除的根尖不能进入上颌窦内[17]。Telfa 塞是一种非常好的上颌窦屏障（图 12.17），它可以切成上颌窦穿孔的大小，并且不含可能会污染术区的棉纤维。为防止 Telfa 塞进入上颌窦内，用缝线穿过其中心，这样可以保障在整个术中 Telfa 塞都保持在合适的位置。当手术结束时，术者可以轻易取出 Telfa 塞。此外，患者应使用抗生素（穿孔后立即服用 1 g 青霉素，之后 24 h 药量减半），并连续使用 5 d 滴鼻液。

- 下颌第二磨牙区：下颌第二磨牙的根尖手术存在很多困难。由于颊侧皮质骨板很厚，牙根舌倾，且根尖接近下颌神经管，因而很难进行根尖外科手术。此外，由于下颌第二磨牙位于牙弓的远端，手术入路困难，故几乎不可能完成根尖外科手术。对于下颌第二磨牙来说，应考虑根管再治疗或牙再植。

■ 医学性因素

对患者病史的全面了解是极为重要

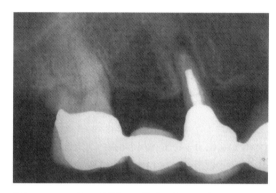

图 12.14 右上颌第二前磨牙的根尖片，冠根比很差，并且伴有中度牙周附着丧失，这种情况是根尖外科的禁忌证

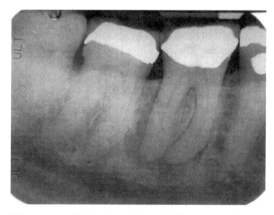

图 12.15 根尖片显示右下颌第一、二磨牙及第二前磨牙的牙根非常接近下颌神经管，因而根尖手术的风险很大，为了避免产生永久性神经损伤，这样的情况视为禁忌证

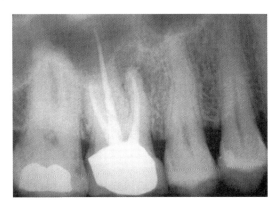

图 12.16 根尖片显示上颌窦底与后牙区牙齿根尖非常接近

的。术前所有医学相关的问题都应该被问及。有一些情况属于根尖外科的医学禁忌证，例如凝血障碍、糖尿病、肾脏透析及免疫系统障碍。在这些情况下，应当延期进行根尖手术，直到病情得到治疗或者处于稳定状态不再对患者有危险。典型情况包括近期发生的心肌梗死，放射性治疗，应用抗凝药物，第一和第三孕期妊娠。在决定是否手术时，应该对每例患者分别评估，并且要咨询患者的内科医生。

■ **外科医生的技巧和能力**

在病例选择时一个非常重要的因素就是外科医生的知识与经验水平。术者应当仔细评估每一病例的难度，从而决定是否

手术。有难度的病例应转诊至牙髓病学专家或者是口腔外科显微手术专家。

五、医疗设备

基础的根尖手术套装应包含常用的根尖外科手术的器械，表 12.1 展示了最关键的器械、材料，另外还需要辅助以下器械和设备来进行根尖显微外科手术。

1. 外科手术显微镜

显微镜是可以提供肉眼无法清晰看到的物体放大影像的装置。将手术显微镜应用于根尖手术中有巨大的优势，给很小的术野提供照明和放大，使手术更加精细，并能保存正常组织，而不像传统手术那样靠部分猜测。显微镜也能让术者精确评估切除病变组织的范围，避免切除健康组织。显微镜下可以清晰地观察根尖切面上复杂的解剖结构及微裂痕。

每个显微镜都包含以下组成部分：目镜、双筒镜、物镜、放大调节器（图 12.18）。放大的倍数是由目镜放大倍数（M_e）、双筒镜焦距（f_t）、放大调节器放大倍数（M_c）、目标长度焦距（f_o）决

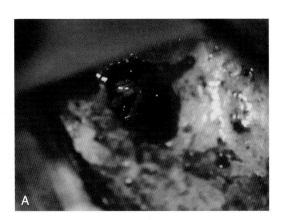

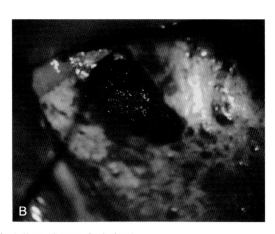

图 12.17 A. 上颌窦黏膜穿通。B. 将屏障物放于穿孔位置并用缝合线牵引

表 12.1　手术包

检查器械

口镜，牙髓探针，牙周探针

切口、牵拉和翻瓣器械

15 号刀片

微型刀片

骨膜剥离器

拉钩（1~4 号）

组织钳

去骨和根尖切除术器械

气动式外科专用切割手机

外科专用去骨裂钻

外科专用长球钻

刮治器械

微型牙髓刮匙

牙周刮匙

刮匙

检查器械

微型口镜（5 mm 圆形和改良的矩形）

根尖预备工具

超声装置（Spartan 或 Miniendo）

外科超声工作尖（KiS 1~6，BK3-R）

根尖倒充填 / 修整工具

倒充填器（West 倒充填器）

MTA 成形器，KM-3/KM-4 充填工具

微型充填器和球形抛光器

抛光锉

缝合器械

持针器

手术剪

各种类型和尺寸的缝合线（5-0 和 6-0）

无菌纱布

其他仪器和材料

手术吸引器

冲洗注射器和针头

Stropko 冲洗和干燥器和一次性微针尖

50% 硫酸铁

Super EBA

MTA

Racellet 3 号肾上腺素棉球

亚甲蓝染色

定的。显微镜整体的放大率可以用以下公式来计算：

$$总放大率\ M_t = f_t / f_o \times M_e \times M_c$$

根尖外科显微镜推荐的设置是：12.5倍目镜，五档放大调节器，镜头与实物200~250 mm 距离，双筒物镜调到 60° 或以上。

将显微镜引入常规牙科操作将大大提高成本，并且由于术者需要一个学习的过程，所以会大大减缓术者的手术速度。然而，显微镜是根尖外科手术现代标准中最关键的一环。使用光纤头灯加上放大眼镜对手术也是有帮助的，但仅仅能满足根尖外科的最低要求。放大眼镜只能提供 2~6倍的放大倍数，在前牙手术中能有一些作用。一旦涉及后牙区手术，由于手术入路困难，可视性很差，并且牙根解剖结构复杂，因而显微镜是必需的。

外科手术显微镜与放大眼镜相比，放大倍数的范围很宽，为 3~30 倍。低的放大倍数（3~8 倍）可以提供更宽阔的视野和更长的焦距，对于定位很重要。中等的放大倍数（10~16 倍）是工作范围，可以提供大部分根尖外科手术过程需要的术野范围。高的放大倍数（20~30 倍）仅仅用来检查被切除的牙根剖面，它的焦距很浅，焦点很容易被细小的移动影响，比如患者的呼吸。

2. 显微外科手术器械

许多显微外科器械就是传统外科器械的缩小版，其他器械是专门为根尖显微外科手术发明设计的。

- 微型刀片：15 号刀片是绝大部分外科手术选用的刀片。然而，当牙齿邻面

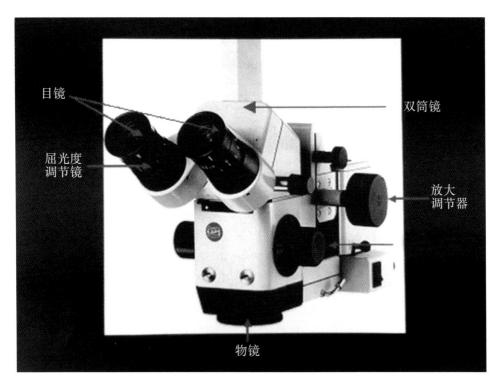

图 12.18　外科手术显微镜的组成

空间狭小时，例如下颌前牙区，微型刀片就显得更加实用，可以精确进行翻瓣手术而不伤及其余组织。

- 微型口镜：各种材质、形状和大小的微型口镜在市场上都可以见到。根尖显微外科手术一般需要两种微型口镜：圆形的（直径 5 mm）和改良矩形的（图 12.19）。这两种镜片有不锈钢的、蓝宝石的及金刚石镜面的。蓝宝石和金刚石微型口镜表面抗划痕，比不锈钢的表面明亮得多。但是，这两种口镜价格不菲。

- 超声装置及工作尖：超声装置和工作尖已经取代了传统的牙科手机。现在应用最广泛的超声器械是 Miniendo Ⅱ 和 Spartan（图 12.3）。市场上有很多不同类型的超声工作尖，但是最流行的是 KiS，CT 和 BK3（图 12.20~12.22）。

这三种工作尖都很精巧、高效，其材质、角度及设计都有很大不同。这些工作尖的大小只是传统牙科手机的 1/10。CT 和 BK3 是由不锈钢制作的，它们还有金刚砂涂层，用于提升切割效率。BK3 工作尖有两种 [BK3-R（右），BK3-L（左）]，每一个工作尖都有三处弯曲

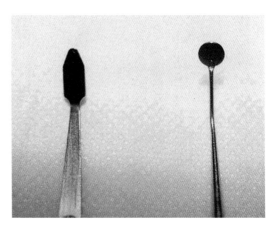

图 12.19　改良的矩形和圆形微型口镜

方便根管预备。BK3-R 设计在右上颌和左下颌区使用，BK3-L 设计在左上颌和右下颌区使用。KiS 超声工作尖有 6 种不同型号，氮化锆涂层可以使其更光滑，切割效率更高。冲洗水喷头距切割端 3 mm。KiS 1 工作尖为 80°，直径 0.24 mm。直径较细的工作尖最适合下颌前牙和前磨牙根尖预备。KiS 2 工作尖稍宽，适合于上颌前牙根尖预备。KiS 3 工作尖的弯曲度是普通的 2 倍，并且尖端为 70°，有利于在左上颌与右下颌后牙区使用。KiS 4 工作尖与 KiS 3 工作尖类似，唯一的不同是尖端的角度是 110°，这样设计是为了预备磨牙舌根尖。KiS 5 与 KiS 3 相对应，而 KiS 6 与 KiS 4 相对应。

- 微型冲洗器和干燥器：这个设备与标准的水、气喷头相契合，利用一个微

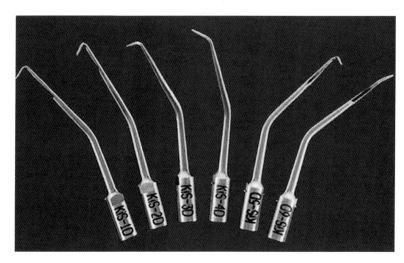

图 12.20　KiS 超声工作尖

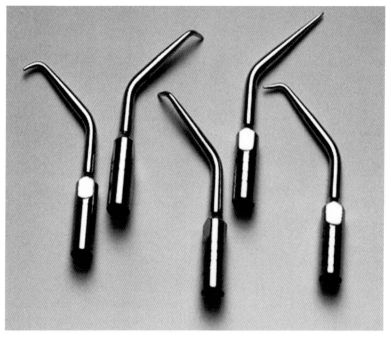

图 12.21　CT 超声工作尖

针尖有效地对根尖倒预备过程冲洗和干燥。但是，这个器械在使用时要非常小心，一定要在根尖倒预备中进行，以减少气肿发生的可能。微针尖由以往的钝角变成了 90°，长为 3 mm（图 12.23）。这样的设计可以使微针尖直接进入根尖倒预备区进行干燥，而最大限度地减少对术区脆弱的止血机制的破坏（图 12.24）。

- 倒充填器械：包括微型充填器、倒充填器、球型抛光器（图 12.25）。微型充填

器球型末端的长度为 0.25~0.75 mm，其可为直柄单头或双头。直柄的单头微型充填器有两种不同角度：通用的 90°及专为舌根设计的 65°（图 12.26）。双头的微型充填器头部为 65°，一个向左一个向右，分别在左侧和右侧磨牙手术中使用。Super EBA 倒充填器的表面平坦，用于放置充填材料并送至倒预备的根尖。图 12.27 显示了直角 West 倒充填器和弯角倒充填器。抛光器是球形的，有各种型号。充填材料倒充填进根管后，用抛光器挤压、抛光并密封所有的边缘。当 MTA 作为充填材料时，应使用倒充填器将这些精细的材料输送进根尖倒预备的根管中。最近，市场上出售一种块状 MTA，操作更加高效、简便。如何应用这一种块状 MTA 将在本章倒充填部分进一步阐释。

六、术前评估

根尖手术的预后取决于术前的医学评估，全面的口腔、牙周和影像学检查，以及良好的手术技巧和术后正确的护理。

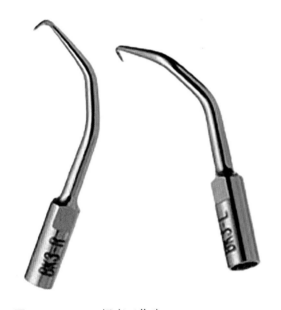

图 12.22　BK3 超声工作尖

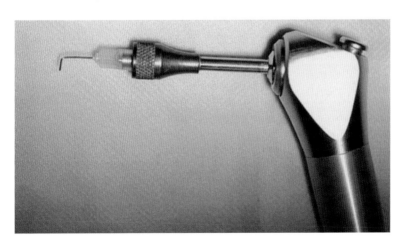

图 12.23　微型冲洗和干燥器：微针尖 90°，长 3 mm

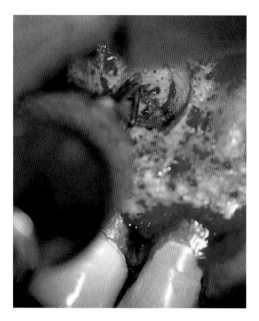

图 12.24　90°弯曲的设计可以使微针尖直接进入根尖倒预备根管中进行干燥，而最大限度地减少对术区脆弱的止血机制的破坏

1. 医学评估

应常规对患者既往史及现病史进行询问，必要时咨询相关学科专家。作为一般规则，当制订手术计划时，如果是常规牙科手术，没有需要特殊考虑的状况[18]。但是需要强调的是，要注意患者是否服用任何可导致出血倾向的药物，特别是阿司匹林。由于这些药物太过普通，患者在回忆病史时往往不以为意。与患者的内科保健医生商议后，至少在术前 7 d 停止使用阿司匹林。对于有心脏疾病或者关节置换手术史的患者，应预防性用药[19]。

2. 口内评估

彻底的口腔检查应包含以下方面：

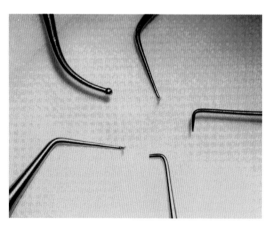

图 12.25　倒充填器械

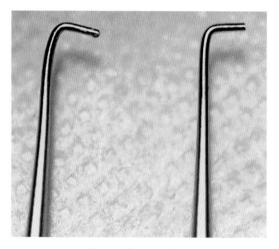

图 12.26　两种不同角度的直柄单头微型充填器：通用的 90°及专为舌根设计的 65°

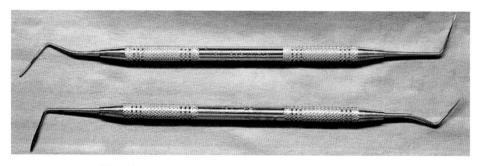

图 12.27　West 倒充填器

- 患者的主诉
- 患牙的发病史
- 肿胀
- 利用牙胶尖检查已有的窦道（图 12.28）

3. 牙周评估

牙周检查包括以下几个方面：牙齿动度，牙周袋深度，是否需要术前刮治和根面平整。牙周袋探查对于牙根纵折（图 12.29）及是否合并牙周 – 牙髓联合病变的诊断是非常必要的。牙周评估可以极大地改变治疗计划，避免患者接受不必要的手术。如果牙周探诊时患者非常敏感，可以进行局部麻醉。

4. 影像学检查

影像学检查是非常必要的，最好参考以前拍摄的 X 线片。在两个不同角度（正面和偏近中倾斜）拍摄两张 X 线片，将第三维的视野与另一个二维图像进行叠加，就可以看到一些隐藏的解剖结构。

术前影像学分析应按照以下方法进行：

- 牙根的大致长度
- 牙根数量及排列
- 牙根弯曲程度（图 12.30）
- 与邻牙根尖的距离，尤其是前牙区（图 12.31）

- 根尖与一些解剖结构的距离，包括下颌神经管、颏孔、外斜嵴、颧突及上颌窦
- 病变的大概范围、位置和类型
- 牙根纵折或影像学显示牙周膜增宽，牙根侧方"J"形病变或牙周 – 牙髓联合病变

5. 术前用药

术前用药方案：

- 术前 1 d 用 0.12% 氯己定漱口液，术后坚持使用 1 周，以减少口腔细菌。
- 术前 1 h 口服 800 mg 布洛芬，可以减轻炎症反应及术后疼痛[20]。
- 对于紧张焦虑患者，术前 1 h 服用 5 mg 镇静剂（地西泮）。当患者服用镇静剂后，陪人应当全程陪同患者来到诊室，并在治疗结束后将患者送回家。
- 应当建议患者禁烟。
- 正如之前讨论的，当需要预防性使用抗生素时，应当谨遵医嘱。

七、手术技巧

1. 麻醉与止血

在显微手术中，能够实现足够的麻醉

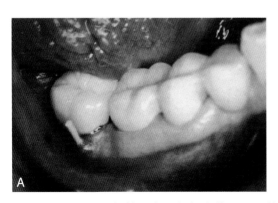
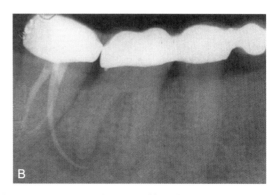

图 12.28　A. 右下颌第二磨牙颊侧瘘管。B. 影像学显示牙胶尖探诊瘘管通向第一磨牙根尖

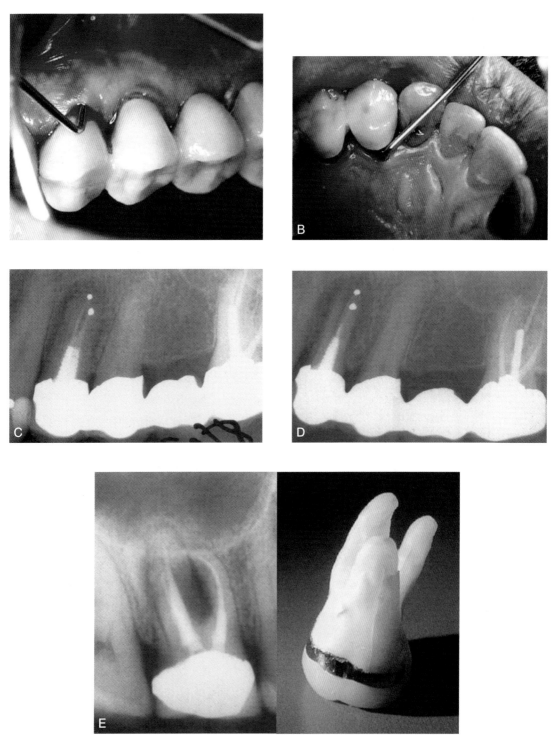

图 12.29　A、B. 颊舌侧有深牙周袋，提示牙根纵折。C. "J" 形放射透影区一般与根折有关。D. 不同角度的 X 线片清晰地显示牙根折裂。E. 牙根纵折病例的 X 线片与临床表现

和充分的止血是至关重要的。足够的麻醉可以消除患者在术中及关键时期的不适与紧张情绪。良好的止血会提升术区的可视度，可以在显微镜下清晰地看到并切除根尖表面，最大限度地缩短手术时间。

止血控制可以分为术前、术中、术后三个阶段，这三个阶段相互联系，相互依赖。

■ 术前止血

局麻药中添加血管收缩剂可以起到麻醉和止血的效果[21]。2% 利多卡因加 1∶100 000 的肾上腺素被公认是很好的麻醉剂，临床证据显示 1∶50 000 的肾上腺素的止血效果更好[22-23]。

含 1∶50 000 肾上腺素的麻醉剂的用量取决于术区的大小，一般 2.0~4.0 mL 就足够了。局部浸润麻醉应多点缓慢注射，麻醉剂应注射在手术部位的根尖水平整个黏膜下层、骨膜浅层。局部注射麻药，误差率很低。骨骼肌对肾上腺素的反应有时候并不是收缩血管，而是舒张血管，这是由于骨骼肌中的血管主要由 β_2 肾上腺素能受体的神经支配。因此，应当尽量避免麻醉剂超过牙根进入更深的肌肉组织或超过牙槽骨进入颌骨基骨。

在上颌骨，麻醉和止血往往是同时完成。将麻醉剂局部注射在患牙及近远中相邻 2 颗牙（总共 5 颗牙）根尖区颊侧黏膜反折处。在前牙区手术时，应该补充切牙孔鼻腭神经阻滞麻醉，在后牙区手术时，补充腭大孔附近腭前神经阻滞麻醉（图 12.32，12.33）。

在下颌骨，麻醉和止血往往是分开的。麻醉方法通常是下牙槽神经阻滞麻醉，使用 1.5 支 2% 利多卡因加 1∶100 000 的肾上腺素。止血使用 2 支利多卡因加 1∶50 000

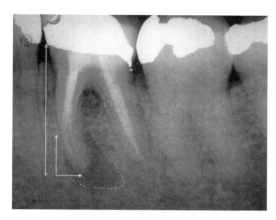

图 12.30　术前影像学检查可以提供有价值的信息，如牙根的大致长度，牙根数量及排列，牙根弯曲度，还可以评估病变的大概范围、位置和类型

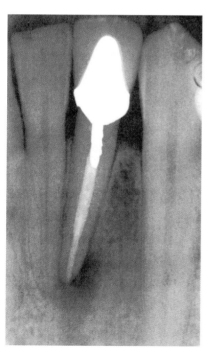

图 12.31　注意下颌两颗切牙根尖的紧密位置关系，患者应该被告知在根尖手术后，邻牙牙髓有可能丧失活力

的肾上腺素，在颊侧黏膜反折处进行多点骨膜上注射，此外将 0.5 支麻醉剂注射进牙齿舌侧黏膜下。麻醉和止血的效果与麻醉剂的注射速度有关，推荐速度为 1~2 mL/min[24]。

注射速度过快会使麻醉剂局限在注射的位置，麻醉剂的扩散将被延迟和限制，无法达到最佳的麻醉和止血效果。在开始手术前，应当有充分的时间使麻醉剂扩散至目标区域，以达到预期的麻醉效果。麻醉后建议等待 7~10 min，直到术区的软组织整体变白（图 12.34，12.35）。

■ 术中止血

止血的最重要措施是局部血管有效收缩。在去骨、刮治、根切后，新破裂的血管流出的血液会将骨创窝和颊侧骨板覆盖，因而需要重新进行良好的止血。在这一阶段常常需要应用局部止血剂，以保持术区局部干燥，便于显微镜下仔细检查切除的牙根表面，并且为超声根尖倒预备提供很好的视野，也会很好地隔湿充填材料。

临床上有许多局部止血剂可以使用。牙髓治疗中最常用的是肾上腺素棉球和硫酸铁溶液。以下介绍这两种药物的性能及其作用机制。

Racellets 是一种含有盐酸肾上腺素的棉球。每个棉球的肾上腺素含量标示于标签上（图 12.36）。3 号棉球含有 0.55 mg 外消旋肾上腺素，常应用于根尖外科手术中。Racellets 棉球价格并不贵，通过收缩骨创窝血管，将这些棉球挤压在局部，止

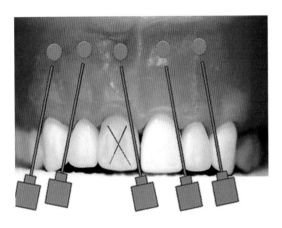

图 12.32 右上颌中切牙根尖手术的局部浸润麻醉范围为从右上颌尖牙到左上颌侧切牙根尖水平

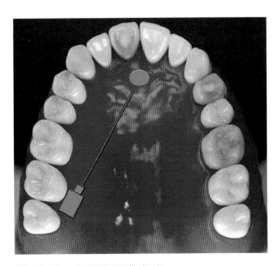

图 12.33 切牙孔阻滞麻醉

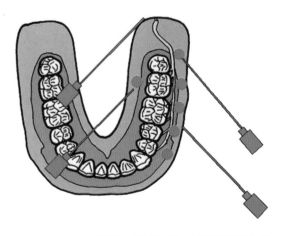

图 12.34 在下颌骨，局部麻醉采用下牙槽神经阻滞麻醉，使用 1.5 支 2% 利多卡因加 1:100 000 的肾上腺素。止血使用 2 支利多卡因加 1:50 000 的肾上腺素，在颊侧黏膜皱襞行多次骨膜上注射，此外将 0.5 支麻醉剂注射进牙齿舌侧根部黏膜下

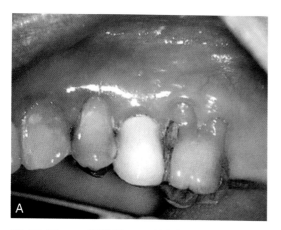
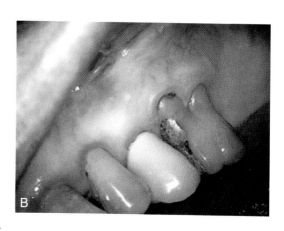

图 12.35　A. 麻醉前。B. 局部浸润麻醉 10 min 后

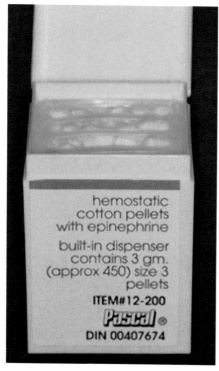

图 12.36　肾上腺素棉球

血效果很好[25]。现在已经被证实，1~7 个 3 号棉球直接填塞于骨创窝，2~4 min 后，没有发生心血管系统的变化[26]。

硫酸铁是另一种化学止血剂，已长期在口腔修复领域使用，其止血机制还不是很清楚，但是一般认为，血液一旦接触这种酸性溶液（pH 0.21），血液蛋白会发生凝集，进而形成血栓阻塞毛细血管，以达到止血的目的。

市场上销售各种浓度的硫酸铁。牙髓治疗推荐的是 Cutrol，它的浓度是 50%（图 12.37）。Cutrol 是一种非常好的骨创窝和颊侧骨板表面止血剂，用微型喷头尖端或棉签直接用于出血点（图 12.38A），当其与血液接触时，微黄色的溶液立即变为深棕色。这样的颜色变化有助于确定用药后哪些部位还在出血（图 12.38B）。

硫酸铁是一种非常有效的止血剂，立即起效，但是它有毒性，并且会造成组织坏死，因此不能与组织瓣接触，只能作为其他止血措施的辅助，使用范围应当被限制。例如，只有在使用肾上腺素棉球后还有出血的情况下才考虑使用硫酸铁。正确使用时，正如之前介绍的那样，因为血凝块会阻止硫酸铁溶液入血，系统性的吸收是不可能的。

现在已经证实，大量使用硫酸铁后，术后残留的硫酸铁会破坏骨组织，并且减缓愈合速度。因而，硫酸铁只能少量使用，并在使用后立即用生理盐水轻轻冲洗。如果血凝块被彻底清除，并且在闭合切口前彻底清洗干净，是不会有不良反应的[27]。

　　下面的步骤可以有效地实现根尖外科手术中迅速的局部止血：

- 完成所有必要的切除（截骨术和根尖切除）后，彻底清除骨创窝中的肉芽组织。

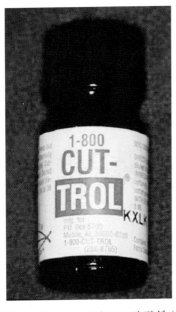

图 12.37　Cutrol（50% 硫酸铁）

- 将小的 3 号棉球置入骨创窝中，将其紧紧地压迫于舌侧骨壁上（图 12.39A）。

- 迅速进行下一步，将另一个 3 号棉球紧紧压在第一个棉球上，直到整个骨创窝中充满了棉球（图 12.39）。棉球数量取决于骨创窝的大小，可能需要不止一个棉球。Vicker[26] 已经证实了使用 7 个以内棉球的安全性。

- 如果骨创窝过大，需要更多的棉球，那么应该用无菌棉球将其余的空间填满。

- 使用比较钝的器械（例如微型口镜的背面）对这些棉球进行加压，时间在 2~4 min，直到没有更多的出血为止（图 12.39C）。

- 将棉球一个一个去除，除了最后一个肾上腺素棉球，其用于预防血管再破裂（图 12.39D）。这个棉球只有在手术彻底结束后，在最终冲洗缝合前，才能去除。

- 如果骨创窝和颊侧骨板仍然有小的出

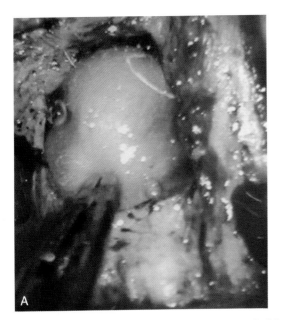

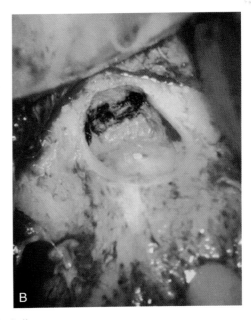

图 12.38　A. Cutrol 用于骨创窝内。B. 骨组织颜色变化

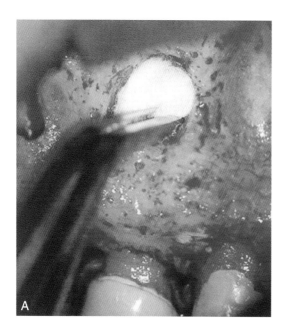
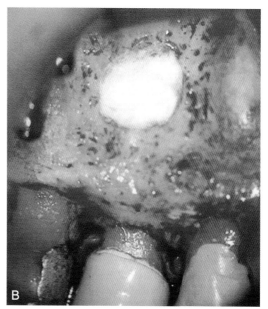
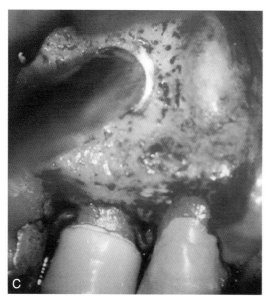
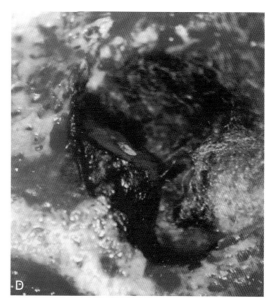

图 12.39　A. 骨创窝中放入第一个肾上腺素棉球。B. 骨创窝中放满棉球。C. 按压肾上腺棉球。D. 切除根尖后，拿走棉球，留下至少一个肾上腺素棉球抵于骨壁

血点，应该把 Cutrol 直接应用于出血区域。在不影响血凝块的前提下用生理盐水迅速冲洗多余的 Cutrol。在手术期间不要碰触血凝块，手术结束后用生理盐水将术区彻底冲洗干净，也包括血凝块所在的区域。

■ **术后止血**

根尖手术应该在一个合理的时间内完成，这样就保证在反应性充血发生前，复杂的止血步骤已经完成了。当受限的血流量恢复正常时，流速会迅速增加，超过正常的速度，以补充局部组织的缺血和酸中毒。反应性充血是临床变量，并且难以预测。压迫组织瓣 3 min，并且用生理盐水浸泡的纱布垫放在手术区，以预防和缓解过快的反应性充血，进而促进止血，防止血肿形成[28]，去除纱布垫压迫后，紧接着要面部冷敷。

2.组织瓣设计

根尖外科手术以前常采用半月形瓣（图 12.40），但现在由于很多原因，已不再推荐使用这种组织瓣。半月形瓣限制了手术入路和切口进一步扩大的潜力，并且有术后缺乏骨支持的风险[29]，与此同时，这种切口极大程度地切断了骨膜血管，进而损伤组织瓣血供，最终导致收缩、裂开及延期愈合。半月形瓣的另一个不足之处就是切口与截骨位置太接近，使得止血的难度大大增加。以下的组织瓣设计是根尖手术推荐采用的。

■ **全厚黏骨膜瓣**

从生物学角度考虑，只要条件允许，根尖外科手术都应该使用全厚黏骨膜瓣[18,30]，因其能保持完整的垂直血液供应，并最大

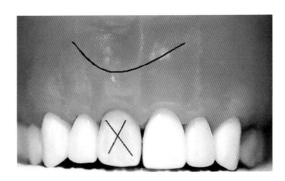

图 12.40 半月形瓣设计

限度地减少出血，提供足够的手术入路。这种组织瓣可以很好地显露牙槽骨和牙根的情况，从而制订一个很好的手术方案。但是，由于这种组织瓣与牙龈乳头相连，并且会暴露牙槽骨，所以可能会造成牙周组织附着丧失、牙槽骨高度降低、牙间乳头完整性破坏等潜在风险。

一般根尖手术推荐的两种全厚黏骨膜瓣分别是三角瓣和矩形瓣。

三角瓣是根尖手术中应用最为广泛的，在上、下颌的前牙区与后牙区均可广泛应用，应用时可做一个水平龈沟内切口和一个垂直松弛切口（图 12.41）。水平切口是手术刀在垂直方向上，切割龈沟和牙龈纤维延伸至牙槽嵴顶水平。当手术刀通过牙齿邻间区域时，必须在龈谷处分离颊舌侧牙龈乳头。如果外展隙空间很小，应当用微型刀片进行切割分离（如下颌前牙区）。在龈谷位置准确地分离牙龈是非常重要的，可以避免因破坏血供而导致的龈乳头坏死，同时避免出现不符合美学要求的双乳头[18]。垂直松弛切口的位置一般选在牙根隆起之间，与牙根方向平行。在前牙手术中，垂直切口一般在最接近外科医生侧；在后牙手术中，切口一般在组织瓣的近中。保证组织瓣底部与顶部的宽

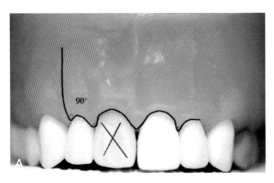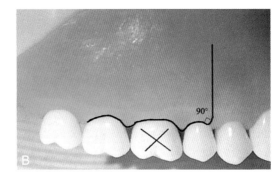

图 12.41　A. 前牙区三角瓣设计。B. 后牙区三角瓣设计

度一致非常重要，这样可以使垂直切口与骨膜微血管走行方向和支撑组织的胶原纤维保持一致[31]。在这种情况下，损伤的纤维和血管数是最少的，愈合速度快，瘢痕少（图 12.42）。垂直切口的终点应放在牙齿近中或远中线角，不要放在牙乳头或牙根中间。游离龈缘处垂直切口与牙龈沟应该保持 90°（图 12.41，12.43）。

三角瓣的优势为设计简单，愈合迅速，组织瓣容易复位，易于缝合；缺点是容易限制手术入路。在某些情况下，如果需要进一步扩大手术范围，那么水平龈沟切口或垂直切口都可以进一步延长，从而使翻瓣范围更大。

如果需要更大的手术入路，可以考虑设计矩形瓣。矩形瓣与三角瓣的设计非常相似，只是增加了一个垂直松弛切口（图12.44）。在前牙区手术中，如果需要更大的手术入路，那就采用矩形瓣。此外，在多颗牙的手术中，或牙根较长的手术中，多采用矩形瓣（如尖牙）。此种组织瓣设计的潜在缺点包括：伤口缝合时技术要求高，组织瓣容易移位。

■ 局限黏骨膜瓣（扇形组织瓣）

局限黏骨膜瓣不包括牙龈缘及牙齿之间的牙龈组织。这种切口设计适用于固定

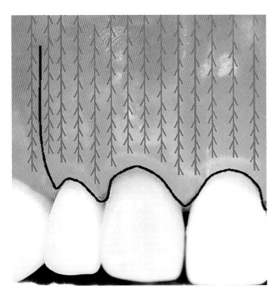

图 12.42　垂直松弛切口平行于微血管走行

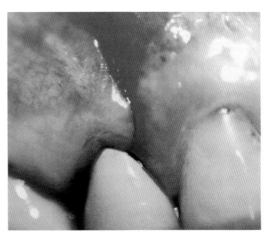

图 12.43　垂直松弛切口终点位于牙齿线角，与游离龈缘垂直

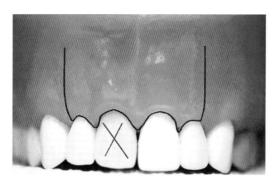

图 12.44　矩形瓣设计

修复的牙齿，或美学的需要。局限黏骨膜瓣可以应用于上颌前牙和后牙区，但是只有在附着龈宽度足够时才能选择。下颌一般不采用此种组织瓣，主要因为附着龈宽度不足，且下颌前牙区美学因素并不是主要考量的指标。

　　只有附着龈宽度超过 2 mm 时，才能选择这种组织瓣设计（图 12.45）[32]。组织瓣是由水平的扇形切口和一到两个垂直松弛切口组成的，垂直松弛切口的选择取决于手术入路的需要（图 12.46）。扇形切口沿着牙龈边缘的轮廓，保证到龈沟底足够的距离[18]。它也可以作为提升的组织瓣复位缝合的位置[25]。

　　所有组织瓣的转角，无论是扇形切口边缘或是水平切口和垂直切口交界处，都应尽量圆滑，这样可以更好地促进愈

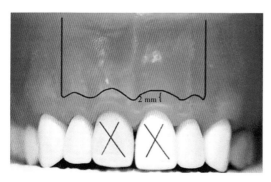

图 12.45　牙龈缘上方的矩形瓣设计

合，减少瘢痕产生。切口与骨板之间的角度是 45°，这样可以提供最宽的切面，同时在组织瓣复位时也最容易贴合（图 12.47）。手术刀尖端与扇形水平切口形成 45° 斜面，增加了一个额外的安全措施来保存至少 2 mm 的附着龈。

　　这种龈缘上方组织瓣的优点在于可以使牙龈缘和龈乳头保持完整，并且可以不暴露牙槽嵴顶；主要的缺点是阻断了骨膜

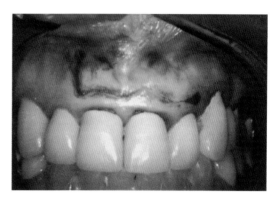

图 12.46　三角形龈缘上组织瓣设计

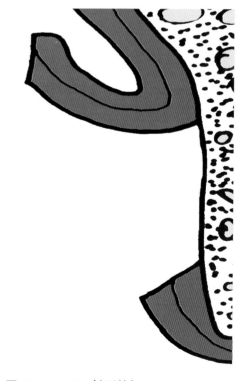

图 12.47　45° 斜面的切口

上血管，使下方的牙龈失去血供支持。保留足够宽度的牙龈组织，可以得到牙周膜和牙槽骨滋养血管的血供，防止血供不足。这种组织瓣的愈合方式与全厚黏骨膜瓣的愈合方式十分接近[30]。

3. 翻瓣和牵拉

翻瓣是从垂直切口的附着龈部分开始的（图 12.48A、B），使用骨膜剥离器抵于骨板而不是牙根表面，同时翻起坚韧的牙龈纤维组织。应特别注意的是，要确保从骨膜下方将全厚黏骨膜组织瓣一起从皮质骨表面上抬起（图 12.49）。接着使用骨膜剥离器向牙冠方向无创性挖掘式翻起附着龈和牙间乳头[18]。采用这种翻瓣技术时，所有的力量都应当作用在骨和骨膜上，尽量避免牙龈组织受力（图 12.50A，B）。随后，朝着根尖方向进入黏膜下层翻瓣，暴露根尖，保证组织瓣有良好的移动性和柔韧性。

在这个过程中，拉钩能起到扩大手术入路的作用。拉钩的顶端应当抵在骨组织上，力量轻，避免损伤软组织瓣。术者应该在截骨术前确定牵拉整个组织瓣时没有张力。如果存在张力，那么就应将一个或两个松弛切口延长，或者将翻瓣的范围扩大。应当仔细评估骨板的形态（平坦、凸起、凹陷），找到最合适的位置放置拉钩，保证拉钩有稳定的支点（图 12.51A、B）。如果皮质骨的解剖结构是凸起的，例如尖牙隆起和颧骨区，使用凹形或"V"形尖端的拉钩最适合这种解剖形态（图 12.52）。合适的拉钩会与骨面保持最大程度的表面接触，从而避免拉钩滑脱导致的组织瓣反跳。

在下颌后牙区的手术中，在骨板上刻沟槽可以为拉钩提供一个稳定的锚定点。在这个技术中，可以用 Lindemann 钻（裂钻）预备一个长 15 mm 的浅水平沟槽。这个水平沟槽在磨牙手术时应该在牙根尖以上，在前磨牙手术时应在颏孔以上。在外科拉钩下方使用一个塑料颊拉钩，可以扩大手术入路，提供更好的视野，并且保护患者的嘴唇（图 12.53）。组织瓣牵拉的时间是影响愈合速度的一个至关重要的因素。虽然没有相关文献给出建议，但牵拉时间应越短越好。另一方面，术者应当充分利用时间完成手术程序。用生理盐水保持术区湿润，手术时间可以适当延长。

4. 截骨术

根尖外科中截骨术的目的是精确预

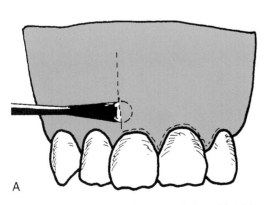

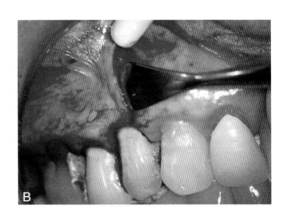

图 12.48　A、B. 从垂直切口的中部开始翻瓣

备一个小的骨皮质窗口，能够直视下让外科器械进入根尖周围。截骨术可以暴露根尖区病变，并且彻底切除。截骨的范围应当尽可能小，但是必须满足根尖手术的需要[33]。截骨窗的直径应至少 4 mm。能够完成 3 mm 的根尖切除是非常重要的，并且骨创窝的空间必须保证显微外科器械可以在其中自如操作。超声工作尖（长为 3 mm）可以用来判断截骨的范围是否足够。最理想的情况就是超声工作尖可以在骨创窝中自如操作而不与骨壁接触（图 12.54）。当遇到较大的病灶时，可能需要进一步扩大截骨范围，以确保病变完全被刮除。

截骨窗应准确预备在根尖上方，以防止任何不必要的过度去骨。当根尖病变破坏颊侧骨板时，截骨术就相对简单。另一方面，当颊侧骨板保持完好时，病灶局限于骨髓空间内，截骨术前应该仔细评估。

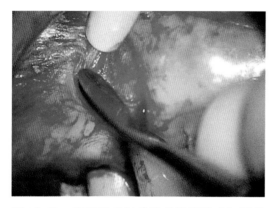

图 12.49　直视检查以确定将组织瓣（包括骨膜）完全从骨板表面剥离

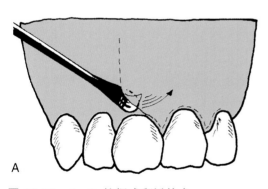

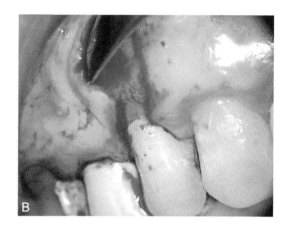

图 12.50　A、B.挖掘式翻瓣技术

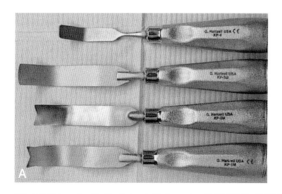

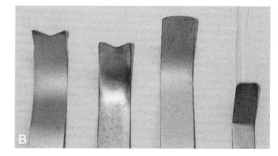

图 12.51　A.拉钩（1~4 号）。B.各种形状拉钩顶端近观

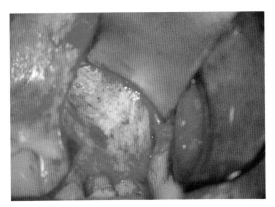

图 12.52 "V"形顶端的拉钩与颧骨有最大面积的接触，提供最佳固位

确定根尖位置的一个重要方法是测量牙根长度，可以根据 X 线片或简单地从患者的病历记录表中获得。将测量到的牙根长度用根管锉或者牙周探针转移到颊侧骨板上（图 12.55A、B）。除了长度以外，应当仔细观察 X 线片以检查牙根弯曲度，判断根尖与邻牙根尖的关系，以及根尖与

毗邻重要解剖结构的关系（颏孔、下颌神经管、上颌窦）。在大部分病例中，对颊侧骨板形态进行观察后，就可以判断牙根的位置，并且以此指导根尖外科手术。在一些病例中，可以采用骨探诊，使用牙髓探针穿透薄骨板进入病灶，确定根尖的确切位置（图 12.56A、B）。

如果术者还是无法确定根尖的准确位置，那么以下步骤将会为术者提供更好的定位。使用 1 号外科专用球钻，在根尖大致的位置预备一个凹陷，并用 X 线阻塞材料（牙胶尖或是锡箔纸）充填，之后拍摄 X 线片，确定根尖与标记物的位置关系（图 12.57A、B）。

截骨手术是由气动式外科专用切割手机及外科专用切割钻完成的（图 12.58）。外科专用切割钻比传统的骨钻更细长，这会使切割效率更高，产热更少。

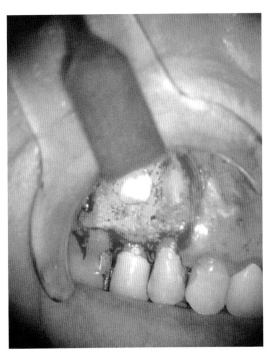

图 12.53 在外科拉钩下方使用塑料颊拉钩，扩大手术入路，保护患者软组织

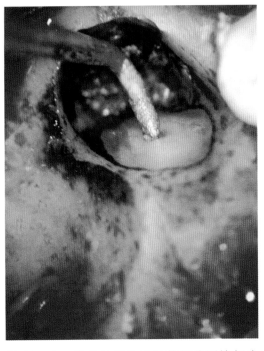

图 12.54 超声工作尖显示截骨范围恰好为 4 mm，显微外科器械可以在骨创窝中自如操作

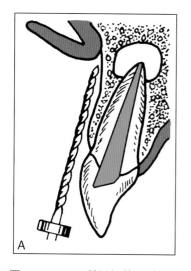
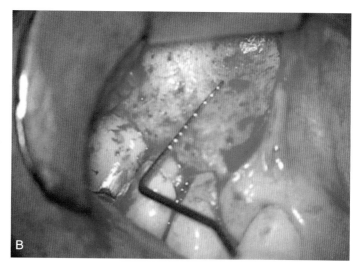

图 12.55　A. 利用根管锉将牙根长度转换到颊侧骨板上。B. 用牙周探针测量

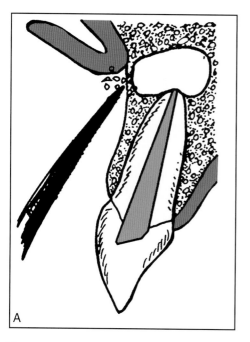
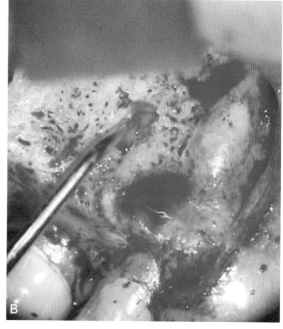

图 12.56　A. 用牙髓探针骨探诊定位病变的确切位置。B. 用牙髓探针刺破薄的颊侧骨板，确定病变的准确位置和根尖

与球钻相比，外科专用切割钻预备的骨面更加光滑平整，倒凹少。气动式外科专用切割手机的优势在于冷却水沿着骨钻的方向喷射，而空气则从反方向喷出，因而大大降低了气肿的可能。

在截骨过程中，有必要使用低倍显微镜（4~8 倍），这样可以清楚地区分根尖与骨。牙根的结构可以通过纹理（光滑或粗糙）来识别，也可以通过颜色（深黄）识别，或通过探查时出血少，以及牙周膜间隙的存在识别。如果无法区别根尖，截骨部位采用亚甲蓝染色，牙周膜优先染色

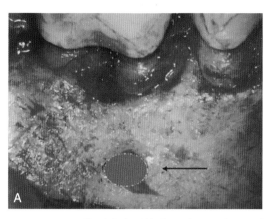

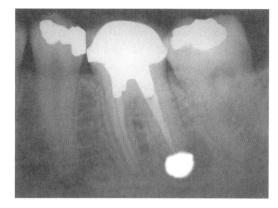

图 12.57　A.将牙胶尖（箭头）放入根尖区预备的骨凹陷中。B.影像学检查显示阻射标记物的位点

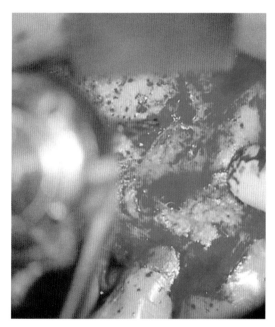

图 12.58　气动式外科专用切割手机及外科专用切割钻

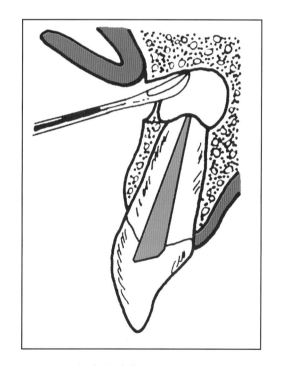

图 12.59　根尖刮治术

（图 12.59），可以辨别根尖[25,33-34]。

5. 根周刮治

必须要强调的是，根周刮治无法彻底解决病灶的根源，但是可以暂时缓解症状。刮治的目的在于去除炎症组织，无论是根尖周肉芽肿还是囊肿。刮治通常是在根尖切除术前，或与根尖切除术一起完成。

刮治一般用刮匙完成，用刮匙凹面先与骨面贴合（图 12.59）[18]，刮匙的力量只能作用在骨陷窝上，直到肉芽组织彻底剥离（图 12.60 A~E）。之后，可以用刮匙左右旋转刮治。病变组织一旦剥离骨面，则用组织钳夹取病变组织，放在病检瓶中。牙周刮匙可用来清理可能剩余的病变组织，尤其要注意根尖舌侧区域。

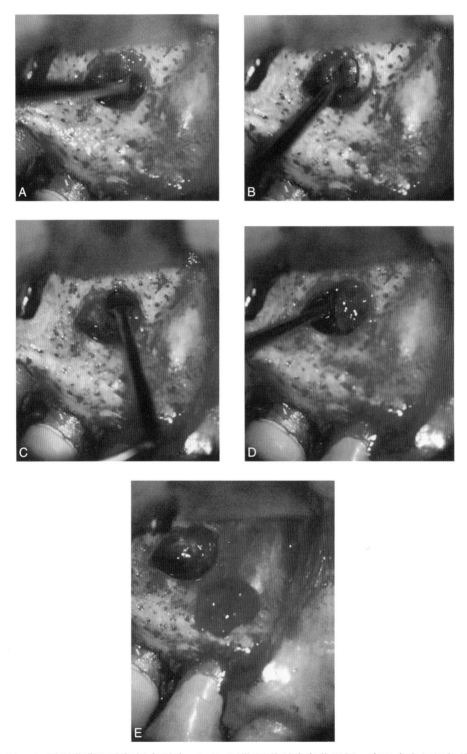

图 12.60　A. 用刮匙背面进行根尖刮治。B~D. 刮匙环形刮除肉芽组织，直至病变组织与骨组织彻底分离。E. 完整剥离病灶

6. 根尖切除术

根尖切除术的目的是确保去除异常的牙根，切除的牙根表面用显微镜检查。与截骨术相似，根尖切除术一般使用气动式外科专用切割手机及外科专用切割钻在大量生理盐水冲洗降温下完成，显微镜一般调至低度放大倍数（4~8 倍；图 12.61）。外科专用切割钻切除的根尖剖面光滑平整，以便于在显微镜下检查（图 12.62）。

在整个手术过程中有两个关键的因素：根尖切除的长度与角度。

■ **根尖切除的长度**

根尖切除的总量取决于侧方根管与根尖根管分叉的发生率。已经证实 0° 切除根尖 3 mm 可以减少 93% 的侧方根管，以及 98% 的根尖根管分叉（图 12.63）[25]。扩大切除并不能显著降低这一比例。

当以下情况存在时，根尖切除的长度应当适当调整：

* 额外根的存在与位置（如上颌磨牙近

中腭根比近中颊根短）

* 在根尖切除部位存在侧方根管（图 12.64）

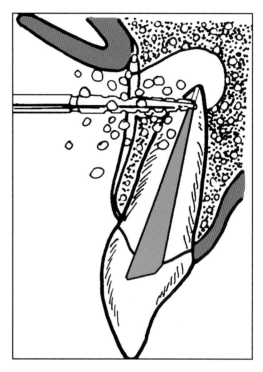

图 12.61 根尖切除（引自 DE Arens 所著 *Practical Lessons in Endodontic Surgery*）

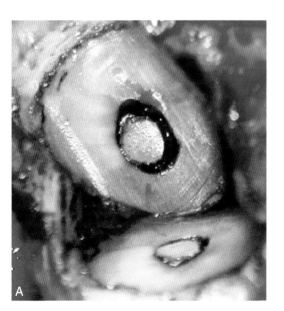

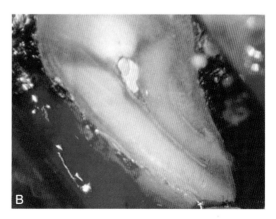

图 12.62 A.亚甲基蓝染色后，在微型口镜帮助下，观察外科专用切割钻切除的光滑平整的牙根剖面。图片显示根尖充填明显不严密。B.上颌磨牙近中颊根，图片显示了副根管和根管峡部

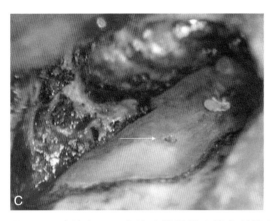

图 12.62（续） C.未治疗的根管（箭头所指）。D.根管被动移位，注意不在中心位置的错位牙胶与蓝染的原根管相比较

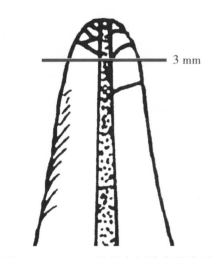

图 12.63 3 mm 的根尖切除术消除了 93% 的侧根管

- 根尖倒预备和充填空间不足（图 12.65A、B）
- 根尖部有穿孔
- 根尖部有根折
- 颊侧剩余牙槽骨量（至少需要 2 mm 骨量以防止牙周 – 牙髓联合病变）
- 根尖弯曲（图 12.65C、D）

■ 根尖切除的角度

根尖切除角度应与根长轴线垂直（图 12.66），0° 可以保证根尖颊舌侧切割的程度相同[35]，但在某些情况下是很难做到的，如前牙严重舌倾或牙根颊舌向非常宽的牙。在这些病例中，术者应当采用较小的切割角度（0° ~ 10°），角度应该尽量小，因为真实的切割角度要比看起来大得多。例如，上、下颌前牙都有舌倾，术者截根时似乎是 10°，但实际上往往根部被以 20° 或者更大的角度切割。术者应当通过尽量缩小切割角度的方法来弥补这一误差的程度，尽量让切割的角度接近 0°[3,35]。

垂直于根尖的切除术的重要的优势在于可以尽量少暴露牙本质小管，以最大限度地降低根尖渗漏（图 12.67）[1]。此外，根管解剖不再是按传统的宽角的形式呈颊舌向长轴（图 12.68A、B），这样会有利于根尖倒预备与倒充填。

图 12.69 显示右上颌第一前磨牙行根尖切除的手术过程。在根尖切除之前需要截骨，以暴露 3mm 的根尖（图 12.69A）。以 0° ~ 10° 进行根尖切除（图 12.69B）。将根尖完全分离，并彻底切除（图 12.69C、D）。

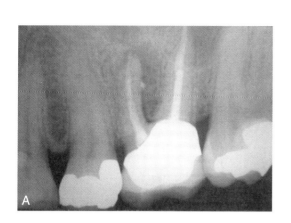

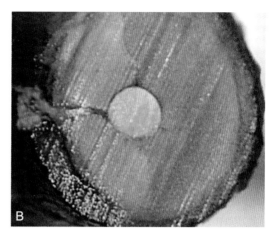

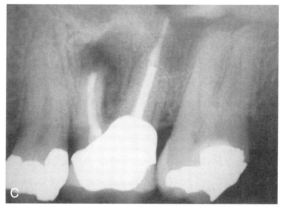

图 12.64　A. 上颌第一磨牙的 X 线片显示一个明显的侧方根管。B. 根尖切除手术部分完成，但是需要进一步切除以消除侧方根管的隐患。C. 根尖切除、预备、倒充填之后的 X 线片

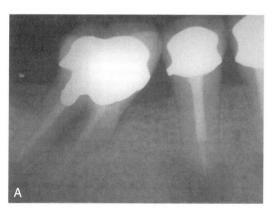

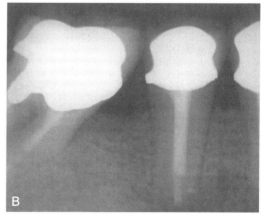

图 12.65　A. 根尖切除 3 mm 后，产生的空间不足以行根尖倒预备和倒充填。B. 保守扩大切除术后的 X 线片

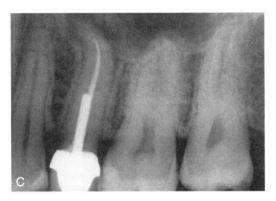
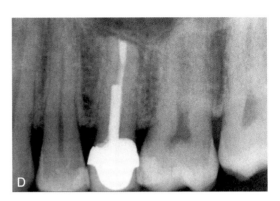

图 12.65（续） C. 根尖弯曲。D. 根尖扩大切除消除了弯曲的根尖，可以留出足够空间进行 3 mm 的根尖倒充填

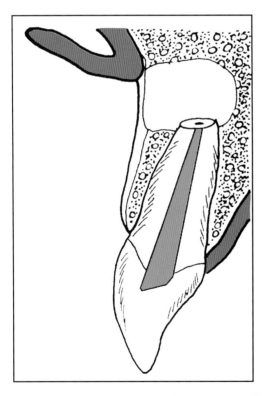

图 12.66 A. 0°根切（引自 DE Arens 所著 *Practical Lessons in Endodontic Surgery*）

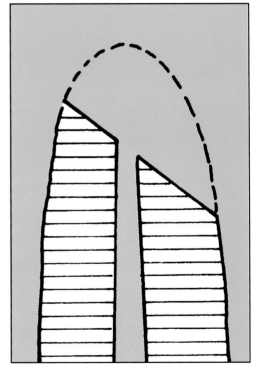

图 12.67 A. 45°根切暴露大量牙本质小管，而舌侧牙根切除很少

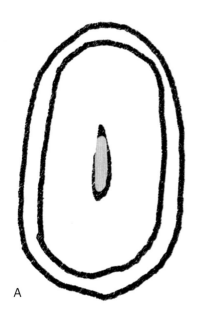 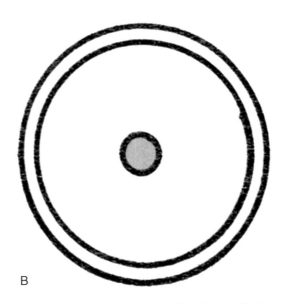

图 12.68 A. 45° 切割会造成扭曲的拉长的根管颊舌向形态。B. 0° 切割可以使根管形态暴露更加精确和居中

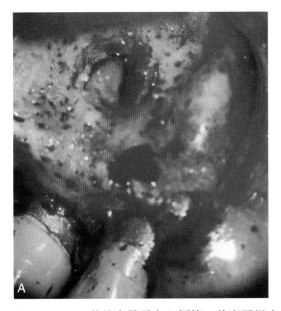 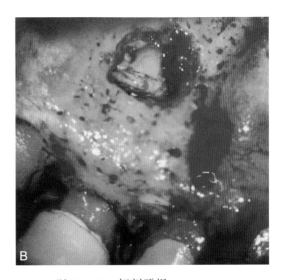

图 12.69 A. 截骨术暴露右上颌第一前磨牙根尖 3 mm。B. 以 0°~10° 切割牙根

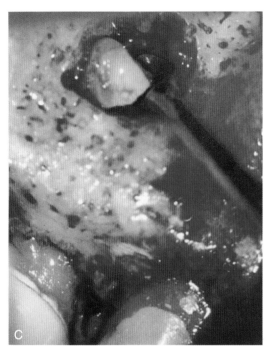
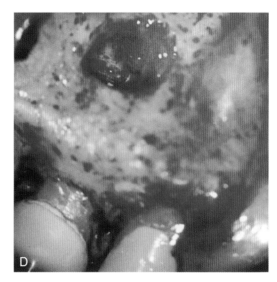

图 12.69（续）　　C.根尖与牙根分离。D.根尖彻底切除

7. 切除的牙根表面显微镜检查

垂直切除的牙根光滑表面，在显微镜下能清楚地显示其隐藏的解剖结构。这一步通常需要亚甲基蓝染色，并在高倍显微镜（16~25倍）下完成。没有亚甲基蓝染色的帮助，仅仅依靠显微放大很难提供准确的检查。就像给黑白电影增加颜色一样，染料增加的边界可以与单色的术野形成反差，清晰地显示更多的解剖结构。

■ 亚甲基蓝染色技术

被切除的根尖剖面在用微型充填器染色前，首先用Stropko吹干机干燥（图12.70A、B）。染色后等待几秒钟，用生理盐水冲洗走多余的染料，之后根尖剖面再次被干燥，然后在显微镜下观察。在这个时候，牙周膜及根管渗漏的地方都被彻底染蓝。如果整个根尖都被彻底切除，那么牙周膜应当是围绕在根周的连续的线

（图12.70B），如果是间断的线则证明根尖只是被部分切除。

■ 显微镜下检查

显微镜下观察切除的根尖剖面是整个手术过程中最重要的步骤。在传统的根尖外科手术中，这样的新技术并未应用。只有使用显微镜后，才能对牙髓疾病进行精确诊断，确定真正病因。

用一个大小和形状合适的微型口镜来清晰、直观地反映切除牙根剖面的影像（图12.71）。潜在的微渗漏和隐裂可以用CX-1微型探针确定。

切除的牙根剖面应检查以下的解剖和病理细节：

- 遗漏的根管
- 副根管，鳍状根管，"C"形根管，根管峡部
- 根管渗漏

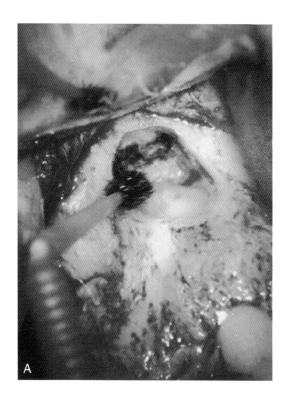

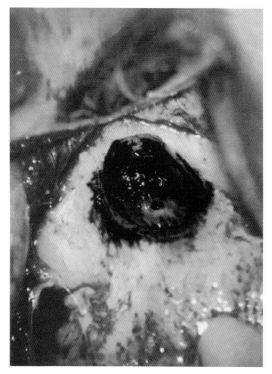

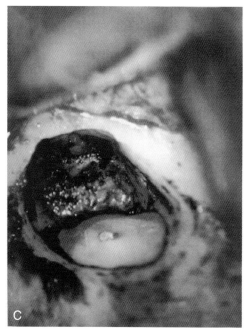

图 12.70　A.局部应用亚甲蓝染色。B.亚甲蓝染料均匀涂抹在根尖表面。C.将多余的亚甲蓝染料用生理盐水冲洗掉，牙周膜及根管渗漏的地方被清晰地染成蓝色

- 隐裂
- 根管被动移位
- 根管锉折断

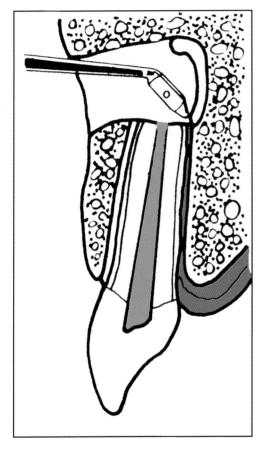

图 12.71　微型口镜可以在恰当的位置反映牙根的切除剖面

当确定所有的解剖结构与缺陷后，术者可以开始手术（图 12.72）。

当发现根尖隐裂时，牙根需要扩大切除，并且应染色以确定隐裂被彻底切除。如果隐裂经过扩大切除仍然存在，那么需要切除牙根或拔除患牙。所有解剖结构的变化（峡部和鳍部）都像渗漏一样，都应在根尖再预备中消除。根管锉折断发生在根尖 1/3，可以通过 3 mm 的根尖切除，有效地去除断锉。

绝大部分根管侧穿和移位病例都可以通过根尖切除解决。当单纯的切除无法有效解决这些问题时，移位的根管看起来偏离了中心，而未被治疗的原始根管在中心的地方，并被染蓝（图 12.62D）。如果不能进一步扩大切除，治疗的重点应放在未治疗的根管上，而不是偏离的牙胶上。

8. 超声根尖倒预备

根尖倒预备可以清理、重塑根管形态，同时预备一个固位形状好的根管腔，以倒充填根管，并确保根尖密封。

理想的根尖倒预备要求：与根管壁平行，至少进入根尖牙本质 3 mm，并且与牙髓空间的解剖结构一致（图 12.73）。

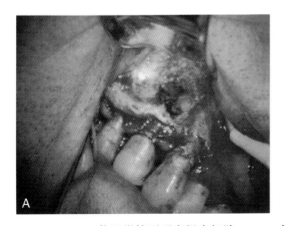
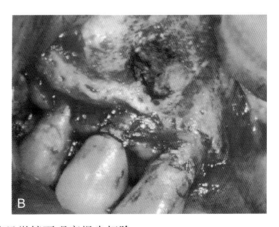

图 12.72　A.4 倍显微镜下观察根尖切除。B. 10 倍显微镜下观察根尖切除

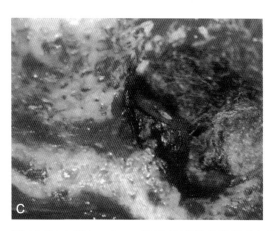

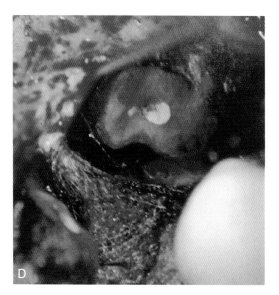

图 12.72（续） C. 16 倍显微镜下观察根尖切除。D. 在 20 倍显微镜下用微型口镜观察，清晰地发现遗漏的第二根管与峡部

根管预备的轮廓主要取决于暴露的根管横截面的解剖形态。例如，上颌中切牙应当预备成圆形，前磨牙及磨牙应预备成椭圆形。

根切角度一般推荐 0°~10°，根尖倒预备 3 mm（图 12.74）[1]，这样可以显著减少根尖牙本质的通透性及根尖的微渗漏。根尖牙本质通透性与切除的牙根暴露的牙本质小管直接相关。Tidmarsh 和 Arrowsmith 建议根尖切除的角度应尽量小，以减少牙本质小管的暴露[2]。他们还建议，被重新充填的根管至少到达斜切的牙根冠方水平，从而在内部密封暴露的小管（图 12.75）。

根尖微渗漏是充填材料和根管壁之间的渗漏。微渗漏主要被两个相关联的因素所控制：根管倒充填深度与根尖切除角度。增加根管倒充填的深度可以显著减少根尖微渗漏[1]。如果根尖切除的角度是 0°，那么倒充填深度 1 mm 就足以减少根尖微渗漏。根尖切除的角度越大，充填深度就应越

深。当根尖切除的角度增加到 30°~45°，倒充填的长度就要增加到 2.1~2.5 mm，这是因为在一个大角度的根尖切除后，颊侧根管壁较低（图 12.75）。

由于手术入路的原因，根尖切除一般都有一个较小的角度，并且临床上很难评估这个角度的大小，所以一般倒充填 3 mm 来最大限度地减少根尖微渗漏。

使用传统根管外科器械和技术，很难达到以上的目标。传统的倒预备过程是采用一个微型直角机头配合小圆钻或倒锥钻进行的。这些过时的方法进行根尖倒预备，往往无法预备出与根长轴平行的、足够的深度，常导致舌侧穿孔；由于预备体积大，深度不足，位置偏差，最终倒充填无法获得很好的密封效果。

在根尖显微外科手术中利用超声工作尖可以大大消除传统方法不精确的问题，以及其他并发问题。超声工作尖的大小是一般手机的 1/10，直径为 0.25 mm。正确

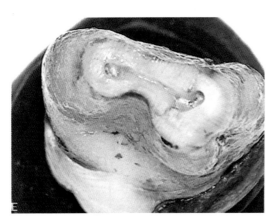

图 12.73 理想的根尖倒预备应沿着和包含牙髓的轮廓进行。这是一个上颌磨牙融合根的病例，颊根和舌根之间有峡部连接

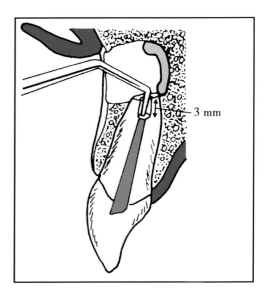

图 12.74 0°~10° 切除根尖，超声工作尖倒预备 3 mm（引自 DE Arens 所著 *Practical Lessons in Endodontic Surgery*）

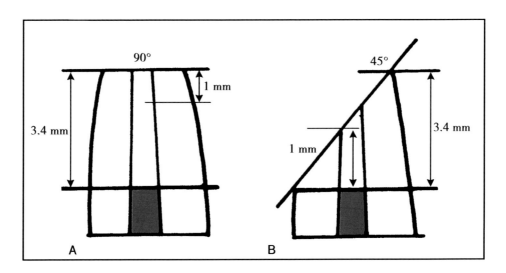

图 12.75 根管倒充填深度的增加大大减少根尖渗漏的概率。A. 如果根尖切除的角度是 0°，那么倒充填深度 1 mm 就足以减少根尖微渗漏。B. 根尖切除的角度越大，就需要越深的倒充填深度。当根尖切除的角度增加到 30°~45°，倒充填的深度就要增加到 2.1~2.5 mm，这是因为在大角度的根尖切除后，颊侧根管壁变得较低

而精准地使用超声工作尖会有很多优势：

- 与牙根长轴平行预备 3 mm，保存正常牙本质
- 预备的范围可以局限在根管内

- 精确的峡部预备
- 无受限的视野操作，手术入路更清晰
- 彻底清除组织碎片
- 更光滑更平整的根管壁

■ 超声技术

在截骨、根尖切除、止血，亚甲蓝染色和显微镜检查后，超声根尖倒预备应使用以下步骤有条不紊地进行：

- 选择一个角度和直径合适的超声工作尖。
- 在显微镜（16~25 倍）下彻底检查亚甲蓝染色的根切剖面。
- 预备前构思根尖倒预备的范围，要包括所有解剖结构（图 12.76）。
- 将选择好的超声工作尖放在根尖，与牙根长轴平行（图 12.77），这需要在低度显微镜（4~6 倍）下完成，可以提供一个宽阔的视野，让术者可以同时

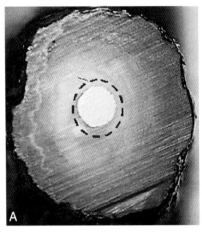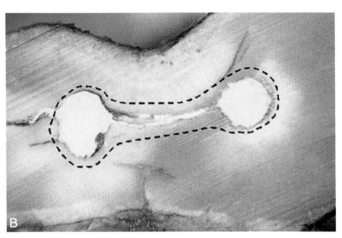

图 12.76　A. 用虚线标出圆形根管理想的预备范围。B. 下颌磨牙近中根理想的预备范围。预备的轮廓包括了近中颊、腭根管和连接的峡部

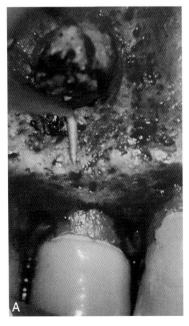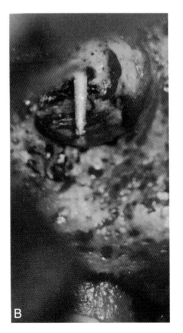

图 12.77　A. 超声工作尖与牙根长轴相一致。B. 工作尖进入根管，保持相同的方向

清楚地观察牙冠、冠根颈部、根隆起、根尖区，这对防止根尖倒预备时角度偏离和穿孔都非常重要。

- 保持相同的角度，启动超声工作尖，预备 3 mm 的深度，同时用大量生理盐水降温。如果超声工作尖和充填了牙胶尖的根管平行的话，预备的难度并不大（图 12.78）。如果遇到阻力，超声工作尖的角度需要进行微调。

- 用一个倒充填器来检查 3 mm 的预备区（图 12.79）。

超声工作尖上下提拉式切割操作时应

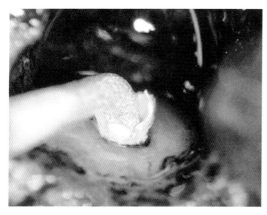

图 12.78 启动超声，根管预备 3 mm（即超声工作尖的长度）

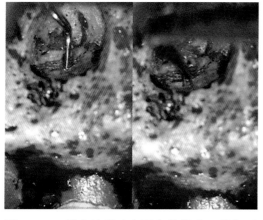

图 12.79 倒充填器确定预备的深度，并加压牙胶尖

当轻柔，以确保切割效率。如果操作时力量过大，会抑制超声工作尖的动度，使其效率降低。

如果峡部位于两个根管之间，那么首先预备根管的根尖部，之后峡部使用 CX-1 探针处理，预备成连接一体的槽型浅窝[35]。

这个浅窝可以引导超声工作尖进行预备，保证超声工作尖一直在峡部中心。选用一个细的工作尖（如 KiS-1 或 CT-1），因为峡部位于牙根最窄的地方，很容易旁穿。峡部的预备要用很小的力，在两个根连接的部位前后运动。这个区域也需要预备 3 mm 深度（图 12.80）。

当根尖倒预备完成后，应在高倍镜（16~25 倍）下检查。术者需要确认洞壁平整光滑，并且包括了所有的微小解剖结构（图 12.81）。

根管壁残留的牙胶尖可以用倒充填器加压充填，也可以用微型探针取出。用超声工作尖清除残留的牙胶尖碎片不仅效率低下，而且很可能导致预备过宽，使根管壁变得薄弱。

9. 根管倒充填

根管倒充填的目的是提供足够的根尖封闭，防止残留的细菌及其代谢物从根管系统渗漏进入根尖周组织。Grossman 建议的根管倒充填材料应有的特征见表 12.2。

银汞材料之前被广泛用于根尖倒充填之中，它容易操作，并随时可用，似乎提供了良好的初始密封。但是由于腐蚀、泄漏、软组织染色，残留根尖炎症，长期成功率不佳，现已不再推荐使用银汞材料[36-37]。

现在推荐使用的三种根尖倒充填的材

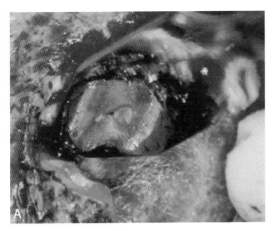

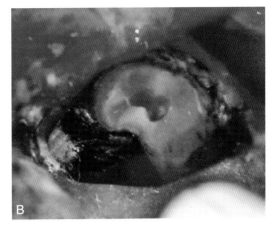

图 12.80　峡部倒预备。A. 根尖切除已经完成。B. 首先预备两个根管，随后峡部预备成槽型浅窝。最终峡部与两个根管预备成相同的深度

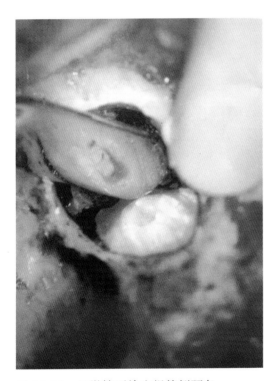

图 12.81　显微镜下检查根管倒预备

料为 Super EBA，矿物三氧化聚合体（MTA）和 Endosequence 生物陶瓷。

■ Super EBA

　　在 1978 年 Oynick[38] 建议使用 Stailine（后来命名为 Super EBA）作为根尖倒充填材料，并报道 Super EBA 不可吸收，并且 X 线阻射。组织学检查显示为慢性炎症

表 12.2　倒充填材料的理想性能

容易获得和易于处理
根尖周组织良好的耐受性
附着于牙齿结构
尺寸稳定
杀菌或抑菌
耐溶解
促进牙骨质生成
无腐蚀性
对牙齿或根尖周组织无染色
电化学活性
允许足够的操作时间，然后快速充填

反应，这被认为是正常的排异反应，但也显示胶原纤维可以生长包裹这种材料。

　　Super EBA 是一种改性的氧化锌丁香油水门汀（图表 12.3）。丁香油酚与邻安息香乙醚相结合可以缩短凝固时间。氧化铝加入氧化锌中增加强度。Super EBA 的pH 呈中性，溶解性低，有很好的延展性和耐压性[39]。许多体外实验都证实 Super EBA 的微渗漏少于银汞合金和 IRM[39-41]。

　　Super EBA 的优势包括，凝固速度快，形态稳定，能很好地适应根管壁，抛光性

表 12.3　Super EBA 倒充填材料成分

粉剂：60% 氧化锌，37% 氧化铝，3% 天然树脂
液体：丁香酚 37.5%，乙氧基苯甲酸 62.5%

好。但是，Super EBA 是一种很难操作的材料，因其凝固时间很大程度受到温度和湿度的影响。

■ Super EBA 的制备和充填

将液体和粉末以 1 : 4 的比例在玻璃板上进行混合，搅拌直到混合物失去光泽，挑起混合物时尖端不弯曲。

当达到正确的稠度时，在玻璃板上将 EBA 混合物做成细卷。在中倍显微镜（10~16 倍）下，用充填器将 3 mm 长的充填材料放入干燥过的根管内（图 12.82）。用一个大小合适的微型充填器将 EBA 材料在根管中轻轻加压（图 12.83）。重复充填和加压，直到整个根管被充满。然后，用抛光器进一步加压充填材料并封闭边缘缝隙，同时将多余的材料去除（图 12.84）。牙周刮匙可以用来去除多余的充填材料（图 12.85）。从充填开始直到结束，术野要一直保持干燥。充填结束后，可以用最细致的抛光钻进行抛光处理（图 12.86）。

尽管抛光 Super EBA 可以去除多余材料，并且使得倒充填的根尖看起来美观，但最近的研究显示将多余材料烧掉比抛光的密封效果更好[42]。

■ MTA

这种相对较新的材料是由 Torabinejad 和他的同事在 1995 年开发的[43]，已被证实优于其他充填材料。MTA 主要成分是硅酸三钙、铝酸三钙，还有少量的其他矿物氧化物（图 12.87），另外加入三氧化二

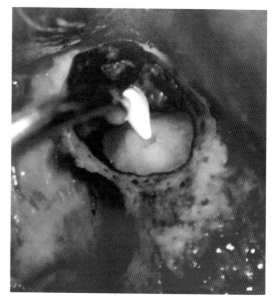

图 12.82　在中倍放大显微镜下，用充填器将 3 mm 长的充填材料放入干燥过的根管内

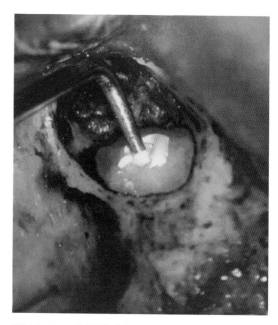

图 12.83　在根管中加压 Super EBA 材料

铋以增加阻射性。

MTA 具有良好的生物相容性和亲水性，密封性优异，能使其不受血液污染的影响[43-45]。MTA 的 pH 较高，类似于氢氧化钙。MTA 是唯一的具有促进牙周组织再

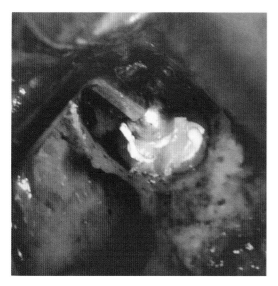

图 12.84 用微球型抛光器进一步加压充填材料并密封边缘缝隙，同时将多余的材料去除

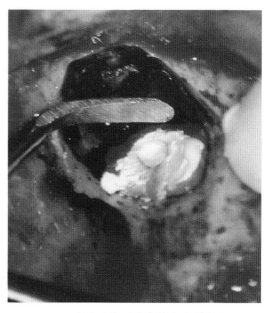

图 12.85 牙周刮匙刮除多余的充填材料

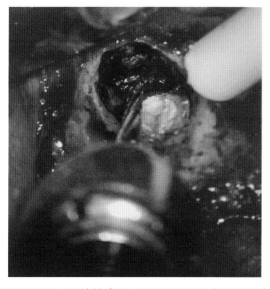

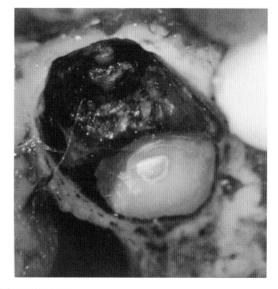

图 12.86 充填结束后，可以用最细致的抛光钻进行抛光处理

生的材料，牙骨质可以直接新生于其表面。

MTA 的缺点是其凝固时间长（48 h），并且材料的处理较困难。由于凝固时间长，且具有可溶解性，骨创窝区域不能用生理盐水冲洗，否则该材料将被冲洗掉。处理 MTA 困难是由于其松散的颗粒特性，它无法相互粘连，也无法与其他任何器械粘连。

这些问题已在引入 MTA 球团成型板后得以解决了。

使用球团成型板，MTA 应该调拌到适当的稠度。如果 MTA 混合物太稀，球团不会形成；如果太干，材料易碎且难以控制。MTA 混合物调拌适宜则呈磨砂样光泽度，而不是水润样光泽度。球团成

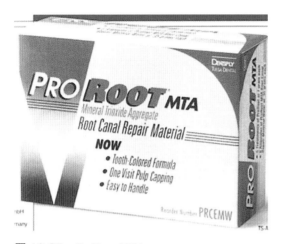

图 12.87　ProRoot MTA

型板系统是由一个模板和一个充填器械（图 12.88）组成。模板上有精准的凹槽，可以使用压舌板装填调拌好的 MTA[46]，凹槽外多余的材料可以用棉签擦净（图 12.89），充填器械与凹槽适应，可以轻轻拨动 MTA（图 12.90），这就形成了一个球团状的 MTA，贴附在充填器械的顶端（图 12.91）。这个 MTA 球团可以精确地插入预备好的根端，并用倒充填器和球型抛光器加压。多余的材料可以简单地用湿棉签擦除（图 12.92 A~E）。

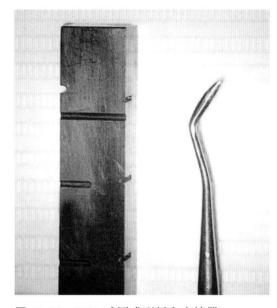

图 12.88　MTA 球团成型板和充填器

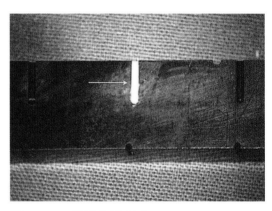

图 12.89　凹槽内填满了 MTA

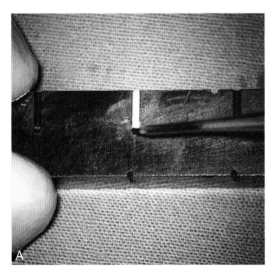

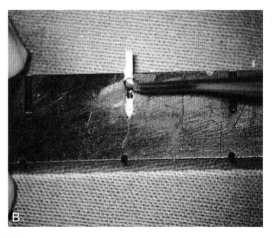

图 12.90　A、B.使用充填器将 MTA 球团从凹槽中取出

222

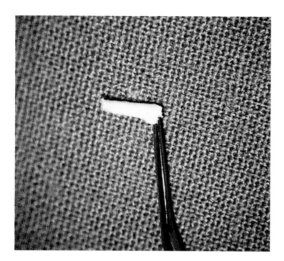

图 12.91　MTA 球团在充填器的尖端

■ Endosequence 生物陶瓷

Endosequence 生物陶瓷是一种新型材料，最近被 Brassler 推出作为牙根修复材料和根尖倒充填材料，将其调拌成泥状或糊状就可以立即使用，根尖倒充填时，最好是泥状形式，在玻璃板上形成细柱状，可以像 Super EBA 一样准确地处理。

这种材料在生物相容性方面类似于 MTA[47]，且凝固时间较短，所以很容易操作。

10. 切口关闭

切口关闭有三个步骤：组织瓣复位和加压、缝合与拆线。

■ 组织瓣复位和加压

充填完成后，手术部位使用大量的生理盐水彻底冲洗，以清除碎片或血凝块。冲洗范围包括周围的颊侧骨板、根周的骨腔（使用 MTA 例外），以及组织瓣下方。

如果使用了硫酸铁，应刮除、冲洗直到观察到新鲜出血。当使用肾上腺素棉球时，应该在最后冲洗前去除。任何疏松的棉纤维都应借助显微镜检查从骨腔中取

出。未发现的棉纤维留在原位将会导致炎症和延期愈合[35]。

准确的组织瓣复位有利于早期愈合，组织瓣复位后，用生理盐水纱布术区加压，手指压迫 3~5 min。在组织瓣与骨板之间及切口两侧，形成薄层的血纤维蛋白凝块非常重要（图 12.93）[18, 48]。

■ 缝合与拆线

缝线的材料种类众多，每一种都有优点和缺点。缝线分为可吸收和不可吸收，以及单纤维和多纤维缝线。

丝线已经使用了很多年，容易操作并且价格便宜。但由于丝线是编织的，具有芯吸效应，会在术后 24 h 吸引液体和细菌，伤口容易产生炎症[49-50]。然而，通过使用较细的缝线（5-0 或 6-0），采用适当的缝合方式，使用氯己定漱口，48 ~72 h 及时拆线，可使这个问题最小化[18]。

铬制肠线是可吸收的，这些用铬酸处理的缝合线使其在组织的存留时间延长，但很难操作。

人工合成的单纤维缝线（如尼龙线）的使用是合适的，其不吸收，线细，并且引起的组织反应极小，适用于有美学需求的手术，其唯一的缺点是成本很高。

在众多的缝合技术中，间断和悬吊缝合技术是简单、有效、最常用的。间断缝合技术用于垂直松弛切口，而悬吊缝合技术可用于龈沟切口。

线结应始终放在远离切口线部位，以尽量减少切口线处的微生物定植（图 12.94）。在提供足够的组织瓣复位固定的前提下尽量使用最少的缝合数量。所有缝合线应在 48~72 h 后拆除。

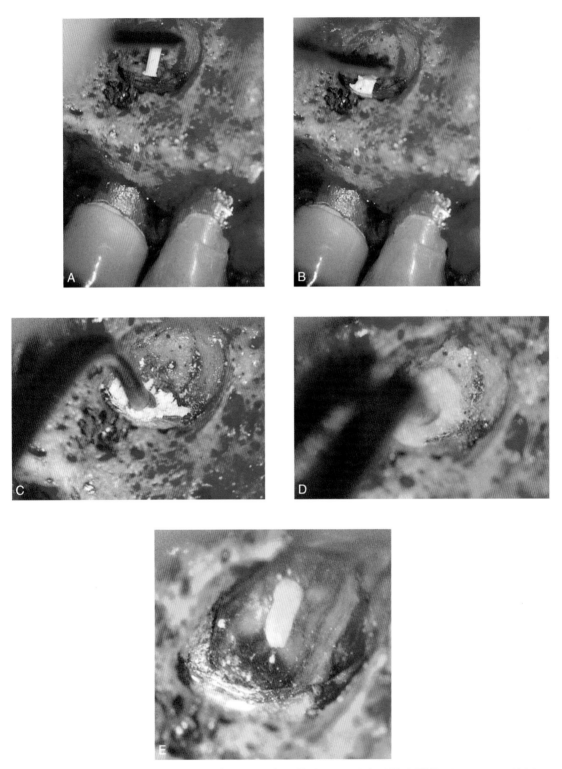

图 12.92　A、B.将 MTA 输送入倒预备好的根尖根管内。C.用球型抛光器挤压 MTA。D.使用一个湿棉球擦掉多余的 MTA。E.显微镜观察 MTA 充填效果

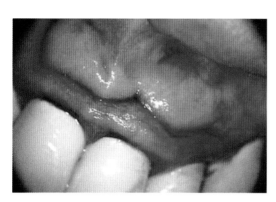

图 12.93　组织瓣复位，用生理盐水纱布加压 3 min

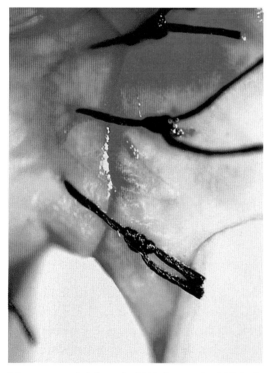

图 12.94　垂直切口间断缝合；注意线结的位置远离切口线

11. 术后护理

术后医嘱应包括以下内容：

- 手术后应立即使用冰袋，间歇敷于手术部位（使用 30 min，去除 30 min），并持续 6~8 h。
- 应避免剧烈活动、吸烟和饮酒。
- 正常的食物是允许的，但应避免硬、黏性和耐嚼的食物。
- 不要拉扯唇或面部组织。
- 手术前服用了止痛药的患者继续使用止痛药（每 6 h 服用 600 mg 布洛芬）。术后 24~48 h 可能有轻度至中度不适。如果需要的话，辅助使用麻醉性镇痛药。
- 术后 24 h 手术部位渗血是正常的。在出血部位可以使用一个湿纱布覆盖并用一个冰袋适当加压。
- 术后应使用氯己定漱口，每天 2 次，持续 3~4 d。每 2 h 用温盐水漱口。
- 拆线前不推荐手术部位刷牙，拆线前可以用棉签清洁手术部位。

12. 术后反应及并发症

口头和书面的医嘱可以减少手术后反应的发生和严重程度，在症状发展时还会减少患者的焦虑。

疼痛、肿胀、出血是最常见的术后并发症，可通过服用非甾体类抗炎药、局部加压和冰敷进行处理。

术后 2~3 d，如果出现感染的迹象（如发热、疼痛和渐进性肿胀溢脓），应考虑使用抗生素。如果患者出现严重的颌面部间隙感染，应立即转诊至急救中心，并静脉输注抗生素。

瘀斑很少发生，它的特点是由于血液外渗、崩解导致的面部皮肤及口腔软组织变色。由于重力作用瘀斑通常发生在手术部位下方，还可以在上方如眶下区（图 12.95）。

当手术在颏孔区，即使手术部位远离神经，感觉异常也可能发生。感觉异常通常是暂时性的，主要是手术部位的炎性肿胀引起的，波及神经。如果神经未被损伤，

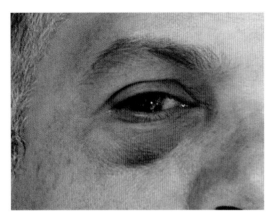

图 12.95　在上颌牙根尖手术后瘀斑发生在眶下区

通常在几周内感觉恢复正常，但也可能长达数月。在极罕见的情况下，感觉异常是永久性的。

八、显微根尖手术成功率

当之前的根管治疗与冠修复质量足够好时，显微根尖外科手术是可预期的和成功的。牙髓治疗失败的原因不明确时，显微根尖外科手术治疗并不总是成功的。显微根尖外科手术失败的可能原因如下：

* 病例选择不合理
* 不完全的根管清理
* 根管峡部清理不彻底
* 不严密的根尖封闭
* 遗漏根管
* 根端处理不当或充填材料不合适
* 牙根纵裂
* 牙周 – 牙髓联合病变
* 复发性囊性病变

其他不确定的因素，如感染的牙本质小管、根管充填类型、位于冠方的侧支根管、抗生素使用不合理也可能引起手术失败。

如果病例选择恰当，显微根管外科手

术的成功率很高。一项研究表明，随访 1 年成功率是 96.8%[51]。另一研究表明，手术后随访 8 年，其成功率是 91.5%[52]。其他长期的前瞻性研究报道也有类似的结果[53-54]。

九、结　论

在可以精准完成显微根尖手术过程的操作者手中，根尖手术可以成为患者一个巨大的福音。在本章的介绍中，作者想让全科牙医对现代根管外科技术有更深入的了解。牙科材料和技术方法在不断改进，作者希望读者不断充实关于循证医学证实的牙髓病学的知识，为患者提供更好的医护服务。

参考文献

1. Gilheany PA. Apical dentin permeability and microleakage associated with root end resection and retrograde filling. Journal of Endodontics, 1994, 20(1): 22–26.

2. Tidmarsh BG. Dentinal tubules at the root ends of apicected teeth: a scanning electron microscopic study. International Endodontics Journal, 1989, 22: 184–189.

3. Carr GB. Common errors in periradicular surgery. Endodontics Reports, 1993, 8: 12.

4. Carr GB. Ultrasonic root-end preparation. Dental Clinics of North America, 1997, 41(3): 541–544.

5. Hess W. Formation of root canal in human teeth. Journal of the National Dental Association, 1921, 3: 704–734.

6. Hess W, Zurcher E. The Anatomy of the Root Canals of the Permanent Dentition. New York: William Wood & Co., 1925.

7. Sundqvist G. Microbiological analysis of teeth with failed endodontic treatment and the

outcome of conservative retreatment. Oral Surgery, Oral Medicine, and Oral Pathology, 1998, 85(1): 86–93.

8. Wayman BE. A bacteriological and histological evaluation of 58 periapical lesions. Journal of Endodontics, 1992, 18: 152–155.

9. Sundqvist G. Isolation of Actinomyces israelii from periapical lesion. Journal of Endodontics, 1980, 6: 602–606.

10. Nair PNR. Periapical actinomycosis. Journal of Endodontics, 1984, 10: 567–570.

11. Sjögren U. Survival of Arachnia propionica in periapical tissue. International Endodontics Journal, 1988, 21: 277–282.

12. Kiryu T. Bacteria invading periapical cementum. Journalof Endodontics, 1994, 20: 169–172.

13. Nair PNR. Types and incidence of human periapical lesions obtained with extracted teeth. Oral Surgery, Oral Medicine, and OralPathology, 1996, 81: 93–102.

14. Nair PNR. Non-microbial etiology: periapical cysts sustain post-treatment apical periodontitis. Endodontics Topics, 2003, 6: 96–113.

15. Simon JHS. Incidence of periapical cysts in relation to the root canal. Journal of Endodontics, 1980, 6: 845–848.

16. Freedman A. Complications after apicoectomy in maxillary premolar and molar teeth. International Journal of Oral and Maxillofacial Surgery, 1999, 28: 192–194.

17. Jerome CE. Preventing root tip loss in the maxillary sinus during endodontic surgery. Journal of Endodontics, 1995, 21: 422–424.

18. Gutmann JL, Harrison JW. Surgical Endodontics. Ishiyaku EuroAmerica, St Louis: MO, 1994.

19. Wilson W, Taubert KA, Gewitz M, et al. Prevention of infective endocarditis: Guidelines from the American Heart Association—A Guideline from the American Heart Association Rheumatic Fever, Endocarditis and Kawasaki Disease Committee, Council on Cardiovascular Disease in the Young, and the Council on Clinical Cardiology, Council on Cardiovascular Surgery and Anesthesia, and the Quality of Care and Outcomes Research Interdisciplinary Working Group. Circulation, 2007, 116: 1736–1754.

20. Jackson D. Preoperative non-steroidal anti-inflammatory drugs for the prevention of postoperative pain. Journal of the American Dental Association, 1989, 119:641–647.

21. Jastak JT. Vasoconstrictors and local anesthesia: a review and rationale for use. Journal of the American Dental Association, 1983, 107: 623–630.

22. Buckley JA. Efficacy of epinephrine concentration in local anesthesia during periodontal surgery. Journal of Periodontology, 1984, 55: 653–657.

23. Ciancio SG. Clinical Pharmacology for Dental Professionals. 3rd ed. Chicago :Year Book Medical, 1989: 146–148.

24. Roberts DH. Local Analgesia in Dentistry. 2nd ed. Bristol:Wright, 1987: 84–88.

25. Kim S, Pecora G, Rubinstein R. Color Atlas of Microsurgery in Endodontics. Philadelphia: W.B. Saunders, 2001.

26. Vickers FJ. Hemostatic efficacy and cardiovascular effects of agents used during endodontic surgery. Journal of Endodontics, 2003, 28(4): 322–323.

27. Jeansonne BG. Ferric sulfate hemostasis: effect on osseous wound healing. II. With curettage and irrigation. Journal of Endodontics, 1993, 19(4): 174–176.

28. Gutmann JL. Posterior endodontic surgery: anatomical considerations and clinical techniques. International Endodonticsdournal, 1985, 18: 8–34.

29. Peters LB. Soft tissue management in endodontic surgery. Dental Clinics of North America, 1997, 41(30): 513–528.

30. Harrison JW. Wound healing in the tissue of the periodontium following periradicular surgery. I. The incisional wound. Journal of Endodontics,

1991, 17(9): 425–435.

31. Cutright DE. Microcirculation of the perioral regions in the Macaca rhesus: part 1. Oral Surgery, 1970, 29: 776.

32. Lang NP. The relationship between the width of keratinized gingiva and gingival health. Journal of Periodontogy, 1972, 43: 623–627.

33. Kim S. Hemostasis in endodontic microsurgery. Dental Clinics of North America, 1997, 41(3): 499–512.

34. Cambruzzi JV. Molar endodontic surgery. Journal of the Canadian Dental Association, 1983, 49: 61–65.

35. Cart GB. Surgical endodontics//Cohen s, Burns RC, eds. Pathways of the Pulp. 7th ed. St Louis: Mosby-Year Book, 1998: 608–656.

36. Dom SO. Retrograde filling materials: a retrospective success-failure study of amalgam, EBA, and IRM. Journal of Endodontics, 1990, 16: 391–393.

37. Frank AL. Long-term evaluation of surgically placed amalgam fillings. Journal ofEndodontics, 1992, 18: 391–398.

38. Oynick J. A study for a new material for retrograde fillings. Journal of Endodontics, 1978, 4: 203–206.

39. O'Connor RP. Leakage of amalgam and super-EBA root-end fillings using two preparation techniques and surgical microscopy. Journal of Endodontics, 1995, 21: 74–78.

40. Bondra DL. Leakage in vitro with IRM, high copper amalgam, and EBA cement as retrofilling materials. Journal of Endodontics, 1989, 15: 157–160.

41. Briggs JT. Ten year in vitro assessment of the surface status of three retrofilling materials. Journal of Endodontics, 1995, 21: 521–525.

42. Forte SG. Microleakage of super-EBA with and without finishing as determined by the fluid filtration method. Journal of Endodontics, 1998, 24(12): 799.

43. Torabinejad M. Physical and chemical properties of a new root-end filling material. Journal of Endodontics, 1995, 21: 349–353.

44. Torabinejad M. Dye leakage of four root end filling materials: effects of blood contamination. Journal of Endodontics, 1994, 20: 159–163.

45. Torabinejad M. Histologic assessment of mineral trioxide aggregate as a root-end filling in monkeys. Journal of Endodontics, 1997, 23: 225–228.

46. Lee ES. A new mineral trioxide aggregate root-end filling technique. Journal of Endodontics, 2000, 26(12): 764–765.

47. Ma, J. Biocompatibility of two novel root repair materials. Journal of Endodontics, 2011, 37: 793–798.

48. Levine HL. Repair following periodontal flap surgery with the retention of the gingival fibers. Journal of Periodontology, 1972, 43: 99–103.

49. Lilly GE. Reaction of oral tissues to suture materials: Part Ⅲ. Oral Surgery, 1969, 28: 432–438.

50. Lilly GE. Reaction of oral tissues to suture materials: Part IV. Oral Surgery, 1972, 33: 152–157.

51. Rubinstein RA. Short-term observation of the results of endodontic surgery with the use of the surgical operating microscope and Super-EBA as root-end filling material. Journal of Endodontics, 1999, 25: 43–48.

52. Rubinstein RA. Long-term follow-up of cases considered healed one year after apical microsurgery. Journal of Endodontics, 2002, 28: 378–383.

53. Zuolo ML. Prognosis in periradicular surgery: a clinical prospective study. International Endodontics Journal, 2000, 33: 91–98.

54. Arens DE, Torabinejad M, Chivian N, et al. Practical Lessons in Endodontic Surgery, 1st ed. Chicago: Quintessence, 1998.

（贾　森译，丁宇翔审）

第13章 牙槽骨外伤

Omar Abubaker, Din Lam

牙槽骨外伤是口腔医生临床工作中最常见的疾病之一。牙槽骨外伤可以发生在不同年龄阶段，不同年龄阶段的患者发生牙槽骨外伤的病因不同，因此处理方法也不相同。口腔全科医生在预防、诊断及处理牙槽骨外伤方面起着重要的作用。引起青少年及儿童牙槽骨外伤的主要原因是参与身体对抗的体育运动，如果在活动中使用合适护齿和头盔即可极大地减少牙槽骨外伤发生率[1]。由于这类损伤通常不伴发复合伤，仅仅是单发牙槽骨损伤，因此口腔全科医生在口腔诊室即可处理。而成人的牙槽骨外伤主要由交通事故、斗殴、劳动事故及医源性损伤引起。口腔全科医生应根据患者损伤的严重程度决定是否将患者转诊至急诊或者上级医疗部门进行完整、全面的检查和处理。

一、病史和检查

口腔医生应对所有初诊患者进行详细的病史询问，询问的内容包括医疗史及口腔诊疗史，对于牙槽骨外伤的患者，在处理前应额外询问以下病史。

- 受伤时间：受伤的时间长短对于处理牙槽骨骨折的方法和预后都非常重要。如果延迟了外伤性脱位患牙的治疗时间，则预后较差。如果外伤后牙髓暴露超过48 h，就有发生牙髓坏死的可能。

- 如何受伤：受伤原因很重要，口腔医生可根据受伤的原因，排除其他部位的复合损伤。如果医生怀疑患者可能存在其他部位的复合损伤，应及时将患者转诊至急诊或者上级医疗部门进行完整、全面的检查和处理。

- 受伤部位：如果患者受伤部位容易受到伤口周围环境的污染，应预防性使用抗生素，避免伤口感染。

- 已做过什么处理：截至目前，伤员已受到何种处理。如外伤脱位的患牙，在患者就诊时，可能保存在不同的介质中，临床医生可根据不同保存介质，提供不同的治疗方法，而且保存介质对患牙的预后也有影响。严重的牙槽骨骨折患者可能在急诊已进行了牙弓夹板固定术，此时要注意牙弓夹板固定时间，因过长时间的颌间夹板固定有可能会引起颞下颌关节强直。

1. 临床检查

对所有外伤的患者，除进行常规口腔颌面外科检查外，还应对患者身体其他部位进行检查，以排除隐匿性损伤。首先检查患者的生命体征和精神状态，一旦发现患者精神状态或生命体征出现变化，应立即转入急诊科室处理。

牙槽骨外伤常伴发口外软组织损伤。对口外的软组织损伤，首先应对伤口进行彻底的清创，然后再对软组织损伤程度进行评估。用外科专用肥皂和大量生理盐水对伤口清洗，即可达到清创的目的。清创术是指清除伤口表面坏死的组织。对于软组织擦伤和挫伤通常不需要手术干预，用抗生素药膏涂抹，保护创面，然后再采用热敷、按摩的保守治疗，即可达到满意的效果。对裂伤创口应注意检查伤口深度及是否损伤到重要解剖结构（如腮腺导管、面神经等）。面神经麻痹和过深伤口提示患者的重要解剖结构可能损伤，对于这些患者应额外检查患者表情肌运动及唾液腺导管口分泌是否正常。

口内检查的重点是口腔软、硬组织。在很多临床病例中，口腔软组织损伤可间接提供深部损伤的线索。如果口腔前庭及口底出现瘀斑，提示可能发生上颌骨和下颌骨骨折，临床医生如果发现以上症状，应注意上、下颌骨的相关检查。

在进行口外检查时，也需要检查相应的重要解剖结构，如腮腺导管、舌神经及知名血管等。检查及评价唇和舌的感觉功能也非常重要，如果发现导管和神经结构损伤，应立即将患者送至口腔颌面外科医生处进行治疗。要对口底进行仔细检查，以明确是否发生口底舌静脉的损伤，因舌静脉损伤引起的口底肿胀可阻塞呼吸道。一旦发现舌静脉损伤，应立即将患者送至急诊科室处理，以免因口底肿胀而引起患者生命危险。

硬组织检查应包括以下三种组织类型：牙、牙槽骨及颌骨。颌面部骨折可发生在多个部位，一旦骨折伤及以上三种组织类型，就应进行详细的全身系统检查，以避免误诊。首先应检查患者的咬合关系，一旦发现患者咬合关系发生改变，就提示发生了牙槽骨骨折。牙槽骨骨折的另一个临床特征是咬合时相邻数牙出现松动，此外在口腔前庭和口底可见黏膜瘀斑。颌面部损伤常伴牙齿移位，寻找移位的牙齿碎片非常重要。如果在事故现场没有发现移位缺损的牙齿碎片，并且在临床检查中也没有发现，应常规拍摄牙片，检查缺损的牙碎片是否埋藏在伤口附近的软组织中。如果通过 X 线检查仍未发现缺损的牙碎片，应将患者转至急诊科，行胸片检查，以排除缺损牙碎片坠入气道的可能。

对伤牙进行叩诊检查，可明确牙周膜是否受损，特别是对没有明显移位的患牙（如牙挫伤和嵌入性牙脱位）更有临床意义。如叩诊检查患牙产生明显疼痛，说明牙周膜受到损伤，在叩诊过程中，如发出金属样叩音，说明患牙发生了嵌入性移位。在急性损伤期，一般不行牙髓活力检查，因为此时容易出现假阴性结果，牙髓活力测试常在伤后几周进行。

2. 放射检查

放射检查在牙槽骨损伤的评价过程中非常重要。然而，口腔诊室的牙片对牙槽骨损伤的评价作用非常有限，通常需要连续拍摄多张牙片才能完成对牙槽骨损伤的基本评估。全口曲面断层片用于牙槽骨损伤评估非常有效，但许多口腔诊所缺乏该设备。对于缺乏该设备的口腔诊所，可以通过连续拍摄根尖片并结合咬合片，再对损伤后硬组织形态进行综合评价。

在许多临床病例中，放射检查结果差别非常微小，需要结合临床检查才能做出最终诊断。表13.1列举了常见的、典型的牙外伤后影像学表现。影像学检查对异物在软组织内的定位及明确根尖发育阶段非常重要。随着牙科CT的出现，临床医生有了更好的评价牙槽骨损伤的影像学手段，但临床医生应尽量避免患者接触过多射线。

临床上牙槽骨外伤有很多分类方法，最常用的分类法见表13.2，该方法是根据牙损伤类型、是否累及牙齿结构和患牙移位的方向和形式进行分类的[2]。

二、治 疗

1. 软组织外伤

口外软组织挫裂伤应在局麻下分层缝合，关闭伤口。严重、复杂的软组织挫裂伤因涉及重要解剖结构或影响术后美学效果，应转诊至口腔颌面外科医生处进行全面和细致的专业处理。

与口外伤口软组织损伤相比，口内软组织损伤的术后美学效果要求不高。简单的口内软组织挫裂伤可用可吸收缝线严密缝合伤口；对于复杂口内软组织损伤，如严密缝合比较困难，可遗留伤口，待二期愈合。

表 13.1 牙外伤后常见的影像学表现

外伤类型	影像学表现
牙移位	牙周膜增宽，硬骨板移位
根折	不规则的牙根外形和根管外露
牙脱位	根尖锥形的透射影像
嵌入性牙脱位	牙周间隙消失

表 13.2 牙槽骨外伤的分类

冠折
· 牙釉质
· 牙釉质 + 牙本质
· 牙釉质 + 牙本质 + 牙髓

根折
· 垂直根折
· 水平根折
　根尖 1/3 根折
　根中 1/3 根折
　近冠 1/3 根折

牙震荡
伤及牙齿的支持结构，触碰患牙会导致疼痛，患牙无异常松动和移位

牙移位
· 嵌入性牙移位
· 冠方牙移位
· 唇向牙移位
· 舌向牙移位
· 侧向牙移位

牙脱位
牙齿完全移位出牙槽窝
牙槽骨骨折
有牙颌和无牙颌的牙槽骨骨折

牙槽骨外伤的治疗方案应根据外伤类型、患者是否合作、外伤时间和患者口腔及全身状况而定。

2. 冠 折

冠折非常容易修复，并且很少发生后遗症。图13.7显示治疗该类损伤的流程图。如果损伤仅仅累及牙釉质，仅用复合树脂进行简单修复即可。

如果损伤导致牙本质部分暴露，应保护牙髓组织。因牙本质长期暴露可导致牙髓充血、发炎，并间接地降低牙齿的预后，此时可用某些材料（如氢氧化钙、玻璃离子水门汀）进行牙本质封闭。虽然这两种

材料的临床效果无差异，但由于玻璃离子水门汀具有更好的生物力学特性，容易塑形，并有利于冠的修复，因此受到临床医生欢迎。

如果损伤涉及牙髓组织，应及时处理，选择处理方法时应考虑以下因素：①牙根发育程度；②牙髓暴露范围大小；③牙髓暴露时间；④牙髓健康状况。盖髓术或部分活髓切断术用于小范围冠髓暴露且健康、无移位的伤牙（牙髓暴露时间 < 48 h）。当冠髓暴露范围较大且根尖尚未发育完成时，应行牙髓再生治疗（图13.1）。牙髓

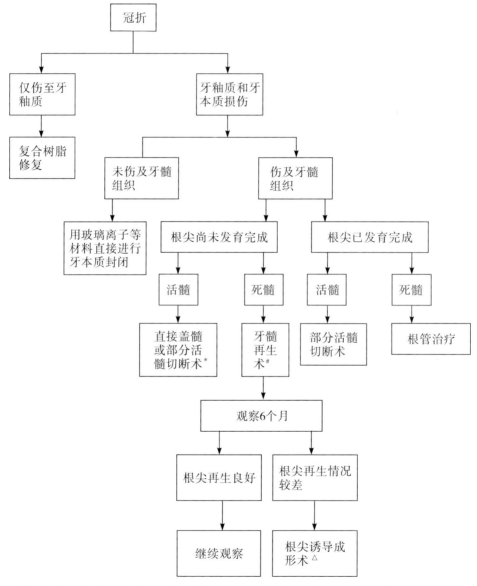

* 部分活髓切断术：去除感染牙髓组织及周围 1~2 mm 正常健康牙髓组织；# 牙髓再生术：其目的是诱导根尖成形，包括去除感染牙髓组织，用三联抗生素糊剂，用微型根管锉刺激根尖出血，用 MTA 封闭牙冠；△ 根尖诱导成形术：用氢氧化钙或 MTA 封闭根尖

图 13.1 冠折治疗流程图

再生术是指通过清除牙髓坏死组织、消毒感染根管及招募干细胞来重建牙髓血运，以促进根尖再生（图 13.2）。牙髓再生术通常分为两个阶段[3]。对于牙根发育已完成的患牙，如果牙髓暴露范围小且暴露时间 < 48 h，可行活髓切断术；如果暴露时间较长且范围过大，则可行传统的根管治疗。

3. 根 折

根折的处理方法取决于根折的位置和方向（图 13.3）。如根折发生在根尖和根中 1/3，则预后较好。对于这类病例，将折裂碎片复位后并固定 1 个月。固定方法可采用弹性固定夹板和复合树脂（图 13.4）。为了达到固定效果，固定范围应包括伤牙前、后至少 2 颗牙。为防止患牙

发生根内外吸收，应行根管治疗，根管治疗应在伤后 7~10 d 进行。冠 1/3 根折的临床疗效差，对这种类型的损伤，应至少固定 4 个月。

4. 牙震荡

牙震荡是指损伤仅波及牙齿支持结构，没有引起牙齿移动和松动。患牙有明显触痛和叩痛，该类型的损伤预后良好。治疗方法包括调整咬合（磨改对颌牙）及密切观察牙髓活力。

5. 牙移位

患牙可向不同方向发生移位，如唇向、舌向、近远中向、冠向和根向。无论是什么方向的移位，绝大多数松动的患牙经过复位和一段时间的固定处理后都会稳定。

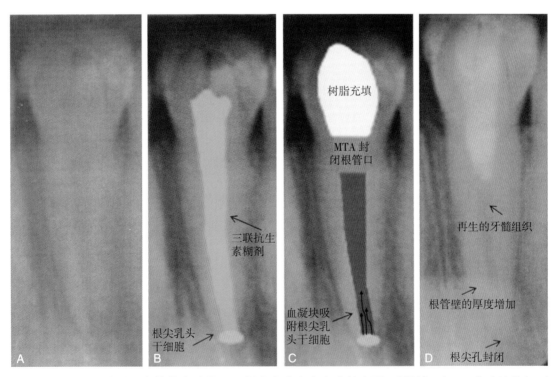

图 13.2　图示牙髓再生术的整个过程。A. 根尖尚未发育完成的患牙，牙髓坏死。B. 彻底清除坏死的牙髓组织，根管内导入三联抗生素糊剂（环丙沙星、甲硝唑、克林霉素，1:1:1 混合糊剂）。C. 3~4 周后，用微型根尖挫刺激根尖造成出血，使根尖乳头干细胞聚集，在冠方用 MTA 封闭根管。D. 牙髓再生，完成根尖封闭，牙髓再生的干细胞由根尖乳头干细胞提供

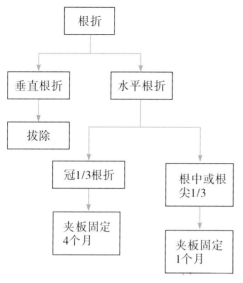

复位方法是局麻下用手指复位。复位后，应调整咬合（磨改对颌牙），避免患牙接触，当患牙完全复位并磨改、调磨对颌牙后，用复合树脂和弹性夹板对患牙进行固定，固定时间取决于患牙移位的类型，表 13.3 显示不同类型损伤的固位时间[4]。

与其他类型的牙移位相比，嵌入性牙移位预后较差。与其他类型的牙移位不同，嵌入性牙移位很难完全复位，国际牙外伤协会在最近的指南中推荐了一款专用于嵌入牙移位的治疗策略，该策略是根据患牙根尖发育情况而采取不同的治疗方法。对

图 13.3 根折治疗流程图

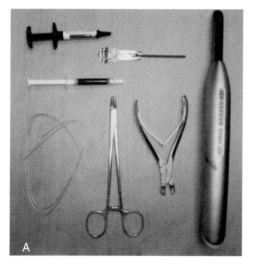

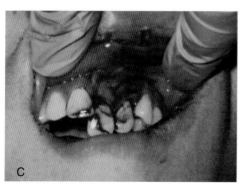

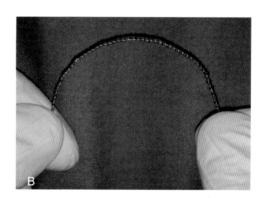

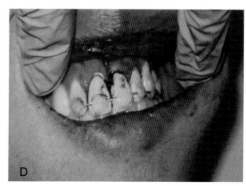

图 13.4 弹性夹板固定技术。A. 固定材料及器械：口腔复合黏结材料、黏结剂、酸蚀剂、26 号弹性金属丝、金属丝剪、麻花钢丝和光固化照射灯。B. 将 2 根 26 号弹性金属丝拧在一起制作弹性固定夹板。C. 26 岁男性患者，牙槽骨骨折，首先应将骨折片段复位至受伤前的位置。D. 用制作好的弹性夹板和口腔复合黏结材料固定患牙

表 13.3 不同类型牙槽骨损伤后固定周期

损伤类型	固定时间
牙移位	2~3 周
根中或根尖 1/3 根折	1 个月
冠 1/3 根折	4 个月
嵌入性牙移位	2~3 个月
冠方牙移位	2~3 周
牙再植（干燥环境下暴露时间 <60 min）	2 周
牙再植（干燥环境下暴露时间 >60 min）	4 周
牙槽骨骨折	4 周

于嵌入深部小于 7 mm 且根尖尚未发育完成的患牙，应观察 3 周让其自然萌出，如果在这段时间牙齿没有任何移动，则应采用正畸牵拉的方法。如果嵌入的深度超过 7 mm 且根尖尚未完全发育，应通过正畸方法使其牵引复位。对根尖发育完成的患牙，也应遵循上诉原则，嵌入深部小于 3 mm，应观察 3 周让其自然萌出，如果在这段时间牙齿没有任何移动，则应采用正畸牵拉的方法。嵌入深部大于 3 mm，应通过正畸方法使其牵引复位[5]。

正畸牵引复位应缓慢，周期为 3~4 周[6]。牙复位到正常位置后，用弹性夹板固定 2~3 个月。如果是乳牙发生嵌入性移位，可观察 4~6 周，看其是否自然复位，如果在该时间段内乳牙没有正常萌出的迹象，为了避免损伤其下方恒牙胚牙囊而影响恒牙的顺利萌出，应拔除乳牙。拔除患牙时，应避免损伤乳牙下方的恒牙胚。此外，嵌入性牙移位常引起牙髓变性，因此，伤后 2~3 周应行预防性的牙髓摘除并用氢氧化钙糊剂充填。

6. 牙脱位

对于牙脱位的患牙如果处理不当，其预后较差，脱位牙的预后与以下因素有关：

- 脱位的患牙在干燥环境下存放的时间。
- 患牙牙周及口腔的健康状况。
- 牙再植前患牙保存在何种介质中。

图 13.5 显示这类损伤的处理流程图，对脱位的患牙处理越早，效果越好。在受伤现场，应让患者或周围监护人立即将脱位患牙用患者的唾液清洗后即刻植入牙槽窝内，在进行以上操作时，应握持患牙牙冠，不能触碰患牙的牙根。如因各种原因，患牙不能植入牙槽窝，应在口腔医生处理之前，将脱位的患牙存放在专用的介质中。虽然现在有各种商品化牙外伤专用保存液，但在受伤现场往往无法获得以上产品，在这种状况下也可将患牙保存于唾液或牛奶中。

患者一旦到达诊所，口腔医生首先应明确患牙离开牙槽窝的确定时间，如果患牙离开牙槽窝的时间短于 60 min 则预后相对较好[7]。如患者达到诊所时，脱位的患牙已经复位，而且似乎复位良好，此时应给患牙拍片，以确定患牙是否已精确复位，在排除发生其他复合伤的情况下用弹性夹板根据表 13.3 的建议时间固定患牙。如果患牙复位不理想，可用手指将其复位至理想的位置（不需要将患牙拔除后重新植入），再用弹性夹板将患牙固定。

当牙齿脱出牙槽窝不足 60 min 时，用生理盐水或 Hank 缓冲液对伤牙进行彻底冲洗后，再行牙再植。不能对牙根表面进行搔刮或消毒，因对牙根表面任何过度处理均可破坏附着在牙冠表面的牙周组织活力。当牙齿在干燥环境中超过

60 min，则牙齿的预后极差。牙再植前应去除患牙中所有的坏死组织，包括刮除牙根表面组织，根管治疗后用氢氧化钙糊剂充填去除牙髓组织。

脱位的患牙在干燥环境中不超过 60 min 时，固定 2 周，如在干燥环境下超过 60 min，则应固定 4 周。患牙通常在伤后 7~10 d 行根管治疗。根管治疗时不拆除固定夹板。根管治疗初始阶段用氢氧化

钙或 MTA 填充，如治疗 1 个月后未出现牙根吸收，可行最终的牙胶充填。

7. 牙槽骨骨折

牙槽骨骨折通常伴随牙齿和软组织损伤，通常情况下伤及的患牙超过 1 颗。骨折的严重程度和范围不同，其处理方法也不同。如果骨折段涉及 2 颗以上牙齿，或骨折范围超过了上颌骨的梨状孔、上颌

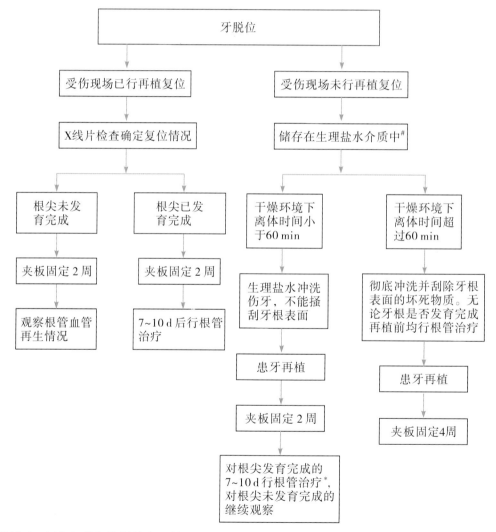

*根管治疗：用氢氧化钙糊剂填充根管，1 个月后改用牙胶永久充填；#生理盐水介质：Hank 缓冲液、牛奶和唾液；在进行根管治疗时，不要去除固定夹板

图 13.5　完全性脱位牙的治疗流程图

窦或者下颌骨的牙槽骨，应将这类患者转诊至口腔颌面外科医生处进行全面综合治疗，处理该类骨折的最好方式是切开复位内固定术。轻至中度的牙槽骨骨折可在口腔诊室进行治疗。用手法复位将骨折段精确复位后，再用金属牙弓夹板固定 4 周，以保证骨折处达到完全骨愈合。

8. 牙髓处理

牙槽骨外伤通常涉及牙髓，根管治疗的目的是彻底清除髓腔及根管内炎性牙髓组织，因这些组织可引起牙根内或外吸收。由于牙髓活力测试在伤后 3 个月内均可能产生假阴性结果，因此在这段时间内，牙髓是否发生失活、坏死的诊断主要依靠临床和影像学检查结果。

图 13.6 显示了牙槽外伤后处理牙髓的流程图。健康的牙髓对牙齿至关重要，治疗时机和患牙根尖发育状况是确定外伤性牙髓处理方式的重要因素，根管治疗应选择在伤后 7~10 d 实行。因牙根尚未完全发育的患牙在伤后初期其根尖组织可以再血管化，如此时行根管治疗容易损伤根尖组织，导致根尖组织再血管化过程受到破坏，影响根尖的正常发育。

对伤后的牙髓组织有 5 种处理方案：①直接盖髓术和（或）部分活髓切断术；②活髓切断术；③常规根管治疗；④牙髓再生治疗；⑤根尖诱导成形术。

直接盖髓术和（或）部分活髓切断术仅用于牙根发育完成或尚未发育完成且牙髓暴露范围较小的患牙，为了在盖髓局部

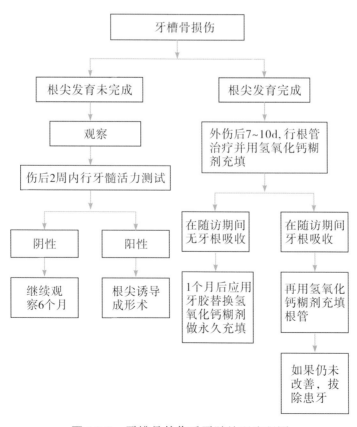

图 13.6 牙槽骨外伤后牙髓处理流程图

形成钙桥，最好用氢氧化钙或 MTA 进行盖髓。活髓切断术用于牙髓暴露范围较大或牙髓组织炎症仅限于冠髓的患牙。当牙髓暴露范围或牙髓组织炎症超过冠髓时，对牙根发育完成的患牙应行常规根管治疗，对牙根尚未发育完成的患牙应行牙髓再生治疗，如牙髓再生治疗未能使坏死的牙髓组织再血管化则采用根尖诱导成形术。

与传统的根管治疗不同，牙槽骨外伤后用氢氧化钙糊剂进行根管治疗后充填可防止牙根吸收，密切观察 1 个月后，如牙根没有发生吸收，则改用牙胶永久根管充填。

9. 乳牙外伤

乳牙外伤治疗时应特别关注继承恒牙的发育状况。如果治疗受伤的乳牙有可能损伤继承恒牙胚，应立即拔除；如果受伤的乳牙距该牙脱落替换的时间超过 1 年则应视具体情况给予相应的治疗，否则予以拔除。图 13.7 显示了乳牙外伤后的处理流程图。

外伤引起的乳牙近远中向移位多可自行复位而不用任何处理。如乳牙移位后应采用手法复位建立合适的咬合关系，在治疗过程中有可能损伤恒牙胚时应拔除乳牙，嵌入性乳牙移位如果不能自行萌出或影响其下方恒牙胚萌出时应拔除。轻度冠方移位的乳牙可重新复位后密切观察，对

较为严重的冠方移位乳牙应拔除。对脱位的乳牙不能再植。对没有累及牙髓的冠折乳牙可常规修复治疗。如外伤累及牙髓且乳牙牙根尚未发育完成（<3 岁）应行牙髓切断术；如根尖已发育成熟（>3 岁）应行活髓摘除术，并用丁香油氧化锌糊剂充填。发生在根尖 1/3 的乳牙根折可用纤维带和复合树脂行夹板固定；根中和根上 1/3 的乳牙根折应拔除；如果牙根拔除困难，则应遗留至牙槽窝待其自然吸收。

三、术后医嘱

术后不宜常规使用抗生素。对医从性较差和较严重的软组织撕裂伤（如贯通伤等）患者可预防性使用抗生素，通常给予 3d 量的青霉素或克林霉素[8]。为防止咬合引起外伤性殆创伤，应让患者进流食 1 周。特别需要强调的是在恢复期，一定要让患者保持口腔卫生。

在术后第 1 个月，每周复诊 1 次；以后是术后 3 个月、6 个月和 1 年复诊。随诊内容包括去除 / 调整夹板、评估牙髓状况、调整咬合及 X 线检查。

四、结　论

虽然牙槽骨外伤无论对患者还是医护人员来说都不愿让其发生，但只要处理方法选择恰当，就能获得较好的临床效果。

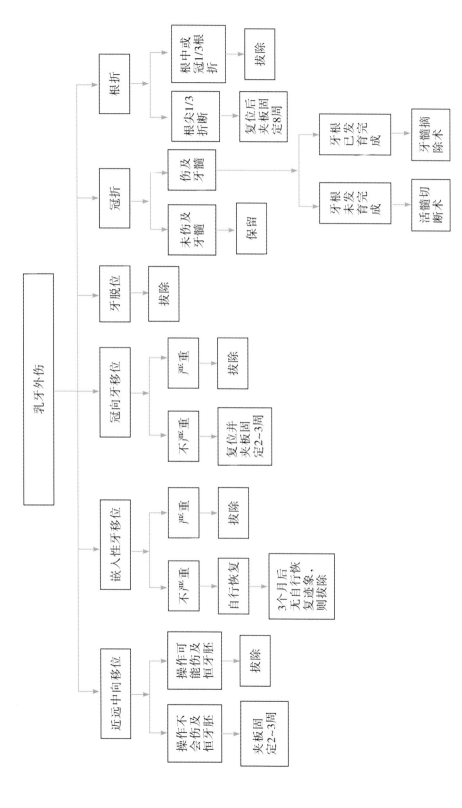

图 13.7 乳牙外伤后处理流程图

参考文献

1. Abubaker AO, Papadopoulous H. Diagnosis and management of dentoalveolar injuries//Fonseca RA, et al. eds. Oral and Maxillofacial Surgery, Vol. 2. 2nd ed. St Louis: Saunders, 2009:104.

2. Sanders B, Brady FA, Johnson R. Injuries// Sanders B, ed. Pediatric Oral and Maxillofacial Surgery. St Louis :Mosby, 1979.

3. Hargreaves KM, Law A. Regenerative endodontics. Chapter 16// Hargreaves KM, Cohen S, eds. Pathways of the Pulp. 10th ed. St Louis :Mosby Elsevier, 2011:602–619.

4. Ellis E, Soft tissue and dentoalveolar injuries// Hupp JR, et al. Contemporary Oral and Maxillo-facial Surgery. 4th ed. St Louis: Mosby, 2008.

5. Diangelis A J, Andreasen JO, Ebeteseder KA, et al. International Association of Dental Traumatology guidelines for the management of traumatic dental injuries: 1. Fractures and luxa-tions of permanent teeth. Dental Traumatology, 2012, 28(1): 2–12.

6. Turley PK, Joiner MW, Hellstrom S. The effect of orthodontic extrusion on traumatically intruded teeth. American Journal of Orthodontics, 1984,85: 47.

7. Andreasen JO. The dental trauma guide// Andreasen JO, ed. International Association of Dental Traumatology, 2012. Available at <http://www. dentaltraumaguide.org>. Accessed 15 January 2015.

8. Abubaker AO. Use of prophylactic antibiotics in preventing infection of traumatic injuries. Oral and Maxillofacial Surgery Clinics of North America,2009,21 (2): 259–264.

（王维戚 译，胡开进 审）

第 14 章　口腔颌面部感染

Thomas R. Flynn

正确地处理严重颌面部感染是口腔医生可以挽救患者生命为数不多的方式之一。口腔颌面部感染是指牙源性感染已经扩散并超出牙槽骨，造成口腔、面部、甚至颈部的软组织肿胀。本章的目的是给口腔医生提供一种方法，使他们能够安全有效地处理发生颌面部感染的患者。

已故的拉里·彼得森博士最先提出了处理口腔颌面部感染的八项原则，该原则可指导口腔医生如何一步一步地妥善处理口腔颌面部感染患者。虽然按照该原则处理患者不一定每次都能达到最理想的效果，但该原则可指导口腔医生使用最标准的方法正确处理口腔颌面部感染的患者。该八项原则构成了本章的框架。

目前现有的科学依据，可指导口腔医生在口腔领域如何预防性使用抗生素。

一、处理口腔颌面部感染的八项原则（或八个治疗步骤）

- 确定患者感染的严重程度
- 评估患者的防御能力
- 确定治疗或转诊
- 手术治疗
- 全身支持治疗
- 选择合适的抗生素

- 如何适当使用抗生素
- 复诊及何时复诊

接诊患者 5 min 内即可完成前三个步骤，然后根据头颈部解剖知识，对患者口腔颌面部（特别是病变部位）进行仔细的临床检查，结合患者的现病史及最近几天患者对感染的临床反应做出精确评估。以上结果将决定患者是由口腔医生自己处理还是转诊至口腔颌面外科医生处理。如果口腔医生选择适当的方法处理患者，一步一步地完成剩余步骤，就很有可能获得较好的治疗效果。

二、确定患者感染的严重程度（步骤一）

严重的口腔颌面部感染有可能危及呼吸系统或其他重要组织结构（如大脑、心脏等）。通过回答以下问题可确定患者口腔颌面部感染的严重程度：

- 感染的发生部位在哪？
- 感染的发展速度有多快？
- 发生的感染会危及呼吸系统或其他重要组织结构吗？

1. 感染的发生部位在哪？

口腔颌面部感染通常是由化脓性细菌引起，这些细菌往往藏匿在颌骨深部，多见于牙齿的根尖，有时隐藏在较深的牙周袋中。由于骨及牙齿都有一个坚硬的钙化结构外壳，可包裹化脓性细菌，阻止细菌向其他部位扩散，因此感染可能会一直被限制在牙槽骨中，直到感染引起骨皮质吸收、穿孔后，通过破坏的骨皮质区域扩散至口腔颌面部软组织间隙中。这些间隙由骨骼、肌肉和致密的筋膜构成解剖屏障，内含神经、血管及结缔组织。临床上，如果感染进入这些解剖间隙，就会导致与间隙相应的部位（颌面部、口腔、颈部）出现疼痛、肿胀。

掌握口腔颌面部感染临床知识的最佳途径是获得并观看口腔颌面部间隙感染的临床图片。图 14.1~14.12 展示了一系列口腔颌面部不同间隙感染患者的临床照片。头颈部解剖间隙由口周间隙、下颌骨周围间隙、咀嚼肌间隙和颈部间隙组成（表14.1）。有关这些间隙的解剖结构（境界、内容物、邻接关系、手术方法）见表14.2、14.3。

不同间隙的感染对患者的危险程度不同。根据感染的扩散能力、是否阻碍治疗路径、是否压迫阻塞气道或其他重要组织结构，可将口腔颌面部间隙感染分为不同的等级。表 14.1 根据不同间隙感染对患者造成生命危险的严重程度将头颈部的解剖间隙进行了分类。

由于口腔周围间隙感染不会影响气管插管（如果需要全麻手术），肿胀不会阻塞压迫气道，一般都可经口内切口达到脓腔（不妨碍手术路径），所以感染严重程度较低。

下颌骨周围间隙感染可引起牙关紧闭，口底肿胀可抬高舌头、阻塞气道，并影响插管。感染（不论下颌下间隙或舌下间隙）可以迅速蔓延到更深的颈部间隙中，使气道受压阻塞更加严重，并可导致气道移位。

咬肌间隙感染会引起严重的牙关紧闭，这是由于炎症激惹咀嚼肌所致。当患者试图开口时会引起咀嚼肌疼痛反射，导致患者完全不能张口。严重的牙关紧闭不仅影响口腔医生对患者口咽部的临床检查

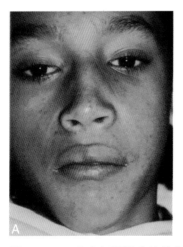
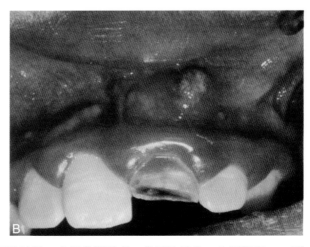

图 14.1 A. 左中切牙导致的前庭间隙脓肿。患侧鼻翼抬高，鼻唇沟消失，上唇肿胀。B. 同一患者口内表现。早期前庭脓肿局限在牙槽突前庭区，如果治疗不及时前庭沟区脓肿可扩散（引自 Flynn TR. Anatomy of oral and maxillofacial infections//Topazian RG, Goldberg MH, Hupp JR, editors. Oral and Maxillofacial Infections. 4th ed. Philadelphia: WB Saunders Company, 2002）

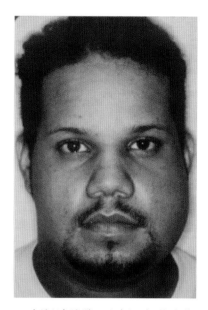

图 14.2 颊间隙脓肿。左侧面部肿胀范围前至口角，后至咬肌前缘，上至颧弓，下至下颌骨下缘 [引自 Flynn TR. The swollen face. Emergency Medicine Clinics of North America, 2000, 15(8): 481–519]

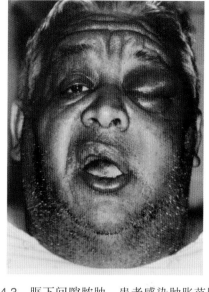

图 14.3 眶下间隙脓肿。患者感染肿胀范围下至上唇，上至眶下，前至鼻翼，后至颧弓根部，感染已经扩散至眶周间隙、颊间隙、颞浅间隙，肿胀范围已向上越过颧弓 [引自 Flynn TR. Surgical management of orofacial infections. Atlas of the Oral and Maxillofacial Surgery Clinics of North America, 2000, 8(3): 77–100]

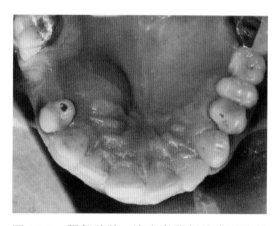

图 14.4 腭部脓肿。该患者腭部骨膜下脓肿是由第一前磨牙腭根根尖周感染所致。腭部脓肿通常由侧切牙牙根和上后牙腭根感染所致，因上述牙根根尖非常靠近腭部骨皮质（引自 Flynn TR. Principles of management and prevention of odontogenic infections//Ellis E, Hupp JR, Tucker MR, editors. Contemporary Oral and Maxillofacial Surgery. 5th ed. St. Louis: Mosby, 2008: 291–315,304 ）

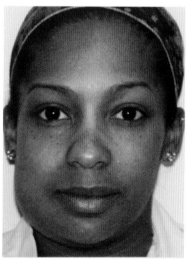

图 14.5 下颌骨体部间隙脓肿。由于局部肿胀导致下颌骨体部肿大，因此患者右侧下颌骨体部肿大。肿胀常局限于下颌骨体部，该处的前庭间隙也常被波及（引自 Flynn TR. Complex odontogenic infections//Ellis E, Hupp JR, Tucker MR, editors. Contemporary Oral and Maxillofacial Surgery. 5th ed. St. Louis: Mosby, 2008: 317–336,319 ）

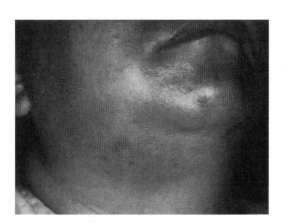

图 14.6　下颌下间隙脓肿。下颌下间隙的边界是三角形，分别是二腹肌的前、后腹及舌骨下方，上界是下颌骨下缘（引自 Flynn TR. Surgical management of orofacial infections. Atlas of the Oral and Maxillofacial Surgery clinics of North America, 2000, 8: 77–100）

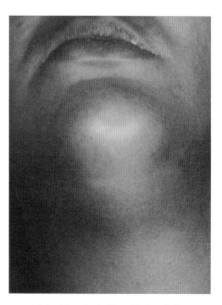

图 14.7　颏下间隙脓肿。该间隙位于左、右二腹肌前腹之间。它的上、下边界是下颌骨和舌骨，与下颌下间隙边界相同

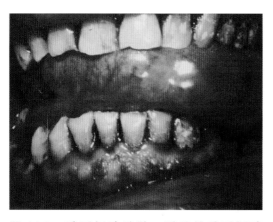

图 14.8　舌下间隙脓肿。严重的舌下间隙脓肿可引起口底严重肿胀，肿胀导致舌头抬高接近上腭，肿胀常导致气管插管非常困难（引自 Flynn TR, Topazian RG. Infections of the oral cavity//Waite D, editor. Textbook of Practical Oral and Maxillofacial Surgery. Philadelphia: Lea & Febiger, 1987: 300）

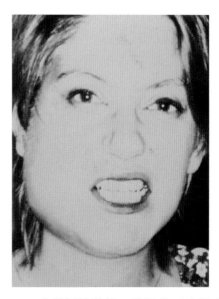

图 14.9　咬肌间隙脓肿。脓肿位于咬肌和下颌骨升支之间。炎症波及咬肌常造成严重的牙关紧闭，该患者虽用力张口但开口度仍然很小，该间隙感染的特征是肿胀以耳垂为中心（引自 Flynn TR. Anatomy of oral and maxillofacial infections//Topazian RG, Goldberg MH, Hupp JR, editors. Oral and Maxillofacial Infections. 4th ed. Philadelphia: WB Saunders Company, 2002）

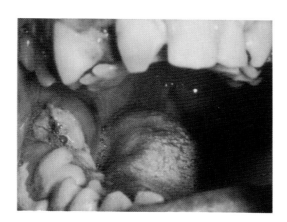

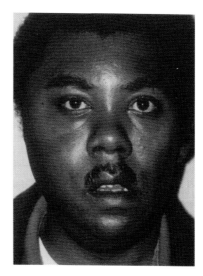

图 14.10 咽旁间隙脓肿。该间隙感染位于翼内肌和下颌骨升支之间,临床较为常见。由于炎症波及翼内肌常引起开口困难,导致临床检查时很难观察到腭舌弓的肿胀程度,肿胀常使悬雍垂向健侧偏离(引自 Flynn TR, Topazian RG. Infections of the oral cavity//Waite D, editor. Textbook of Practical Oral and Maxillofacial Surgery. Philadelphia: Lea & Febiger, 1987: 300)

图 14.11 咬肌间隙脓肿。该患者面部肿胀已 2 个月。请注意患者右侧面部的肿胀范围,上至颞肌在颞骨的附着,下至下颌骨下缘。炎症波及颞浅间隙、颞深间隙、咬肌间隙和翼下颌间隙,脓肿波及整个咀嚼肌间隙 [引自 Flynn TR. The swollen face. Emergency Medicine Clinics of North America, 2000, 15(8): 481–519]

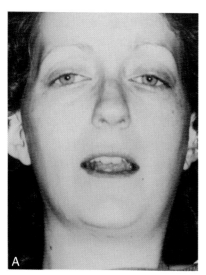

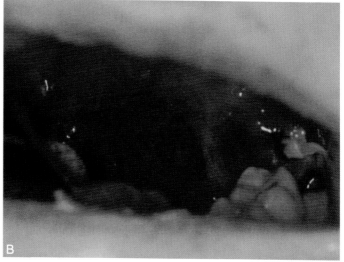

图 14.12 咽旁间隙脓肿。A. 患者因术后感染导致开口困难,患者试图用力张口但开口度仍很小。咽旁间隙脓肿常引起面颈部二腹肌后腹与胸锁乳突肌前缘之间轻微肿胀。B. 同一患者口内照片。患者舌腭弓明显肿胀,左侧咽部及软腭肿胀明显并压迫悬雍垂向对侧偏移(引自 Flynn TR. Anatomy of oral and maxillofacial infections//Topazian RG, Goldberg MH, Hupp JR, editors. Oral and Maxillofacial Infections. 4th ed. Philadelphia: WB Saunders Company, 2002)

表 14.1　不同间隙感染对患者造成生命危险程度的分类

程度	解剖间隙
低度（对气道或其他重要结构影响较低）	口周间隙
	口腔前庭
	颊间隙
	眶下间隙
	上腭
中度（对气道或其他重要结构影响中等）	下颌骨周围间隙
	下颌下间隙
	颏下间隙
	舌下间隙
	咀嚼肌周围间隙
	翼下颌间隙
	咬肌间隙
	颞浅间隙
	颞深间隙（颞下间隙）
高度（对气管或其他重要结构影响较高）	颈部间隙
	咽旁间隙
	咽后间隙
	气管前间隙
严重（对气道或其他重要结构影响很高）	危险间隙
	纵隔间隙
	颅内感染

及肿胀严重程度的评估，还会影响气管插管的顺利实施。

翼下颌间隙（翼内肌和下颌骨之间）感染是咀嚼肌间隙感染中比较危险的一类。由于肿胀位于下颌骨升支内侧，因而在临床上很难直接观察到。由于张口严重受限，故不能及时发现腭舌弓的肿胀程度，且该部位肿胀常将悬雍垂推向健侧（图14.10）。此外，翼下颌间隙感染可迅速扩散到翼内肌并进入咽旁间隙。在颈部间隙中，咽旁间隙感染可导致严重的后果。

因此，感染引起的牙关紧闭是一个不良的征兆，至少是中等程度的危险因素，

它阻碍了临床对呼吸道的观察及呼吸道的通畅性。一项对因严重牙源性感染而要住院治疗的患者的研究显示，73% 的患者有不同程度的张口受限，78% 的患者存在吞咽困难[1-4]。下颌骨周围或咀嚼肌间隙感染至少是中等严重程度的感染，感染通常会引起张口困难或吞咽困难。

从解剖学角度来看，颈深部间隙中含有大量的疏松结缔组织，在颈上部结缔组织包绕咽侧壁及咽后壁，在颈下部结缔组织包裹气管和食管。因此，颈深部任何间隙感染肿胀都会将气道推向另外一侧而压迫阻塞气道，如果炎症肿胀完全包围气道还会使患者窒息。由于严重的牙源性感染而影响气道的通畅性是患者最常见的死亡原因。在抗生素使用以前，通过对患者气管插管或气管切开建立安全有效的呼吸通道，并对所有感染的解剖间隙进行积极的切开引流，可使严重牙源性感染的死亡率从 54% 降至 10%[2]。该研究不仅说明了颈深部间隙感染的严重后果，也指出对于严重的口腔颌面部感染患者来说，保障其呼吸道通畅和及时的切开引流比单纯抗生素治疗更重要。

当颌面部感染到达纵隔（该间隙与肺相邻并包裹心脏）或颅腔时，其严重后遗症的发生率和死亡率都很高。即使患者能够存活，也可能会遗留严重的器官损害、神经功能障碍、呼吸系统障碍和疼痛的瘢痕等严重后遗症。由于严重的颌面部感染有促进其向其他更危险的解剖间隙加速扩散的可能性，因此口腔医生要及时发现并妥善处理颌面部感染，以防止感染从严重程度低的解剖间隙蔓延到严重程度高的间隙中。

2. 感染传播的速度有多快?

感染发展的速度与感染细菌毒力、不同感染细菌之间的相互作用及患者的全身免疫力有关。某些颌面部间隙感染的发展速度就非常迅猛，如侵袭性很强的乙型溶血性链球菌常引起链球菌性咽喉炎，偶见于牙源性感染。一旦该细菌入侵机体（非常罕见），就可引起坏死性筋膜炎（食肉菌感染）或中毒性休克综合征，导致低血压和多器官损伤，这些都是致命的。

评估感染发展速度最好的方法是详细询问患者的病史。如患者有比较严重的炎性肿胀，但病程只有 1d，这比肿胀程度相同而病程超过 1 周的患者危险得多。如图

14.11 所示的患者，整个咀嚼肌间隙（咬肌间隙、翼下颌间隙、颞浅及颞下间隙）严重肿胀，但病程长达 60 d。此外，如图 14.13 所示的两张照片，前后时间相差仅仅 4 h。第一个患者的感染发展速度非常缓慢，它是由甲型溶血性链球菌（草绿色链球菌）和口腔厌氧菌混合感染；第二个患者是由侵袭性很强的乙型溶血性链球菌感染引起。显然，发展迅速的感染要比发展缓慢的感染更严重。

牙源性感染的临床过程通常分为四个阶段。第 1 个阶段是发生感染的 1~3 d，由于细菌刚刚侵入软组织并在软组织中繁殖，其临床症状是软组织局部轻微的胀痛。第 2 个阶段是发生感染后 3~5 d，即发生

表 14.2　头颈部解剖间隙的境界

间隙	境　界					
	前界	后界	上界	下界	表面或内侧面	深面或外侧面
颊间隙	口角	咬肌间隙 翼下颌间隙	眶下间隙	下颌骨下缘	皮肤及皮下组织	颊肌 口腔黏膜
眶下间隙	鼻软骨	颊间隙	上唇方肌	口腔黏膜	上唇方肌	上颌口角提肌
下颌下间隙	二腹肌前腹	二腹肌后腹 茎突舌骨肌 茎突咽肌	下颌骨下缘内侧	二腹肌肌腱	颈阔肌 颈深筋膜浅层	下颌舌骨肌 舌骨舌肌 括约肌上部
颏下间隙	下颌骨下缘	舌骨	下颌舌骨肌	颈深筋膜浅层	颈深筋膜浅层	二腹肌前腹
舌下间隙	下颌骨舌侧面	下颌下间隙	口腔黏膜	下颌舌骨肌	舌肌	下颌骨舌侧面
翼下颌间隙	颊间隙	腮腺	翼外肌	下颌骨下缘	翼内肌	下颌升支内侧面
咬肌间隙	颊间隙	腮腺	颧弓	下颌骨下缘	下颌升支	咬肌
咽旁间隙	咽缩肌中及上部	颈动脉鞘椎胸膜韧带	颅底	舌骨	咽缩肌、咽后间隙	翼内肌
咽后间隙	咽缩肌中及上部	椎前筋膜	颅底	食管后间隙		颈动脉鞘及咽旁间隙
气管前间隙	甲状舌骨及胸骨甲状肌筋膜	咽后间隙	甲状腺软骨	纵隔上部	甲状舌骨及胸骨甲状肌筋膜	气管及甲状腺内脏筋膜

表 14.3　头颈部解剖间隙之间的关联

间隙	感染来源	内容物	与邻近间隙的交通	手术路径
颊间隙	上颌前磨牙、磨牙及下颌前磨牙	腮腺导管、面前动静脉、面横动静脉、颊脂垫	眶下间隙、翼下颌间隙、颞下间隙	口内（切口小）、口外（切口大）
眶下间隙	上尖牙	眶下动静脉、眶下神经	颊间隙	口内
下颌下间隙	下颌磨牙	下颌下腺、面动静脉、淋巴结	舌下间隙、颏下间隙、咽旁间隙、颊间隙	口外
颏下间隙	下颌前牙，下颌骨正中联合处骨折	颈前静脉、淋巴结	双侧下颌下间隙	口外
舌下间隙	下颌前磨牙、磨牙及直接创伤	舌下腺、下颌下腺导管、舌神经、舌下动静脉	下颌下间隙、咽旁间隙、重要结构（气管、食道）	口内、口内外联合
翼下颌间隙	下颌第三磨牙、下颌骨角部骨折	三叉神经下颌支、下牙槽动静脉	颊间隙、咽旁间隙、咬肌间隙、颞下间隙、腮腺深层，扁桃体	口内、口内外联合
咬肌间隙	下颌第三磨牙、下颌骨角部骨折	咬肌动静脉	颊间隙、翼下颌间隙、颞浅间隙、腮腺	口内、口内外联合
颞下间隙	上颌磨牙	翼静脉丛、上颌动静脉、三叉神经下颌支、出颅神经孔	颊间隙、颞前间隙、岩下窦	口内、口外、口内外联合
颞浅间隙	上、下颌磨牙	颞脂肪垫、面神经颞支	颊间隙颞下间隙	口内、口外、口内外联合
咽旁间隙	下颌第三磨牙，扁桃体及相邻间隙	颈动脉、颈内静脉、迷走神经、颈交感链	翼下颌间隙、下颌下间隙、舌下间隙、咽后间隙	口内、口内外联合

蜂窝组织炎阶段，其临床特点是病变区疼痛非常严重，并出现持续发展的、灼热的、弥漫性肿胀。第 3 个阶段是发生感染后 5~7 d，即脓肿形成阶段，其特点是病变区中央软化，感染开始局限，疼痛通常会稍微减轻；随着脓肿的发展会引起脓肿表面的皮肤变薄、发红；同样，脓肿也会引起其表面黏膜变薄，并能透过黏膜见到下方的黄色脓液。第 4 个阶段是手术切开引流或脓肿自发破溃引流，排出脓液。

区分不同的感染阶段非常重要，因为在整个感染过程中，第 2 个阶段（蜂窝组织炎阶段）是炎症发展最快、临床症状最重、最易向其他间隙传播的时期，在脓肿开始形成时，已达感染的峰值。因此，第 2 个阶段是整个炎症过程中最危险的时期，要引起高度重视。

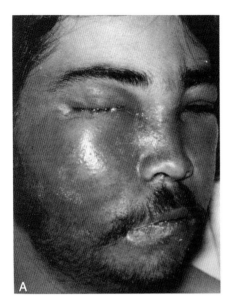
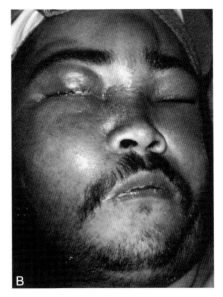

图 14.13　眶下、颊、和眶周间隙联合脓肿。A. 该患者的感染来源于右上第一磨牙，病史仅 3 d。肿胀涉及面颈部、眶下及眶周，甚至越过鼻梁到另一侧眼眶。B.4 h 后同一患者。注意肿胀发展迅猛，这是因为患者感染了侵袭性很强的乙型溶血性链球菌，炎症很快波及患者双侧海绵窦。该病例显示该类链球菌感染的发展速度非常快（引自 Flynn TR, Topazian RG. Infections of the oral cavity//Waite D, editor. Textbook of Practical Oral and Maxillofacial Surgery. Philadelphia: Lea & Febiger, 1987: 301 ）

3. 感染会影响呼吸道或其他重要组织结构吗？

在确定感染发生的具体位置和发展速度后，医生应尽早明确感染是否存在影响呼吸道的迹象。首先，在询问病史时应询问患者是否存在因呼吸功能受限而采取的被动姿势，如端坐呼吸、睡觉或平躺入睡困难等；再询问患者是否有进食困难，若患者只能进流食或进液体都很难，表明患者存在吞咽困难，这说明炎症压迫口咽并波及吞咽肌群。其次，对牙关紧闭患者进行仔细的临床检查就会发现感染发生在下颌骨周围或咀嚼肌间隙。另外，某些患者的特殊被动姿势可能是由于炎症导致气管偏移所致，如图 14.14 中的患儿左咽旁间隙感染迫使患儿将其头部偏向对侧肩部，以使其偏移的气管变直。

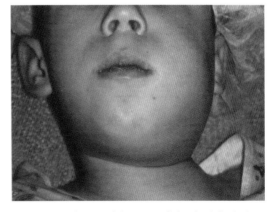

图 14.14　颊、下颌下及咽旁间隙联合脓肿。由于感染迅速蔓延将患儿的气管挤压到了另一侧。患儿为了使他的气道变直，使呼吸变得更通畅，尽量让上、下呼吸道连贯，应保持头部向感染对侧肩部偏斜的体位。手术要在确保气道通畅的条件下及时切开引流（引自 Flynn TR, Piecuch JF, Topazian RG. Infections of the oral cavity//Feigin RD, Cherry JD, editors. Textbook of Pediatric Infections Diseases. 4th ed. Philadelphia: JB Lippincott, 1998: 142 ）

眶下、眶周（眼睑）间隙或眼眶内感染可通过海绵窦危及眼球或大脑。颈深部间隙感染可通过纵隔影响心脏。

三、评估患者的防御能力（步骤二）

患者抵抗微生物感染的能力不仅取决于其全身免疫系统的反应能力，还取决于其全身系统抵御感染所致的炎症的能力。例如，一名健康、年轻的运动员患者比一名体弱、患有心血管疾病的老年患者更能承受感染引起的发烧、脱水和营养障碍。

1. 免疫系统

表 14.4 列出了最常见的损害患者免疫系统的疾病。

列表中第一位是糖尿病，也是最常见的免疫抑制性疾病。糖尿病患者通常伴有白细胞缺陷，抑制了白细胞的趋化作用，即白细胞趋向感染部位的能力。糖尿病患者血糖的高低与免疫系统的损害程度直接相关，因此对发生感染的糖尿病患者来说评估其血糖的控制水平非常重要。通过询问患者最近 3~4 个月糖化血红蛋白的测试结果即可推算出患者的平均血糖水平。当糖化血红蛋白低于 7% 则治疗不受影响；当其高于 8%，数值越高说明患者对血糖的控制越差。若患者不知道自己最近的血糖化验结果，则其对糖尿病治疗的依从性较差。当患者空腹血糖浓度超过 12.5 mmol/L 时，感染率增加。

目前，糖皮质激素越来越多地用于治疗哮喘及慢性阻塞性肺疾病等呼吸系统疾病。糖皮质激素可抑制 T 淋巴细胞功能，T 淋巴细胞主要攻击细胞内的病原体（如

表 14.4　损害患者免疫能力的疾病或条件

糖尿病
激素治疗
器官移植
恶性肿瘤
化疗
酗酒
营养不良
肾病晚期
艾滋病晚期

病毒、结核）。幸运的是大部分颌面部间隙感染致病菌为细胞外病原体，致病菌通常被 B 淋巴细胞和吞噬细胞的结合抗体杀死和吞噬。然而，值得注意的是一种最新的类固醇治疗方法，即对围术期患者使用类固醇激素可防止医源性肾上腺皮质功能不全。

器官移植越来越常见，这类患者为避免发生排斥反应应长期使用免疫抑制剂，包括环孢素、硫唑嘌呤、他克莫司（普乐可复）、西罗莫司，其可抑制 T 淋巴细胞和 B 淋巴细胞的功能。因此，该类口腔颌面部感染患者的免疫抵抗力明显比单纯使用糖皮质激素治疗的患者低。

抗肿瘤化疗药物可抑制恶性肿瘤等快速分裂细胞的生长，所以不同的化疗药物也会不同程度地抑制白细胞的生长，而白细胞在患者感染时必须迅速分化，以增强抗感染的能力。这些化疗药物在完成化疗后仍会在较长时间内保持抑制白细胞生长的能力。因此，患者在停止化疗后 1 年内其免疫功能还是比较低下。

恶性肿瘤晚期、酗酒、营养不良（包括严重偏食）也可引起免疫功能降低，其

原因是营养不良。

肾病晚期会导致血液中尿素升高，它可直接抑制白细胞及其他免疫成分的作用。

获得性免疫缺陷综合征（艾滋病）晚期，主要是缺乏 T 淋巴细胞，所以艾滋病患者主要受细胞内生物感染的影响，如肺结核、病毒感染（如口腔疱疹、非细菌感染性肺炎等）。随着患者对酵母菌和真菌的抵抗力不断降低，患者容易出现口腔念珠菌病等疾病。在艾滋病发展到晚期之前，对胞外致病菌引起的牙源性感染的免疫抵抗能力没有明显影响。尽管研究表明，人类免疫缺陷病毒（HIV）阳性患者颌面部间隙感染的发生率与正常人群相同，但艾滋病患者及正在接受治疗的艾滋病患者其感染发生率要比 HIV 阴性人群有所增加。

2. 全身系统

患者对炎症反应的抵御能力与其全身系统状况，特别是患者个人系统的抵抗能力有关。年轻患者通过发热来应对炎症炎性产物，并可使免疫功能区的中心温度高达 39.4℃（103 ℉）。如果患者温度高于该水平，就会产生副作用，应该控制降温。但 65 岁以上的老年患者，不会出现与年轻患者一样的高热。因此，随着年龄的增加，发热程度不能成为全身系统对感染反应的指征。

发热通过蒸发和出汗会增加患者的体液丢失，严重的会导致患者脱水。严重脱水可导致患者嘴唇黏膜干燥、皲裂及皮肤弹性降低。但对患者脱水最敏感的临床体征是患者小便的颜色，随着脱水的严重程度增加，小便颜色从微黄、深黄至琥珀黄色。

患者的局部炎症反应，即经典的炎症五大症状为红、肿、热、痛和功能障碍。这些症状越重，说明感染越严重。

随着局部和全身炎症反应的发展，人体器官功能负荷也进一步增加。炎症引起的疼痛、脱水和发热等炎性反应增加了机体对能量和氧气的代谢需求，也因此增加了心脏负荷。手术创伤也可增加患者的生理应激。因此，要全面评估患者的全身系统对感染的承受能力，对感染引起的炎性反应承受能力，以及对感染进行治疗的承受能力。

四、确定治疗或转诊（步骤三）

根据感染的发生部位可初步将口腔颌面部间隙感染对患者生命健康造成的危害程度分为低、中、高和严重，此外危害程度也与炎症的发展速度、患者的全身免疫状况及身体状况有关。一般来说，对于危害程度为低度的口腔颌面部间隙感染，可由口腔全科医生通过手术切开引流联合其他保守治疗；中度程度的最好由口腔颌面外科医生在门诊治疗；高度及严重程度的感染，应该让患者入院由口腔颌面外科医生进行治疗，必要时还需要传染科、重症监护科、麻醉科、普通外科及其他科室的医生或专家参与治疗。由于口腔颌面外科医生理解及掌握口腔颌面部感染的能力很高，具有口腔医生及颌面外科医生的双重素质，无论是手术治疗还是保守治疗的患者都能正确处理，并且能够用最有效的方法进行治疗。

首先应评估患者的呼吸道是否受到影响，如果发现患者的呼吸道已经受到影响或已出现呼吸道阻塞时，应将患者立即转移到最近的医院进行急诊处理。如果患者呼吸道未受影响，就得决定是在口腔诊室对感染进行治疗，还是转诊至更专业的口腔颌面外科医生进行治疗。

转诊至口腔颌面外科医生的条件见表14.5。如果炎症已影响到患者的呼吸道，口腔颌面外科医生要迅速采取措施保持呼吸道通畅，处理方法包括：立即住院、尽快气管插管、及时急诊切开引流、细菌培养及敏感试验、静脉使用抗生素及特殊护理。张口受限和吞咽困难一般发生在下颌骨周围间隙（下颌下、舌下、颏下间隙）或咀嚼肌周围间隙（咬肌、翼下颌、颞浅、颞下间隙）的感染。这些间隙感染往往需要住院治疗、全天监护、保持呼吸道通畅、拔除患牙、口内或口外或口内外联合切开引流、静脉注射抗生素等一系列治疗措施。颈部间隙（咽旁、咽后、气管前间隙）感染，尤其是涉及纵隔、颅脑等重要组织结构的感染，应请相关专业的专家共同参与治疗。

有时，对危害程度较低的口腔颌面部间隙感染也可能需要转诊至口腔颌面外科医生进行处理，如患有系统性疾病并正在

表14.5 口腔颌面部间隙感染患者转诊至口腔颌面外科医生治疗的条件

影响呼吸道
威胁重要结构（心、脑）
牙关紧闭
吞咽困难
发热，温度超过38.3℃（101℉）
脱水
中度以上危险程度的间隙感染（下颌骨周围、咀嚼肌、颈部间隙）
需要全身麻醉
患者患有系统性疾病应治疗以控制病情

进行治疗的患者（如华法林抗凝治疗患者、胰岛素依赖型糖尿病患者或治疗需要全身麻醉的患者）。

对危害程度较低的口周间隙（口腔前庭、眶下、颊、骨膜下、下颌骨体间隙）感染，可由口腔全科医生在口腔诊室治疗。这类间隙感染要比中等危害程度以上的感染更为多见。

如果不确定是否转诊时，最好将患者转诊至上级医院或口腔颌面外科医生，因口腔颌面外科医生无论在门诊或病房，都可获得整个医疗团队及医疗服务设施的支持。近年来，随着口腔病原菌对抗生素耐药性的上升，疾病的处理越来越复杂，患者的抗感染能力变异较大，转诊比以前更具有策略眼光。

五、手术治疗（步骤四）

由于致病菌引起的口腔颌面部间隙感染最终是在颌骨周围形成脓肿，因而最重要的处理方法就是手术切开引流。

口腔感染另一种独特的特性是表面有生物膜形成，抗生素穿透生物膜的能力较差。而且，生物膜与周边的细菌结合一般处在相对静止的状态，所以不会激惹抗生素对其进行灭活。如果需要的话，用物理方法消除生物膜是目前最好的方法。

从实质上讲，几乎所有口腔感染的治疗都是通过外科手术来完成的。从龋坏的去除到龈上洁治、龈下刮治，从拔除患牙到脓肿切开引流都是通过外科手段达到治疗目的。在抗生素被发现之前，口腔医生一直采用这些方法治疗这类口腔疾病。

外科处理口腔颌面部感染的目标是：

去除感染病灶，对脓肿或蜂窝织炎组织切开引流，彻底清洗感染创面伤口。这些目标通常一次完成。

1. 去除感染病灶

可通过拔牙、根管治疗、清理牙周等方法去除感染病灶。是否保留感染的患牙应根据患者感染的严重程度及患牙对口腔功能的影响来决定。拔牙能立即清除感染来源，也可能会影响以后的口腔功能，但是，不能因保留患牙而影响全身系统的及时恢复。

2. 切开引流

危害程度较低的口腔颌面部间隙感染一般可以通过口内切口引流。如图14.15 所示，切口位于口腔前庭，口腔前庭沟稍向牙槽突处，直接在肿胀最明显部位的表面。切口长度通常为 1.5~2 cm，平行前庭沟。用手术刀切开黏膜和黏膜下层，当穿通黏膜下层纤维后手术刀的阻力突然变小。一般来说，如果脓肿的脓液位于黏膜下层，脓液便会顺着切口流出。在脓液排空之前，用需氧和厌氧棉棒深入脓腔提取脓液，立即进行脓液细菌培养及药敏实验。

切开及引流脓液后应寻找和清除感染部位。用止血钳在钳喙闭合状态下通过切口进入脓腔，达到所需的深度后，打开钳喙，然后在钳喙打开状态下撤回。连续使用该方法穿破整个脓肿内所有脓腔间隔，开放所有脓腔，为下一步对整个脓肿清洗引流打下基础。需注意的是用钳喙关闭状态的止血钳探查，穿刺脓肿不能超过肿胀范围进入正常组织，也不能刺探脓肿内知名血管神经等重要组织结构，以免损伤正

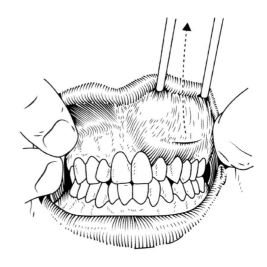

图 14.15　口内切开引流术。实线显示口腔前庭脓肿的水平切口。虚线箭头显示向前庭沟及眶下间隙钝性分离的方向。彻底分离、冲洗感染间隙，用丝线将引流条缝合至切口一侧（引自 Flynn TR, Topazian RG. Infections of the oral cavity//Waite D, editor. Textbook of Practical Oral and Maxillofacial Surgery. Philadelphia: Lea & Febiger, 1987: 290）

常组织。切开引流手术的关键是用钳喙关闭状态的血管钳沿各个方向对整个脓肿范围进行彻底的钝性探查，必须保证用血管钳的尖端对所有的感染部位均进行了探查。

血管钳还可以用来探查患牙根尖部的颌骨骨皮质板的穿孔，为患牙根尖周感染提供引流途径。

在切口愈合前，必须将任何肉眼能看见的坏死组织从伤口清理干净，包括细菌碎片、炎性产物、死去的白细胞等，并用无菌生理盐水彻底冲洗伤口，进一步清除微小的碎片和细菌。

最后是引流，备好已消毒的引流管（直径约 0.635 cm）或乳胶手套片，用 3-0 或 4-0 丝线缝合在切口一侧，但对乳胶过敏的患者应避免使用。引流的目的是保持伤口开放，保证未来 1~3 d 对脓腔进行持续

引流。如果不使用引流条，伤口可能会过早关闭，脓肿会重新形成。

3. 手术中易犯的错误

如图 14.16A 所示，应避免在口腔前庭的一些部位进行手术切口，如前庭区域的系带位置。如果切口平行前庭沟而垂直越过系带，将导致伤口延迟愈合，由于切口部位肌肉的牵拉会导致明显的瘢痕和术后疼痛。如果在系带任意一侧肿胀最隆起处做平行于系带的切口直达脓腔，或只在系带的一侧切开，既达到了手术目的，又可使伤口正常愈合且无明显疼痛。

腭部脓肿切开引流的切口如图 14.16B 所示。切口平行于腭大动脉，切至黏膜及黏膜下层。因腭大动静脉正好从腭骨表面经过，为避免损伤，切口的深度不能直接到达骨面，用血管钳钝性分离探查脓腔，在分离探查过程中，血管钳喙的展开应平行于腭大神经血管的前后方向，以最大限度地减少严重出血的风险。

在口腔前庭另一个需要谨慎处理的手术部位是下颌前磨牙区的颏孔及颏神经处。颏神经离开下颌骨颏孔后向上进入黏膜下层，然后斜向前、内侧方向走行一直到唇黏膜。颏神经在离开颏孔后不久便形成至少 3 个独立的分支，然后分成更细的神经丝并分布于下唇及颏部。该位置的切口应平行于颏神经的行走方向。当将下唇尽量向前牵拉时，有时可通过黏膜看到其下的颏神经。切口深度只能到达黏膜下层，用蚊氏血管钳钝性分离，注意钳喙要平行神经纤维，然后分离并打开钳喙，用这种方法分离组织对神经纤维来说是牵拉，而不是撕裂。如果手术不可避免地遇到神经纤维，由于仅仅是轻微的牵拉损伤，很可能会自行恢复。另外，口腔医生最好将该类患者转诊至有更多经验的口腔颌面外科医生来进行更仔细的处理。

对蜂窝组织炎的处理应该提倡尽早切开引流而不是等待。脓肿形成前进行手

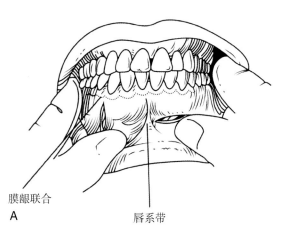

膜龈联合

A

唇系带

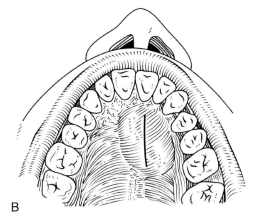

B

图 14.16　A. 切口位置接近系带和颏孔。切口应平行于附近的颏孔和神经纤维，不能太深。钝性分离可减少神经纤维的创伤。切口仅位于下颌唇系带的一侧，而不是穿越系带，可最大限度地减少痛苦。B. 腭脓肿切口位置。切口平行于腭大动静脉。为了避免这些血管的出血，切口的深度不能直接到达骨面。用血管钳钝性分离探查脓腔，在分离探查过程中，血管钳喙应平行于腭大神经血管的前后方向展开（引自 Flynn TR. Surgical management of orofacial infections. Atlas of the Oral and Maxillofacial Surgery Clinics of North America, 2000, 8(3): 77–100, 86）

术切开引流可能会引起感染扩散，这种传统观念是不正确的。大量实践证明，在切开引流后虽然没有脓液，但患者仍然会明显好转。对大量因严重牙源性感染而住院治疗的患者研究发现，增加住院时间、感染进一步扩散、需二次切开引流手术等并发症并没有因手术切开后没有脓液而增加。无论是从蜂窝组织炎的切口深面还是脓肿切口的脓腔都能获得较好的细菌培养及药敏实验标本 [1-2]。对蜂窝织炎及时切开引流能够阻止感染向更深的解剖间隙蔓延。因此，切开后无论是否出现脓液，都应使用同样的方法对感染部位进行彻底探查和清洗，保持伤口引流开放，保证伤口内的脓液或即将形成的脓液能够得到彻底的引流。

六、全身支持治疗（步骤五）

对感染患者的全身支持治疗包括水平衡、营养支持和对患者系统性疾病的控制。

1. 水平衡

长期发热同时增加了可见性液体流失（如出汗、排尿）和不可见性液体的流失（如皮肤蒸发的水分）。脱水可以导致心血管功能紊乱和休克，特别是对于那些缺乏抵抗力且有心血管疾病的老年患者。人体正常的液体需求量是每天 2.1 L，体温每增加 1°，每天应增加液体 0.8 L。因此，如果患者体温是 37.7℃，每天至少需要补充 3.7 L 液体。在门诊，必须鼓励并促使患者通过进食来补充液体。体温在 38.3℃以上时，最好通过静脉滴注来补充液体。

2. 营养支持

成人发烧时，体温每增加 1℃，每天

所需热量增加 3%~5%。但是口腔感染降低了患者的食欲和进食固体食物的能力。因此，液体营养补充剂（市售的蛋白质奶昔等奶制品）可满足发热患者和伤口愈合所需的蛋白代谢需求，保持足够的热量支持。营养支持的目标是在患者能够承受的前提下，让患者进食足够的液体营养补充剂，以提供患者日常所需的蛋白质和热量及因发烧等原因而需要的额外营养支持。

3. 系统性疾病的控制

全身系统性疾病可以增加感染的复杂性和风险，就像把木头扔进火里加速燃烧一样。与感染疾病相关的主要脏器系统是心血管、呼吸、代谢、血液和免疫系统。

心、肺功能虽不直接影响抗感染能力，但是它可以直接决定患者能否承受炎症导致的缺氧、发热、脱水、营养不良和手术创伤所造成的额外负荷。患有心血管或呼吸系统疾病的患者，无论是否在发病期，一旦遭受感染，其心肺系统疾病恶化的风险会更大。对患有心、肺系统疾病患者的处理方法包括：最大限度地减少患者压力，确实有效的局麻效果（对心脏病患者应尽量少用肾上腺素），如需要可采用镇静技术，监测患者血氧饱和度，吸氧等，如仍不能控制患者病情应住院治疗。

感染可以提高糖尿病患者的血糖浓度。为了抵消感染对糖尿病患者血糖的影响，对口腔颌面部感染和最近需要外科手术的患者应减少热量的摄入，但由于患者已习惯了多年的胰岛素或口服降糖药治疗方案，因此，控制血糖的目标可能不易达到。另外，血糖控制不好可明显降低患者对感染的抵抗能力，所以必须严格地控制血糖。解决方法是在多次测量患者血糖的基础上，使用定期（短效）胰岛素治疗方案控制血糖，根据每个患者对胰岛素的反应，制订个性化的胰岛素治疗剂量表。

在围术期，外科医生最关心的是如何防止患者术中及术后出血。越来越多的人开始使用某种类型的抗凝药物，通常是抗血小板药物（如阿司匹林、氯吡格雷、波立维®）或抑制凝血因子合成药物（如华法林、香豆素等）。抗凝剂可用于预防心肌梗死和卒中的发生及血栓形成，尤其是患有心房颤动的老年患者。因为对使用抗凝剂的感染患者发生术后出血的急诊处理原则是采用一切手段（包括停止抗凝治疗，全身使用止血药物等）控制出血，所以对于这些可以预见的复杂治疗，特别是需要通过多学科共同治疗的患者最好住院治疗，才可能获得最有效治疗结果。

对患有免疫系统疾病的感染患者最好应住院治疗，医院具有良好的隔离条件、严格的无菌技术、高效的治疗团队，此外，还可以通过静脉使用大量有效的广谱抗生素。

总之，大多数口腔颌面部感染患者在门诊即可获得较好的治疗效果，但对于复杂、较严重的感染则需要住院治疗，在某些情况下即使比较小的面部感染也最好转诊治疗。

七、选择合适的抗生素（步骤六）

引起口腔颌面部间隙感染的常见致病菌是甲型溶血性链球菌（又称草绿色链球菌）及口腔厌氧菌（普氏菌、卟啉单胞菌、微单胞菌又名消化链球菌、梭杆菌等）。94% 的口腔颌面部间隙感染由以上致病菌

引起，厌氧菌的数目是需氧菌的 10 倍。因此，对口腔颌面部间隙感染应使用两种不同的培养拭子分别对需氧和厌氧菌进行取材、转运、培养和药敏试验。口腔颌面部感染最常见的病原菌在表 14.6 中列出。

过去，抗生素的选择是根据某种抗生素对口腔颌面部感染常见致病菌的有效性来确定。例如，每当一项新的研究表明某种抗生素比以前使用的抗生素的效果稍强时，临床医生就根据新的研究结果而选择实验室效果好的抗生素。而抗生素对口腔颌面部间隙感染效果的随机对照研究才是最好的证据，临床上通过双盲随机化直接对两种或两种以上抗生素对感染的治愈率进行对比研究，其结果才最可信。

最近，对大量有关青霉素类抗生素与其他抗生素治疗口腔颌面部感染效果的随机、双盲、对照的研究进行了系统回顾，由于所选择的都是高质量的临床研究论文，因而其结论应该是非常可靠的。系统回顾的结果见表 14.7。对照组（青霉素）和试验组（一种新抗生素）经过 7 d 的临床治疗后，治疗效果无差异。本文的结论

表 14.6　从口腔颌面部间隙感染分离出的常见病原菌

微生物	百分比
米勒链球菌组	65%
消化链球菌属	65%
其他厌氧链球菌	9%
普氏菌属（口腔普氏菌、产黑普氏菌等）	74%
卟啉单胞菌属（牙龈卟啉单胞菌等）	17%
梭杆菌属	52%

是，口腔颌面部感染的处理主要依靠手术治疗（根管治疗、牙周刮治、患牙拔除、切开引流），可以根据患者的病史、相关药物的安全性和成本来选择抗生素[5]。

另外一项重要的临床随机对照研究表明，治疗牙痛的方法是牙科及手术治疗，而不是采用不同类型的抗生素治疗。在这项研究中，因牙痛（无面部肿胀）到医院急诊科就诊的患者被随机分为两组，分别使用抗生素加镇痛治疗和单独使用镇痛治疗，结果 10% 的受试者出现面部肿胀，但这些患者均匀地分布在抗生素治疗组和非抗生素治疗组。牙痛与口腔颌面部感染的相关因素是采用银汞合金充填及根尖病灶直径（影像学检查结果）>1.5 mm[6]。因此，处理牙痛应遵循权威的牙科治疗方案，

表 14.7　抗生素治疗口腔颌面部感染的临床回顾试验

作者	年份	患者数量	治疗组	对照组	用外科治疗	组间差异是否显著	备注
Gilmore 等[18]	1988	49	青霉素 V	克林霉素	否	否	仅行切开引流术；研究完成后行拔牙或根管治疗
von konow 等[19]	1983	60	奥硝唑	青霉素 V	否	否	仅行切开引流术，每组有 2 名受试者没有接受手术。奥硝唑组中疼痛天数减少（$P<0.05$）；青霉素 V 组有效率稍低
Mangundjaja 等[20]	1990	106	克林霉素	氨苄西林	否	否	仅行切开引流术；研究完成后才行拔牙或根管治疗。并不是所有受试者都在 7 d 内治愈
Lewis 等[21]	1993	78	阿莫西林克拉维酸钾	青霉素 V	否	否	无论是切开引流、拔牙还是根管治疗，阿莫西林克拉维酸钾组在术后 1~3 d 都会减轻症状；其他无统计学差异
Davis 等[22]	1969	49	林可霉素	青霉素 G	否	否	9 例患者有外伤和骨折，包括骨髓炎
Matijevie 等[23]	2009	90	阿莫西林	头孢氨苄	是	否	抗生素治疗组的治疗时间较单纯手术治疗时间短（无统计学意义）
Ingham 等[24]	1977	37	甲硝唑	青霉素 G	否	否	受试者在 1~2 d 内接受手术，所有受试者的临床症状均明显改善
Ai-nawas 等[25]	2009	19	莫西沙星	阿莫西林克拉维酸钾	否	否	均为住院患者，应口外或口内外联合切开引流。治愈标准：牙关紧闭、触诊疼痛、发热均恢复正常

[引 自 Flynn TR. What are the antibiotics of choice for odontogenic infections, and how long should the treatment course last? Oral and Maxillofacial Surgery Clinics of North America, 2011, 23(11): 519–536]

而不是使用抗生素。

抗生素的耐药性问题越来越严重，口腔颌面部间隙感染也面临同样的问题。表14.8中显示了20世纪90年代口腔颌面部间隙感染抗生素耐药性的增加率。

美国口腔医学会科学事务委员会发表了一篇有关口腔抗生素耐药性的预防纲领[7]。纲领规定：窄谱抗生素（青霉素、克林霉素、甲硝唑）应用于"简单"的口腔颌面部感染，而广谱抗生素（阿莫西林、阿莫西林克拉维酸钾、四环素、阿奇霉素）可用于"复杂"的口腔颌面部感染。但该纲领并没有对简单或复杂感染进行定义。作者提出了有关简单和复杂牙源性感染非常实用的定义。简单牙源性感染是指炎症局限于牙槽突或口腔前庭，而且患者免疫功能正常，并且是首次使用抗生素。相反，复杂的感染是指感染超过口腔前庭，或有治疗失败史，或感染复发，或免疫系统受到损害。

口腔颌面部间隙感染常用的几种抗生素使用1周所需费用的比较见表14.9。有趣的是，近年来阿莫西林相比青霉素V已变得不太昂贵，其另外的优势是使用时间恒定，每天3次，可提高患者按时服药、配合治疗的比例。克林霉素的价格是阿莫西林的3倍，阿莫西林克拉维酸钾的价格是阿莫西林的4倍。美国口腔医学会建议阿莫西林克拉维酸钾只用于波及窦腔的口腔颌面部间隙感染[7]，再加上克林霉素及阿莫西林克拉维酸钾这些广谱抗生素在口腔感染中并没有治疗优势[5]。因此，没有理由将阿莫西林克拉维酸钾作为一线抗生素治疗口腔颌面部感染。

基于以上考虑，再加上药物的安全性

表14.8　口腔病原菌对青霉素的耐药率

年份	对青霉素耐药的百分比	国家
1991年（Brook等[26]）	33%	美国
1992年（von Konow等[27]）	38%	瑞典
1995年（Lewis等[28]）	55%	英国
1999年（Flynn等[1]）	54%	美国

和成本，将口腔颌面部间隙感染的首选抗生素列于表14.10。也许是近年来为预防患者对青霉素过敏而过度使用克林霉素，最近一项研究表明，口腔链球菌对克林霉素的耐药率已上升到17%[1]。基于耐药性及成本的考虑，阿莫西林应作为首选抗生素应用于非青霉素过敏的口腔颌面部间隙感染患者；对青霉素过敏患者，克林霉素是首选抗生素。

阿奇霉素是一种新的大环内酯类抗生素（红霉素家族），比克拉霉素的安全性更好。这是由于阿奇霉素的代谢途径与其他大环内酯类抗生素略有不同，导致其很少与其他药物相互作用，可确保其使用的安全性。对青霉素过敏患者，克林霉素是首选抗生素，其次是甲硝唑。单独使用甲硝唑并联合适当的手术已成功地应用于口腔颌面部间隙感染患者。

氟喹诺酮类（环丙沙星家族）是一类值得关注的、因药物相互作用可能会危及患者生命的合成抗生素家族，有损害软骨的毒性。现已证明氟喹诺酮类药物可损害年轻动物的生长软骨，其也与成年人的跟腱断裂有关。第四代氟喹诺酮类药物对口腔病原菌的疗效最好，该类抗生素最常用的是莫西沙星。由于该类抗生素价格太高，以及易发生药物相互作用和毒性

表 14.9 口腔常用抗生素每周所需费用（2012 年）

抗生素	用量（mg）	使用间隔（h）	零售费用（美元）	与阿莫西林费用比
青霉素				
阿莫西林	500	8	11.99	1.00
青霉素 V	500	6	12.29	0.03
安灭菌®	875	12	49.69	4.14
安灭菌 XR®	2000	12	51.59	4.30
双氯霉素	500	6	24.29	2.03
头孢菌素				
头孢氨苄胶囊	500	6	17.99	1.50
头孢羟氨苄	500	12	41.19	3.44
头孢呋辛	500	8	82.99	6.92
头孢克洛	500	12	69.59	5.80
头孢地尼	600	24	102.99	8.59
红霉素				
红霉素片	500	6	83.59	6.97
克拉霉素	500	24	31.09	2.59
阿奇霉素	250	12	82.59	6.89
泰利霉素	800	24	240.99	20.10
抗厌氧菌				
克林霉素	150	6	28.99	2.42
克林霉素（2T 类）	300	6	57.98	4.84
克林霉素	300	6	38.99	3.25
甲硝唑	500	6	29.99	2.50
其他抗生素				
甲氧苄啶/磺胺甲噁唑	160/800	2	11.99	1.00
万古霉素	125	6	762.99	63.64
环丙沙星	500	12	17.69	1.48
莫西沙星	400	24	167.99	14.01
多西环素	100	12	11.99	1.00
利奈唑胺(Zyvox®)	600	12	1776.99	148.21

太大，所以氟喹诺酮类药物不是口腔感染的一线抗生素。氟喹诺酮类药物应避免在孕妇和 18 岁以下儿童中使用，其应由医学专家限制使用，用于处理复杂的临床病例。

为患者选择抗生素时，必须考虑患者

表 14.10　在门诊凭经验选择抗生素治疗口腔
颌面部感染

抗生素	选择
非青霉素过敏	阿莫西林
	克林霉素
	阿奇霉素
青霉素过敏	克林霉素
	甲硝唑
	莫西沙星

的具体情况。表 14.11 列出了常用抗生素
的一般药理学特征。

八、如何适当使用抗生素（步骤七）

表 14.11 列出了用于治疗口腔颌面部
感染的抗生素的常用剂量和每次使用剂
量。小儿的使用剂量根据患儿体重计算，
这需要对患儿的体重进行精确的测量并进
行正确的计算后才能得出。通常，临床医
生给予患者的抗生素大多与表 14.11 列出
的剂量相匹配。

传统抗生素治疗方案中抗生素的使用
周期为 7~10 d，其理论依据是为了减少抗
生素耐药性和感染复发的可能性。然而，
最近两个随机对照研究表明，3~4 d 疗程
的抗生素治疗加上合适的口腔治疗，与
7~10 d 疗程的抗生素治疗相比，其治疗效
果相同 [8-9]。通常认为抗生素使用疗程越
短，产生耐药性的可能性越小，但该理论
尚未在口腔颌面部感染中得到证实。因为
临床上抗生素的使用时间是根据患者的症
状是否消失而确定，通常为 3~4 d，所以
在临床中对口腔颌面部感染患者进行合适

的口腔治疗，其抗生素的使用周期为 3~4 d。

同时使用某些抗生素会引起相互抑制
的作用，如大环内酯抗生素和林可霉素类，
所以林可霉素和红霉素不能联合使用。

当使用抗生素的剂量越小，每天使用
次数越少时，患者对使用抗生素的依从性
会更高。因此临床医生应尽量为患者使用
小剂量、使用次数少或使用方便的抗生
素，如 3/d（正好与一日三餐相吻合，容
易按时服用）的阿莫西林就比 4/d 的青霉
素依从性好。

为患者使用抗生素时，仔细询问患者
的现病史和用药史非常重要，因老龄患者
为治疗全身系统性疾病每天需要使用一系
列新的和传统药物。此外，较新的抗生素
比传统抗生素副作用更大，更易引起药物
间相互作用，所以要仔细查询有关资料（有
些是在线的），以免引起联合用药之间或
抗生素与患者当前所用药物之间的相互
作用。

九、复诊及何时复诊（步骤八）

复诊频率与感染的严重程度有关，感
染越严重复诊频率越高。在门诊，症状明
显的感染患者应每天复诊，直到症状明显
改善。如果已行切开引流手术，通常在术
后 2~3 d 内去除引流条。在这个时间段，
患者可以在家里明确告知医生术后不适感
及感染症状的变化。不适感的变化往往早
于肿胀、发热、张口受限、引流物的多少
等感染症状的改变，不适感是患者病情变
化的可靠指标。如果不适感在改善，引流
物已明显减少，可以去掉引流管；保留切
口开放状态，如果需要的话下一步还可以

表 14.11 口腔颌面部感染常用抗生素的药理作用

抗生素	作用范围	剂量（口服）	作用方式	副作用	说明
青霉素 V	口腔链球菌 口腔厌氧菌 放线菌 艾青菌属细菌 耐药性: 金黄色葡萄球菌 肠道菌群 脆弱类杆菌	500 mg 4/d 儿童: 25~50 mg/（kg·d）	杀菌 干扰细菌在生长期的细胞壁合成	过敏性休克（约 0.05%） 胃肠道紊乱（罕见） 可发生耐药性细菌感染。约 3% 的病例出现药性细菌感染，4% 的病例出现血清病	血液药浓度比静脉注射低 肾脏排泄 饭前服用
阿莫西林（半合成青霉素）	口腔链球菌 口腔厌氧菌 放线菌 耐药性: 金黄色葡萄球菌 肠道革兰阴性杆菌 流感嗜血杆菌	500 mg 3/d 或 875 mg 2/d 儿童: 20~50 mg/（kg·d）	杀菌 干扰细菌生长期的细胞壁合成	可引起过敏性休克 10% 的患者可出现抗生素相关肠炎腹泻	对口腔链球菌没有青霉素 V 有效；因每日 3 次的便利使用方法而取代氨苄西林
阿莫西林克拉维酸钾	口腔链球菌 口腔厌氧菌 放线菌 金黄色葡萄球菌 肠道革兰阴性杆菌	500 mg 3/d 儿童: 20~40 mg/（kg·d）	杀菌 干扰细菌生长期的细胞壁合成 克拉维酸抑制由葡萄球菌和革兰阴性杆菌组成	可引起过敏性休克 可发生抗生素相关性肠炎 9% 的患者每日 2 次腹泻（克拉维酸较小）	对抗口腔链球菌比青霉素更有效 对耐甲氧西林金黄色葡萄球菌无效 提高金黄色葡萄球菌和肠道菌群的覆盖率
阿奇霉素（希舒美）	某些口腔链球菌 某些葡萄球菌 非典型病原体的 HIV 病毒阴性患者 耐药性: 多数金黄色葡萄球菌 脆弱类杆菌	首日 500 mg，2~5 d 为 250 mg/d 儿童: 首日 10~12 mg/kg，2~5 d 为 5 mg/（kg·d）	杀菌或抑菌 干扰细菌生长期蛋白质合成 体外试验验证实可提高吞噬细胞的抗菌活性	与其他大环内酯类药物相比，较少发生胃肠问相互作用	与其他大环内酯类抗生素相比，较少引起胃肠不适 药物集中在吞噬细胞里的数量是血清浓度的 15 倍

抗生素	作用范围	剂量（口服）	作用方式	副作用	说明
克林霉素	口腔链球菌 金黄色葡萄球菌 厌氧菌 耐药性： 肠道菌群 啮蚀艾肯菌	150~600 mg 4/d 儿童： 15~30 mg/（kg·d）	杀菌或抑菌 干扰细菌蛋白质合成	可引起抗生素相关性肠炎	结肠炎是由于使用甲硝唑治疗艰难梭菌引起 不穿过血脑屏障
头孢氨苄（第一代头孢菌素）	金黄色葡萄球菌 口腔链球菌 耐药性： 口腔厌氧菌 肠道菌群 脆弱类杆菌	500 mg 4/d 儿童： 25~50 mg/（kg·d）	杀菌 干扰细菌生长期细胞壁合成	对青霉素类过敏反应有交叉过敏现象	不能穿过血-脑屏障
甲硝唑	专性厌氧菌 所有的拟杆菌属 耐药性： 所有的兼性高氧菌	500 mg 4/d 儿童： 禁止使用	杀菌 干扰叶酸代谢	金属味 双硫仑样作用 对怀孕大鼠有致癌作用 可能会加重念珠菌感染	可通过血-脑屏障 可与其他抗生素联合使用，特别是青霉素
莫西沙星（拜复乐）	口腔链球菌和厌氧菌，啮蚀艾肯菌，放线菌，脆弱拟杆菌，葡萄球菌，包括耐甲氧西林金黄色葡萄球菌，大多数肠道菌群 耐药性： 肠球菌，铜绿假单胞菌	400 mg 4/d 儿童： 禁止使用 孕妇： 禁止使用	杀菌 干扰DNA的合成（DNA促旋酶）	如果联合使用奎尼丁、普鲁卡因胺、胺碘酮、索他洛尔或者低血钾可抬高心电图QT波	对孕妇和儿童软骨具有毒性 可能导致肌腱断裂，精神萎脆和降低能量

放置引流条；教会患者自己用注射器和生理盐水冲洗伤口，等待伤口自然愈合。

对简单感染，通常在切开引流后 7 d 复诊。此时，肿胀明显减轻，疼痛几乎消失，伤口已无脓液流出并已基本愈合。如果仍持续疼痛，伤口持续排脓，肿胀未明显减轻表明治疗失败，应将患者转诊至口腔颌面外科医生处理。

治疗失败的潜在原因见表 14.12。手术不彻底是治疗失败的第一个原因，应该避免。导致手术不彻底的原因包括：没有及时拔除或治疗病灶牙，手术时没有对所有的脓腔间隔进行彻底的开放引流，感染部位残留异物（如感染部位的牙种植体具有影响抗生素抗菌功能及物理清除细菌的微环境）。

治疗失败的另一个潜在原因是患者对抗生素治疗方案的依从性较差，其原因可能是患者没有理解如何正确使用抗生素，或因抗生素价格贵而不使用或患者不能耐受抗生素的副作用（如恶心、过敏等）。

表 14.12　治疗失败原因

| 手术不充分 |
| 不完全切除引起的感染 |
| 脓肿/蜂窝织炎造成的小间隙 |
| 阻断手术引流途径 |
| 术后感染 |
| 保留异物 |
| 口腔上颌窦瘘 |
| 缺乏抗生素治疗方案 |
| 抗生素作用时间不足 |
| 抗生素耐药性 |
| 骨髓炎 |
| 潜在的肿瘤，特别是恶性肿瘤 |

解决这些问题的方法是向患者进行周到、体贴的解释工作。

如果排除了手术不彻底及患者对抗生素使用依从性差的原因，就得考虑抗生素耐药性问题。首先，抗生素至少使用 3 d 才能达到明显的临床效果。包括青霉素在内的许多抗生素，通过口服途径给药，其在血中浓度水平仅仅是静脉给药的一小部分。因此，在患者感染症状没有明确恶化的情况下，经适当的外科治疗，让抗生素有充足的作用时间，在达到显著临床效果之前，不要随便调换抗生素。

如果怀疑致病菌存在耐药菌，最好尽早对感染部位采样，并进行有氧和厌氧菌培养。口腔病原体在实验室中生长缓慢，使获得抗生素药敏结果所需时间大大延长，通常在采样后 2 周。

如果口腔颌面部感染持续超过 4 周仍然未愈，要怀疑发生骨髓炎的可能。口腔颌面部感染治疗过程中出现患侧下唇和（或）颏部皮肤感觉异常应高度怀疑发生骨髓炎；如果在手术后发生感觉异常，可能是手术损伤下牙槽神经引起；但如果感觉异常的发生与手术时间无关，很可能是炎症波及下牙槽神经引起。由于下牙槽神经管位于骨质深部，只有发生骨质感染才可能波及。由于骨髓炎的影像学变化发生较晚，而放射性核素骨扫描的检查结果通过手术证实出现假阳性的比例较高，因此，及时对骨髓炎进行确诊比较困难。当怀疑患者发生骨髓炎时，最好转诊至口腔颌面外科医生处理。

另外一些比较少见的感染长期不愈的原因是炎症区存在一个与口腔或上颌窦相通的潜在窦道。由于口腔或上颌窦食物、液体、引流物通过窦道对炎症区重复污染，因此，感染会反复发生，而不会彻底治愈。肿瘤，特别是恶性肿瘤，一旦发生感染，由于影响血供及伤口愈合，也很难及时治愈。

十、预防性使用抗生素

在实施口腔治疗过程中，为防止发生心瓣膜内膜炎、人工关节感染、手术伤口感染等感染应预防性使用抗生素。通过预防性使用抗生素预防感染性心内膜炎和人工关节感染的有效性的临床试验研究是有悖伦理的，是不能在临床开展的。因此，现有的研究主要是主观、描述性的，只能说明口腔治疗、口腔现有疾病与人工关节感染及感染性心内膜炎之间可能存在关联性，但不能确定其确切的因果关系。因此，口腔医生必须根据已发表的诊疗指南结合临床具体情况和临床经验进行相应处理。

1. 感染性心内膜炎

美国口腔医学会和美国心脏学会长期合作，制定了口腔领域防止发生术后感染性心内膜炎的临床指南，该指南在过去的几十年每隔几年就进行修订。口腔医生应密切关注该指南的变化，要与修订的步伐保持同步。根据最新修订的指南，所有的有创口腔治疗，包括牙龈、口腔黏膜、牙根尖区（除对未感染的部位进行局麻注射）均应预防性使用抗生素。最新指南发表于2007年，见表14.13和14.14[10]。

2. 人工关节感染

在1997年和2003年，美国口腔学会和美国骨科医师学会联合发表了关于预防口腔治疗术后发生人工关节感染的临床指

南。03版指南提到口腔治疗术后可引起2年或更短时间内植入的人工关节发生菌血症，特别是患者患有某些疾病（如胰岛素依赖型糖尿病）则更易发生，推荐预防性使用抗生素。

2009年，美国骨科医师学会单方面发表声明指出，无论人工关节植入的时间多长，所有人工关节植入的患者在接受有创口腔治疗时均应预防性使用抗生素。

2012年，美国口腔医学会和美国骨科医师学会联合发表了以证据为基础的临床指南和研究报告，根据严格的科学依据及因果关系，评估了口腔有创操作引起人工关节感染的原因和对人工关节患者进行有创口腔治疗时预防性使用抗生素的潜在好处，并提出了3个建议[11]：

- 医生可根据临床具体情况对髋关节和膝关节植入患者进行口腔治疗时停止预防性使用抗生素。

- 不推荐也不反对，对人工关节或其他骨科植入患者在接受口腔治疗时使用局部及口服抗菌药物。

表14.13　口腔治疗时为防止心内膜炎发生而预防性使用抗生素的适应证

因心脏瓣膜疾病曾用人工瓣膜或材料手术修复的患者
有感染性心内膜炎病史的患者
先天性心脏病（CHD）患者
CHD患者未行手术修复（包括曾行姑息分流和管道分流手术）的患者
无论是通过手术还是导管介入治疗，用人工材料修复先天性心脏缺损术后未超过半年
CHD患者经人工材料修复后在修补部位或附近遗留缺陷
心脏移植患者出现心脏瓣膜病变

- 接受人工关节或其他骨科材料植入的患者，口腔卫生差是否会引起人工关节感染尚缺乏可靠的依据，但总体建议是应保持适当的口腔卫生。

以上建议缺乏强制强度，表明这类问题尚缺乏决定性的科学依据。报告还指出："医生应谨慎决定是否遵循指南中有限的建议，对指南中的建议及证据应有自己的判断及变更能力，患者的实际状况应该更具有实质性的影响作用[11]。"

最近发表的两篇临床研究报告发现，无论是否预防性使用抗生素，人工关节感染与口腔有创诊疗之间无任何关联。该研究的缺点是，其未区分人工关节感染是由口腔致病菌还是其他细菌（如金黄色葡萄球菌）引起[12-13]，其中一篇研究报告没有微生物数据可供参考[12]，另外，由于病例

数量不够大，因此不能得出有统计学意义的结论[13]。

关于人工关节植入的患者行口腔治疗是否预防性使用抗生素，除抗生素成本外，还应考虑抗生素的过敏及耐药性问题。目前尚无科学证据证实口腔治疗会引起人工关节感染。因此，口腔医生必须根据临床具体情况决定是否对人工关节植入的患者预防性使用抗生素。

3.伤口感染

有证据支持对某些口腔手术预防性使用抗生素可预防术后伤口感染。

2007 年，两篇可靠的研究证据表明，拔除阻生下颌第三磨牙时，预防性使用抗生素可减少术后感染的风险。REN 等对所有可用的有关抗生素预防下颌第三磨牙拔除术后感染的随机临床试验研究论文进行

表 14.14　口腔治疗预防心内膜炎发生的抗生素使用方案（美国心脏协会方案）

患者用药状态	药物	单剂量：术前 30~60 min
能够口服	阿莫西林	成人：2 g；儿童：50 mg/kg
不能口服	氨苄西林	成人：2 g IM 或 IV；儿童：50 mg/kg IM 或 IV
	（或）头孢唑啉	成人：1 g IM 或 IV；儿童：50 mg/kg IM 或 IV
	（或）头孢曲松钠	成人：1 g IM 或 IV；儿童：50 mg/kg IM 或 IV
对青霉素过敏	克林霉素	成人：600 mg；儿童：20 mg/kg
	（或）头孢氨苄*	成人：2 g；儿童：50 mg/kg
	（或）阿奇霉素	成人：500 mg；儿童：15 mg/kg
	（或）克拉霉素	成人：500 mg；儿童：15 mg/kg
对青霉素过敏且不能口服药物	克林霉素	成人：600 mg；儿童：20 mg/kg IV
	（或）头孢唑啉	成人：1 g IM 或 IV；儿童：50 mg/kg IM 或 IV
	（或）头孢曲松钠	成人：1 g IM 或 IV；儿童：50 mg/kg IM 或 IV

儿童的总剂量不应超过成人剂量；IM：肌内注射；IV：静脉注射
* 头孢菌素类药物不能用于有过敏反应的个体，如血管神经性水肿或青霉素、氨苄青霉素引起的荨麻疹病史
（引自 Wilson W, Taubert KA, Gewitz M, et al. Prevention of infective Endocarditis: Guidelines from the American Heart Association: A Guideline from the American Heart Association Rheumatic Fever, Endocarditis, and Kawasaki Disease Committee, Council on Cardiovascular Disease in the Young, and the Council on Clinical Cardiology, Council on Cardiovascular Surgery and Anesthesia, and the Quality of Care and Outcomes Research Interdisciplinary Working Group. Circulation, 2007, 116: 1736–1754）

了系统回顾，并对所有研究结合分析表明，只有在术前 30~90 min 内预防性使用抗生素，才能预防第三磨牙拔除后发生感染。如果术后连续使用抗生素 3~5 d，只有很小的预防作用。术后才开始使用抗生素抗感染并无额外优势[14]。

Halpern 等进行了一项随机临床试验，对下颌阻生第三磨牙拔除患者，术前静脉给予抗生素与不用抗生素进行比较显示，使用抗生素可明显减少术后感染的发生[15]。

因此，术前预防性使用抗生素可防止下颌第三磨牙拔除后发生感染，术后 3~5 d 连续使用抗生素也有一定作用。但术后使用抗生素好处不大。

多数研究认为，预防性使用抗生素可提高种植体植入的成功率[16]。但也有一些研究认为，预防性使用抗生素与种植体植入的成功率没有关系。所有研究都是术前使用抗生素，因此相关证据仍不明确，但种植手术最好预防性使用抗生素。

针对免疫功能低下的患者，包括化疗、血液透析（因手术建立了动静脉分流）、器官移植、脑积水脑室分流术患者等，手术前应预防性使用抗生素[17]。

不建议对拔除已萌出的健康人群患牙预防性使用抗生素。

表 14.15 总结了口腔治疗前预防性使用抗生素的建议。

表 14.15　口腔手术预防性使用抗生素的建议

患者医疗状况	建议预防治疗	使用抗生素方案
高危险性心内膜炎	是	美国心脏协会方案
二尖瓣脱垂	否	
心脏杂音	否	
心脏起搏器	否	
植入除颤器	否	
冠状动脉旁路移植术	否	
冠状动脉支架	否	
人工关节	否	
肿瘤化疗	是，虽然没有明确的证据	美国心脏协会方案
肾透析	是，虽然没有明确的证据	美国心脏协会方案
控制不佳的糖尿病	是，虽然没有明确的证据	美国心脏协会方案
室房分流术治疗脑积水	是	美国心脏协会方案
脑室 - 腹腔分流术治疗脑积水	否	
免疫系统的损害	是，只用于有创口腔治疗	美国心脏协会方案
下颌阻生第三磨牙拔除	是	术前 1 次剂量相当于术后 3~5d 剂量
牙种植术	是	美国心脏协会方案
拔除已萌出的患牙	否	

十一、结　论

本章讨论了口腔全科医生处理及预防口腔颌面部间隙感染的几项原则。以下是对这些原则进行的总结，有些目前可能还没有严格的科学依据，作者会在今后长期工作中进行修订。

- 处理口腔感染的主要方法是手术，而不是抗生素，手术包括根管治疗、牙周刮治、拔牙、切开引流等。
- 在最初几分钟对口腔颌面部感染的患者进行问诊和检查后，决定治疗还是将患者转诊至口腔颌面外科医生处理，对治疗结果起决定性作用。
- 在蜂窝织炎期对感染部位切开引流，可防止感染扩散到更深的组织间隙。
- 抗生素的选择应根据患者的病史、药物的安全性和价格。没有一种抗生素比其他抗生素有绝对治疗优势。
- 口腔颌面部间隙感染治疗失败的原因包括：因手术不彻底而需要再次手术，患者因各种原因导致使用抗生素的依从性差，还未到抗生素起效所需的时间，需要进行培养和药敏试验。当排除以上原因后，应考虑更换抗生素。
- 口腔有创治疗可预防性使用抗生素。已发表的指南和有效的科学证据可指导如何预防性使用抗生素。目前，预防性使用抗生素对感染性心内膜炎、下颌阻生第三磨牙拔除术、种植手术和免疫功能低下的患者，均有较好的疗效。

参考文献

1. Flynn TR, Shanti RM, Levy M, et al. Severe odontogenic infections, Part one: prospective report. Journal of Oral and Maxillofacial Surgery,2006,64: 1093–1103.

2. Flynn TR, Shanti RM, Hayes C. Severe odontogenic infections, Part two: prospective outcomes study. Journal of Oral and Maxillofacial Surgery, 2006, 64:1104–1113.

3. Williams AC. Ludwig's angina. Surgery for Gynecology and Obstetrics,1940,70: 140.

4. Williams AC, Guralnick WC. The diagnosis and treatment of Ludwig's angina: a report of twenty cases. New England Journal of Medicine,1943, 228: 443.

5. Flynn TR. What are the antibiotics of choice for odontogenic infections, and how long should the treatment course last? Oral and Maxillofacial Surgical Clinics of North America,2011,23: 519–536.

6. Runyon MS, Brennan MT, Batts JJ, et al. Efficacy of Penicillin for dental pain without overt infection. Academic Emergency Medicine, 2004,11: 1268–1271.

7. ADA Council on Scientific Affairs. Combating antibiotic resistance. Journal of the American Dental Association, 2004,135: 484–487.

8. Lewis MA, McGowan DA, MacFarlane TW. Short-course high-dosage amoxycillin in the treatment of acute dentoalveolar abscess. British Dental Journal, 1986,161(8): 299–302.

9. Chardin H, Yasukawa K, Nouacer N, et al. Reduced susceptibility to amoxicilfin of oral streptococci following amoxicillin exposure. Journal of Medical Microbiology, 2009,58(Pt 8): 1092–1097.

10. Wilson W, Taubert KA, Gewitz M,et al. Prevention of infective endocarditis: Guidelines from the American Heart Association: A Guideline from the American Heart Association Rheumatic Fever, Endocarditis, and Kawasaki Disease Committee, Council on Cardiovascular Disease in the Young, and the Council on Clinical Cardiology, Council on Cardiovascular Surgery and Anesthesia, and the Quality of Care and Outcomes Research Interdisciplinary Working Group. Circulation,2007,116: 1736–

1754; originally published online April 19, 2007.

11. American Academy of Orthopaedic Surgeons, American Dental Association. Prevention of orthopaedic implant infection in patients undergoing dental procedures: Evidence-based guideline and evidence report. Available from http://www, ada.org/sections/professionalResources/pdfs/PUDP_guideline.pdf (accessed 16 January 2015).

12. Skaar DD, O'Connor H, Hodges JS,et al. Dental procedures and subsequent prosthetic joint infections: Findings from the Medicare current beneficiary survey. Journal of the Amen'can Dental Association,2011,142:1343–1351.

13. Berbari EF, Osmon DR, Cart A, et al. Dental procedures as risk factors for pros-thetic hip or knee infection: a hospital-based prospective case-control study. Clinical Infectious Diseases, 2010, 50: 8–16.

14. Ren Y-F,Malmstrom HS. Effectiveness of antibiotic prophylaxis in third molar surgery: A meta-analysis of randomized controlled clinical trials. Journal of Oral and Maxillofacial Surgery,2007,65:1909–1921.

15. Halpern LR, DodsonTB. Does prophylactic administration of systemic antibiotics prevent postoperative inflammatory complications after third molar surgery? Journal of Oral and Maxiliofacial Surgery, 2007,65: 177–185.

16. Sharaf B, Dodson TB. Does the use of prophylactic antibiotics decrease implant failure? Oral and Maxillofacial Surgical Clinics of North America, 2011,23(4): 547–550.

17. Tong DC, Rothwell BR. Antibiotic prophylaxis in dentistry: A review and practice recommend-ations. Journal of the American Dental Association, 2000,131: 366–374.

18. Gilmore WC, Jacobus NV, Gorbach SL,et al. A prospective double-blind evaluation of penicillin versus clindamycin in the treatment of odontogenic infections. Journal of Oral and Maxillofacial Surgery, 1986,46:1065–1070.

19. von Konow L, Nord CE. Ornidazole compared to phenoxy-methylpenicillin in the treatment of orofacial infections. Journal of Antimicrobial Chemotherapy, 1983, 11: 207–215.

20. Mangundjaja S, Hardjawinata K. Clindamycin versus ampicillin in the treatment of odontog-enic infections. Clinical Therapy, 1990, 12: 242–249.

21. Lewis MA, Carmichael F, MacFarlane TW, et al. Arandomised trial of coamoxiclav (Augmentin) versus penicillin V in the treatment of acute dentoalveolar abscess. British DentalJournal, 1993, 175: 169–174.

22. Davis WM Jr, Balcom JH 3rd. Lincomycin studies of drug absorption and efficacy. An evaluation by double-blind technique in treatment of odontogenic infections. Oral Surgery, Oral Medicine and Oral Pathology, 1969, 27: 688–696.

23. Matijević S, Lazić Z, Kuljić-Kapulica N, et al. Empirical antimicrobial therapy of acute dentoalveolar abscess. Vojnosanit Pregl, 2009, 66: 544–550.

24. Ingham HR, Hood F J, Bradnum P,et al. Metronidazole compared with penicillin in the treatment of acute dental infections. British Journal of Oral Surgery,1977,14: 264–269.

25. AI-Nawas B, Walter C, Morbach T, et al. Clinical and microbiological efficacy of moxifloxacin versus amoxicillin/clavulanic acid in severe odontogenic abscesses: a pilot study. European Journal of Clinical Microbiology and Infectious Diseases,2009, 28: 75–82.

26. Brook l, Frazier EH, Gher ME. Aerobic and anaerobic microbiology of periapical abscess. Oral Microbiology and Immunology,1991,6: 123–125.

27. von Kunow L, Köndell PA, Nord CE, et al. Clindamycin versus phenoxymethylpenicillin in the treatment of acute ornfacial infections. European Journal of Clinical Microbiology and Infectious Diseases, 1992,11: 1129–1135.

28. Lewis MA, Parkhurst CL, Douglas CW,et al. Prevalence of penicillin resistant bacteria in acute suppurative oral infection. Journal of Antimicrobial Chemotherapy,1995,35: 785–791.

（黄　薇译，胡开进审）

第15章 牙槽外科手术并发症

Patrick J. Louis

牙槽外科手术是口腔颌面外科医生最基本、最常见的手术，所以口腔颌面外科医生特别擅长处理和预防牙槽外科手术的并发症。

很多并发症是可以避免的。精湛的外科操作技术及深厚的解剖学知识在预防手术并发症中发挥着举足轻重的作用。另外，口腔颌面外科医生熟知患者病情、了解患者因何求诊也非常重要，这可通过详细的询问病史及仔细的临床检查来获悉。尽管这部分内容不是本章的重点，但对任何患者在治疗之前进行风险评估是非常重要的。没有基本的病史询问和临床检查资料，就无法对患者在麻醉及手术前进行风险评估。全身系统性风险评估已在前面其他章节进行了讨论，本章将着重讨论有关牙槽外科手术局部并发症的预防及处理。本章讨论的局部并发症包括伤口愈合困难、出血、术后肿胀、术后开口困难、患牙或牙根移位、口腔上颌窦交通、牙槽骨骨炎（干槽症）、神经损伤和骨折。

一、伤口愈合困难

1. 背 景

全身及局部因素都可引起伤口愈合困难[1-5]。在发达国家，营养不良的现象虽然少见，但也确实存在。

在口腔颌面外科比较常见并可严重影响伤口愈合的两种疾病是放射性颌骨坏死和药物性颌骨坏死。放射性颌骨坏死是指因肿瘤放射治疗后3~6个月创口仍未愈合而导致颌骨暴露坏死[6-7]。放射因素引起局部组织血管密度降低、细胞活性降低和组织含氧量降低，导致愈合能力变差[8]。近期提出的放射诱导颌骨纤维萎缩导致放射性骨坏死的机制被越来越多的专家所接受，并在以后的多项研究中被进一步证实[9]。该理论提出，在放射性颌骨坏死的病程进展中，决定性的改变是放射因素激活了成纤维细胞并进行反常活动，导致放疗照射区域的组织发生萎缩。该理论很好地解释了因放射引起的细胞损伤机制[4]。放射作用包括直接和间接两种。放射作用可引起水分子产生次级微粒，并作用于细胞的DNA。电离辐射可导致细胞DNA多种损害，包括氧化损害，无碱基位点，单、双链的破坏。局部组织接受的放射治疗剂量越高，该部位实施外科手术（如拔牙术）后发生放射性颌骨坏死的风险越大（图15.1）[10]。

药物性颌骨坏死是指无放疗史及病灶

转移，且目前使用或曾经使用抗骨吸收或抗血管生成药物超过 8 周的患者，出现骨组织暴露坏死或经口内和（或）口外瘘管口可探及颌骨骨面。药物性颌骨坏死越来越被口腔及临床医学领域所重视。很多患者因各种原因需使用二膦酸盐[11-13]。二膦酸盐通常用于治疗骨质疏松症、颌骨骨髓炎和转移性骨疾病[14-18]，其作用机制如下。二膦酸盐的有效组分是甲羟戊酸通路的抑制剂，该通路是一种类异戊二烯蛋白的生物合成通路，类似于法尼基焦磷酸和香叶

酰香叶酰焦磷酸的合成通路[13]。蛋白质的 Rho 和 Rac 组的作用是负责细胞骨架的构造和细胞膜的皱褶，并通过香叶酰香叶酰化而活化[19-21]。该细胞支架是维持"褶皱边缘"的必需物，该区域的破骨细胞不断地接触并破坏骨组织。随着皱褶边缘退缩，破骨细胞开始凋亡，渐渐在骨转换中变为网状。

患者口服二膦酸盐治疗比静脉注射二膦盐酸治疗发生药物性颌骨坏死的风险低。常用的二膦酸盐药物相对效能见表 15.1。

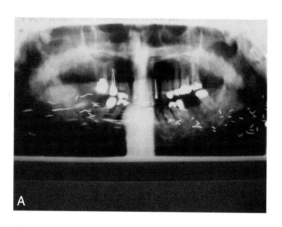
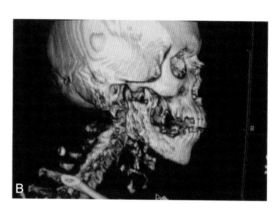

图 15.1　A. 全口曲面断层片显示：下颌骨放射性颌骨骨髓炎。B. 三维重建 CT 显示：放射性颌骨坏死

表 15.1　美国常用的抗骨吸收药物的使用方法

	最初适应范围	是否含氮	剂量	使用方法
阿仑膦酸钠	骨质疏松症	是	10 mg/d 每周 70 mg	口服
利塞膦酸钠	骨质疏松症	是	5 mg/d 每周 35 mg	口服
伊班膦酸盐	骨质疏松症	是	2.5 mg/d，每月 150 mg 每 3 个月 3 mg	口服 静脉注射
帕米二磷酸二钠	骨转移	是	每 3 周 90 mg	静脉注射
唑来膦酸 （Reclast®）	骨转移 骨质疏松症	是	每 3 周 4 mg 每年 5 mg	静脉注射 静脉注射
狄诺塞麦 （Prolia®）	骨转移 骨质疏松症	否 人源化单克隆抗体	每 4 周 120 mg 每 6 个月 60 mg	皮下 皮下

使用二膦酸盐的时间越长、剂量越大，发生药物性颌骨坏死的风险越高[22-23]。对静脉注射二膦酸盐的患者，其累积发生药物性颌骨坏死的概率为 0.8%~12%[22-26]。长期接受口服二膦酸盐治疗的患者，发生药物性颌骨坏死的概率为 0.02%~0.06%（图15.2）[23,27]。此外，还有两种药剂也可诱发药物性颌骨坏死，其中包括狄诺塞麦（RANKL 配合基抑制剂），其具有与二膦酸盐和抗血管生成剂相似临床作用的核因子，它可以通过发射血管生成信号瀑布从而起到干扰作用，通常用于治疗已确诊的某种肿瘤。由于 RANKL 配合基抑制剂不能附着于骨骼，所以它对骨骼的作用效果是随时间逐渐减弱，至 6 个月时完全终止。

2. 预 防

由于致病原因的多样性，预防颌骨骨髓炎十分困难。很多颌骨骨髓炎的发生与拔牙有关，这通常是因为除拔牙外没有更好的选择。对临床医生来说，很难为患者评估发生颌骨骨髓炎的真实风险，这也导致很难为患者提出明确的建议。同样，有关预防措施的确切效果也很难对患者解释

清楚，因为这些效果可能无效，甚至失败。

放疗之前，最好采取以下措施：

- 对患者进行系列的口腔综合健康评估，包括详细的头颈部检查，拍 X 线片，以及对患者的龋齿及牙周状况进行详细评估。

- 拔除病灶牙或可能会出现问题的可疑病灶牙。最佳拔牙时间应在放疗前 21 d，最迟不得晚于放疗前 2 周。至少放疗结束 4 个月以上才能进行拔牙操作[28]。

- 应及时对患者口腔进行综合治疗，确保其口腔达到最佳健康状态，治疗方法包括洁牙与氟化物治疗，牙体修复（如充填术）治疗龋坏的患牙，切除大、中型的骨隆凸。

- 认真进行口腔卫生宣教：每日至少刷牙及使用牙线两次，最好使用邻面刷，避免使用含酒精的漱口产品，使用按口腔卫生配方定制的漱口水来预防或治疗口腔干燥。

- 为患者日常氟化治疗及口腔诊疗定制专用口腔检查治疗盘。

- 放疗期间对患者口腔状况每周进行 1

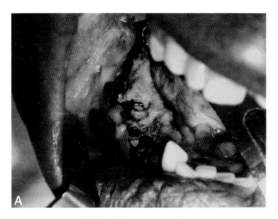
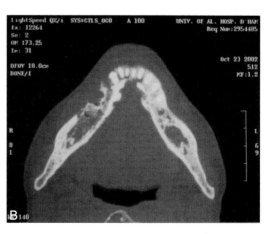

图 15.2 A. 临床口内照显示下颌骨骨坏死。该患者有多发性骨髓瘤病史。B. CT 显示下颌骨骨坏死

次评估。

- 放疗后的前 6 个月内，对患者口腔状况每月进行 1 次评估。

- 患者放疗结束 4 个月后复诊：对患者牙及牙周健康状态进行评估，进行洁牙与氟化物治疗，仔细保持患者口腔卫生和日常局部氟化物处理，及时修复龋坏的患牙，控制口腔干燥（修复根面龋，使用毛果芸香碱等增加口腔湿润度的药品）。

有很多预防方法可用于放疗后的患者。首先要获悉患者在放疗区的辐射剂量，因剂量越大发生放射性骨坏死的可能性越高。下颌骨接受放疗后发生放射性颌骨骨髓炎的概率为 2.6%~18%。与非放疗患者相比，无论在放疗前或放疗后拔牙，拔除上颌或下颌患牙，均与发生颌骨坏死高度相关[28-29]。使用钴 60 放疗的患者，如果对下颌骨的放疗剂量大于 102.6 Gy 的生物有效剂量，此时如在放疗区进行外科操作，很可能发生放射性骨坏死。一篇系统回顾文献研究报道，当放射剂量超过 60 Gy，发生放射性骨坏死的风险约 12%；当放射剂量低于 60 Gy 时，几乎无发生放射性骨坏死的风险[30]。如果改进放疗的方法（如用加速器的方法替代钴 60 放疗），可使放射性骨坏死的发生风险降到 6% 或更低[31-32]。

在防治放射性骨坏死方面，高压氧治疗可能有一定效果，但尚存争议。己酮可可碱、氯膦酸二钠联合维生素 E 可能会有效防治放射性骨坏死。己酮可可碱是一种甲基黄嘌呤衍生物，主要具有抗肿瘤坏死因子、舒张血管和抑制炎症反应的作用。维生素 E 可以清除氧化应激期产生的活性氧。这两种药品联合使用有抗纤维化的潜能。氯屈膦酸盐是二膦酸盐的一类，它可以抑制骨吸收和骨质溶解[33]。由于高压氧治疗费用较高，疗效不肯定，需要理疗科医生会诊处理[33]，所以口腔医生通常在拔牙围术期使用己酮可可碱和维生素 E 直到伤口痊愈。

在使用二膦酸盐之前，最好采取以下措施：

- 对患者进行系列的口腔综合健康评估，包括详细的头颈部检查，拍 X 线片，对患者的龋齿及牙周状况进行详细评估。

- 拔除病灶牙或可能会出现问题的可疑病灶牙。最好在静脉注射二膦酸盐前，或口服二膦酸盐未超过 4 年时拔除患牙。

- 应及时对患者进行口腔综合治疗，确保其口腔达到最佳健康状态。综合治疗包括洁牙与氟化物治疗，牙体修复（如充填术）治疗龋坏的患牙，切除大、中型的骨隆凸。

- 认真进行口腔卫生宣教：刷牙及使用牙线，至少每日 2 次，最好使用邻面牙刷。

- 为患者日常氟化治疗及口腔诊疗定制专用口腔检查治疗盘。

- 二磷酸盐治疗 4 个月后复诊：对患者牙及牙周健康状态进行评估，进行洁牙与氟化物治疗，仔细保持患者口腔卫生和日常局部氟化物处理，进行牙体治疗、牙髓治疗、消除修复体或义齿对软组织的刺激。

由于发生颌骨坏死的风险与口腔外科操作密切相关（如种植、拔牙及较大范围牙周手术），因此术前必须与患者做好沟通，告知其利弊。

对静脉注射二膦酸盐的患者应注意：

- 避免直接造成骨损伤的外科操作
- 不可修复的残根可做根管治疗后保留
- 对静脉注射较高剂量的二膦酸盐患者应避免种植手术

  对口服二膦酸盐的患者应注意：

- 牙槽外科手术不是禁忌证
- 应充分告知患者发生颌骨坏死的风险
- 对口服二膦酸盐少于 4 年且无其他危险因素的患者，无须改变手术治疗计划
- 对联合口服二膦酸盐、糖皮质激素和抗血管生成药短于 4 年的患者，手术治疗前应暂停口服二膦酸盐 2 个月，待术后骨质完全愈合后再继续进行二膦酸盐治疗。但该方案必须与患者的内科医生商议，并且在患者全身条件允许范围内方可实施，这方法也可用于口服二膦酸盐和糖皮质激素 4 年以上的患者。

有证据表明，牙槽外科手术前停止口服二膦酸盐 2 个月，直到术后伤口完全骨愈合，可极大地减少颌骨坏死的发生率[34-35]。常年使用唑来膦酸盐进行骨质疏松症治疗的患者，即使使用 3 年以上，但发生颌骨坏死的风险仍然很低[36]。

3. 处 理

研究显示，如果高分化肿瘤患者有吸烟和（或）酗酒习惯，放疗剂量 >60 Gy，那么保守处理放射性颌骨坏死的效果不佳，应行外科手术治疗[37]。最近一项系统回顾性研究表明，没有任何可靠证据证明高压氧治疗有助于防止发生放疗引起的拔牙后颌骨坏死的临床效果[38]。在对比临床观察效果的队列研究中发现，接受高压氧预防治疗的患者，放射性颌骨坏死的发病率在 0~11%（平均 4.1%）；而没有接受

高压氧治疗的患者，发病率为 0~29.9%（平均 7.1%）。一项临床随机前瞻性对比研究发现，高压氧治疗组比抗生素治疗组发生放射性骨坏死的可能性低（发生率分别为 5.4% 和 29.9%）[39]。

对放射性骨坏死的治疗方案应根据其临床分期制订。Jacobson 等推荐采用以下方案处理放射性骨坏死。

放射性颌骨坏死一期表现为范围较小的皮肤或黏膜破损，以及范围小、浅表、局限的骨吸收。治疗方法是提高口腔护理质量，保持口腔卫生，对局部伤口漱口或冲洗清洁、高压氧治疗，适当使用抗生素控制感染。如果治疗有效则继续增加一个疗程的高压氧治疗；如果没有效果则通过口腔行清创术并同时配合高压氧治疗。

放射性颌骨坏死二期表现为范围更大、更深的骨吸收，常波及骨皮质与骨髓，皮肤或黏膜也出现中等大小的破损。治疗方法是使用抗生素抗感染，通过口腔进行清创术或死骨摘除术，术前及术后各一个疗程的高压氧治疗（术前 20 次，术后 10 次）。清创术应去除所有死骨直至骨面有新鲜血液渗出，要对口腔黏膜进行一期严密缝合，如不能一期严密缝合，则需要用皮瓣覆盖修复创面。所有伤口愈合及骨组织暴露问题都应通过外科手术尽量根除所有软、硬组织病灶，遗留的创面由带血管蒂的游离组织瓣即刻修复、重建。

放射性颌骨坏死三期定义为全层骨质失活，下颌骨下缘出现骨质吸收，瘘管形成，或发生病理性骨折。这些患者需要通过外科手术尽量根除所有软硬组织病灶，创面用带血管蒂游离组织瓣即刻修复、重建。治疗这类患者不应使用高压氧或清

创手术，因高压氧治疗对这类患者意义不大[40]。

对药物性颌骨坏死患者的治疗主要是控制疼痛，减少感染风险，以及尽量延缓骨质暴露与坏死[23]。因二膦酸盐已波及患者所有骨组织，通过外科手术的方法意义不大。对明显游离的死骨在不暴露其他骨质的前提下，可手术去除。如有可能，应与患者的内科医生协商，停止或更改二磷酸盐的治疗方案。对因使用二膦酸盐引起药物性颌骨坏死的患者，如其停止口服二膦酸盐的治疗方案，将特别有利于颌骨坏死的恢复[41]。

对药物性颌骨坏死患者应根据其临床分期选择治疗方法（表 15.2）。下表是根据美国口腔颌面外科协会推荐的药物性颌骨坏死的处理方案（2014 年）[23]（表 15.3）。

0 级是指患者无颌骨坏死的临床依据，但已有非特异性临床症状或（和）影像学表现，应给予对症处理和保守治疗。系统治疗包括必要时使用药物控制慢性疼痛和抗生素控制感染。

1 级是指患者出现无症状和无感染迹象的骨组织暴露、坏死。对这些患者最好使用如 0.12% 氯己定漱口水等（含抗生素的漱口水）清洁口腔。无手术治疗指征。

2 级是指患者出现骨组织暴露、坏死，并伴有疼痛和感染迹象。这类患者应使用抗生素治疗，并配合使用含抗生素的漱口水。有指征时可行清创术进行处理。

3 级是指局部出现骨组织暴露、坏死、剧痛和感染迹象，并伴以下一个或多个症状：骨组织大范围暴露，坏死已超过牙槽骨区域（如下颌骨的下缘或下颌支、上颌骨的上颌窦或颧突），病理性骨折，口外瘘，口腔 – 上颌窦瘘或口腔 – 鼻腔瘘，下颌下缘或上颌窦底出现广泛骨质溶解、吸收。这些患者应通过病灶切除并结合抗感染治疗清除坏死、感染的组织，并用药物长期控制感染和疼痛。

二、出 血

1. 背 景

在牙槽外科术中和术后发生出血应引起临床医生高度重视，如不及时治疗，会危及患者的生命安全[42]。拔除第三磨牙引

表 15.2 放射性颌骨坏死的临床分级及治疗方案

分级		临床症状	治疗方案
I		骨表面皮质骨板暴露 软组织出现小范围溃疡	保守治疗
II	a：软组织浅表溃疡 b：软组织坏死	颌骨局部骨皮质暴露及 骨髓坏死，可有瘘管形成	保守治疗、外科手术治疗及高压 氧治疗
III	a：软组织浅表溃疡 b：软组织坏死	包括下颌骨下缘在内的下颌骨广泛受 累，可发生病理性骨折，可有瘘管 形成	手术治疗：切除、缺损创面重建

[引自 Schwartz HC, Kagan AR. Osteoradionecrosis of the mandible: scientific basis for clinical staging. Am J Clin Oncol, 2002, 25(2): 168–169]

表 15.3 药物性颌骨坏死的临床分级及治疗方案

分级	治疗方案
有发生颌骨坏死风险的患者 经口服或静脉注射二膦酸盐类药物没有出现颌骨坏死症状	· 无治疗指征 · 卫生宣教，保持口腔卫生
0 级 没有颌骨坏死的临床依据，但是有非典型的临床症状及影像学表现	· 系统处理，包括使用药物控制感染和疼痛
1 级 无明显临床症状及感染表现，但有骨质暴露、坏死，可出现探及骨质的瘘管	· 使用抗菌漱口水 · 每季度进行临床随访 · 卫生宣教，对临床症状及时检查处理，以便继续使用二膦酸盐类药物
2 级 颌骨暴露、坏死，可出现探及骨质的瘘管，颌骨暴露区出现感染迹象，表现为骨质暴露区出现红肿、疼痛、可能有脓液流出	· 口服抗生素、全身用药 · 局部使用抗菌漱口水 · 控制疼痛 · 进行清创手术，去除软组织内的刺激感染物并控制感染
3 级 颌骨暴露、坏死，可出现探及骨质的瘘管，局部出现疼痛、感染并伴发以下一个或多个症状：骨暴露及坏死已超过牙槽骨区域（如下颌骨的下缘或下颌支、上颌骨的上颌窦或颧突），病理性骨折，口外瘘，口腔 – 上颌窦瘘或口腔 – 鼻腔瘘，下颌下缘或上颌窦底出现广泛骨质溶解、吸收	· 使用抗菌漱口水 · 全身用药控制疼痛和感染 · 用外科清创或切除病灶的方法长期控制疼痛和感染

起出血的概率为 0.2%~1.4%[43]。术中出血的原因包括全身及局部因素。全身因素包括遗传性凝血障碍或长期使用抗凝药物[46-47]。局部因素包括手术损伤正常组织结构或局部有病变[44-45]。

手术损伤重要血管（动脉或静脉）将会引起严重出血。曾有在下颌种植手术期间因出血涉及呼吸道而严重危及患者生命安全的临床报道[48-49]。由于大部分牙槽外科手术都存在损伤血管的风险（虽然风险很低），因此全面了解口腔颌面部血管分布的解剖学知识有助于正确制订手术计划。与牙槽外科手术相关的血管有舌、面、下牙槽、舌下、颏下、颏、颊和腭大动静脉[45]。舌动脉和面动脉直接从颈外动脉发

出。大量的头颈部血管分支与对侧及同侧其他分支之间彼此吻合，为口腔颌面部组织提供了充足的血供。面动脉在咬肌前缘附近跨越下颌骨下缘靠近牙槽突区域。舌下动脉是舌动脉的一个分支，走行于颏舌肌和下颌舌骨肌之间，并继续向前供应舌下腺、舌骨及周围肌群、下颌骨舌侧牙龈及黏膜。下牙槽动脉发自上颌动脉，是颈外动脉两条最大终末支之一。下颌舌骨动脉是下牙槽动脉的一个分支，走行于下颌骨舌侧的一个凹槽。颏动脉是下牙槽动脉的终末分支，出颏孔后给颏及唇部供血。颊动脉是上颌动脉的分支，负责颊肌后外侧的血供，该动脉越过下颌骨升支前缘，存在手术损伤的风险。腭大动脉起自翼腭

窝中下行的腭动脉，向下经翼腭管从腭大孔穿出，是硬腭的主要血供来源。

牙槽外科术中出血可能与局部病变有关，包括动静脉畸形、血管瘤、骨巨细胞瘤和动脉瘤样骨囊肿（图 15.3）[50-52]。动静脉畸形是由于患者在发育期间动脉、静脉和毛细血管之间的生长发育差异消失，导致动静脉直接吻合。动静脉畸形终生生长，其临床特点与脉管畸形的类型和血流速度有关。动静脉畸形的出血特点与其他病变明显不同。由于动静脉畸形管腔压力大、血流速度快，因此所导致的出血通常

非常严重。血管瘤多发生于患者出生时，尽管当时没有任何临床表现。通常情况下，患者 2 岁时才出现典型的临床症状，非常典型的血管瘤在快速生长期的增生速度会超过身体的生长速度。5 岁时，50% 的血管瘤会自然消退，7 岁时，约 70% 的血管瘤会自然消退[53-55]。动脉瘤样骨囊肿是一种反应性病变，通常与其他骨质病变合并发生[56]，动脉瘤样骨囊肿的组织病理学特点是缺少内皮衬里的血窦[57]。骨巨细胞瘤主要发生于青年、儿童患者，其组织学特点为大量增生的成纤维细胞，其中弥散分

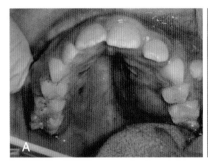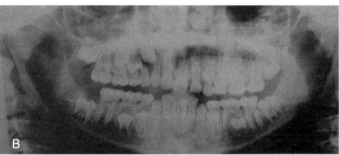

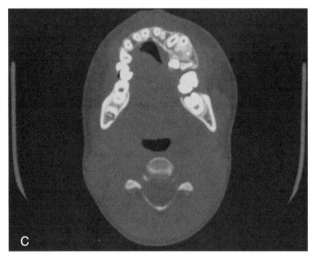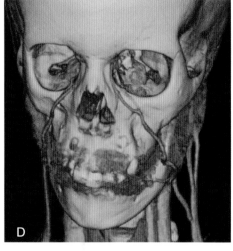

图 15.3　A. 口内照片显示左上颌中央型毛细血管瘤。B. 全景片显示左上颌中央形毛细血管瘤导致颌面部不对称畸形。C.CT 显示病变为低密度影。D.CT 三维重建显示左上颌病变为增生不明显的血管组织

布着大量多样的胶原纤维与多核巨细胞。近期提出的假说认为该病变起源于血管生成组织引起的血管样增生（图 15.4）[58-59]。

由全身系统失调导致的出血风险称为凝血性疾病。根据病因将该类疾病分为遗传性和获得性。遗传性凝血性疾病包括血友病 A 和血友病 B，以及血管性血友病（vWD），它们都是 X 染色体隐性遗传疾病（仅遗传给男性）。血友病 A 是由于凝血因子Ⅷ缺少或缺失，血友病 B 是由于凝血因子Ⅸ缺少或缺失。血友病 A 在男性中的发病率为约 1 : 5000~1 : 10 000，血友

病 B 为 1 : 20 000~1 : 34 000。根据患者血浆中凝血因子的含量可进一步将血友病分为轻、中、重三级。轻度是指患者的凝血因子是正常水平的 5%~35%，中度是正常水平的 1% ~5%，重度则少于正常水平的 1%。这类疾病由于降低了凝血能力因而增加了出血风险，如果未能充分控制，将造成关节疼痛性出血，甚至致残，如发生颅内出血将危及患者的生命。血管性血友病是 1926 年由芬兰内科医生 Dr.Erik von Willebrands 首次报道的。血管性血友病是由于血浆中的一个大多聚糖蛋白——von

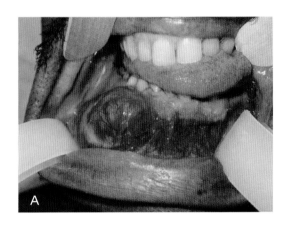

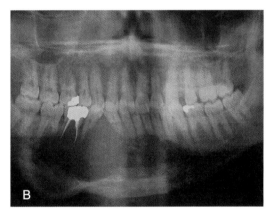

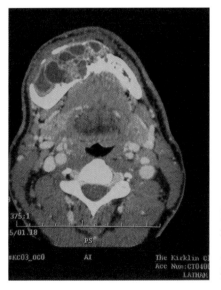

图 15.4 A. 口内照片显示右下颌前庭区出现病理性损害。在活检前应用细针吸取试验来排除血管组织来源的病变，以免引起严重出血。B. 全景片显示大范围低密度影透射病变。C.CT 显示下颌骨前部的一个大范围病变

Willebrand 因子（vWF）的功能缺陷引起，该因子具有影响血小板止血功能和稳定凝血因子Ⅷ的作用，在止血过程中扮演着关键角色。该病在芬兰人口中占 0.16%~1%（约每 10 000 人中有一个）[60-62]，可分为三个亚型：1 型实质上就是 vMF 因子的功能出现缺陷；2 型是指 vMF 因子功能出现缺陷、数量减少（可进一步细分为 2A、2B、2M 和 2N 型）；3 型实质上是指 vMF 因子完全缺失[63]，可见血管性血友病的病因是多因素的[64-66]。

血小板减少症的定义是血小板计数分布低于正常值的 2.5 倍以上。如果用患者的血小板计数与正常值 100×10^9/L 进行比较可能更适合确定疾病的严重程度[67-68]。血小板计数降低的主要机制为血小板生成减少（如再生障碍性贫血、骨髓增生异常综合征和化疗导致的血小板减少症）和血小板破坏增多（如弥散性血管内凝血、血栓形成性微血管病）[69-70]，其他原因是血小板分布异常（脾功能亢进）和血液稀释（大量输血）。其他原因为血小板功能失调，包括血小板黏附力降低、血小板聚集性降低和血小板分泌释放活性物质能力降低[71-72]。

某些药品可延长出血时间，如抗血小板药（阿司匹林、氯吡格雷）和抗凝药（华法林、依诺肝素、达比加群酯）。

- 阿司匹林：低剂量（75~81 mg）阿司匹林是通过抑制血栓烷 A_2 的产生（不是前列腺素 I_2）途径抑制环氧化酶 –1。
- 氯吡格雷：不可逆地结合于 P2Y12 二磷酸腺苷受体上，减少血小板聚合与黏附。半衰期为 8h，其抗血小板效果是不可逆的直至血小板死亡（7~10 d）[73]。
- 华法林：抑制维生素 K 依赖性凝血因子；它的作用是剂量依赖性。半衰期为 36h，有效时间为 72~96 h。
- 肝素：增强了抗凝血酶Ⅲ的亲和力与活性，抑制凝血酶和凝血因子 Xa。半衰期为 4.5~7 h。
- 达比加群酯：直接且可逆地通过干扰纤维蛋白酶原的纤维化达到抑制凝血酶的作用。半衰期为 12~17 h[74]。
- 利伐沙班和阿哌沙班：是可与凝血因子 Xa 结合的直接凝血因子 Xa 的抑制剂。利伐沙班的半衰期为 5~9 h，阿哌沙班的半衰期为 12 h。

2. 预 防

牙槽外科手术中避免损伤导致大出血的血管并不难，因为大多数可导致大出血的血管离手术区较远。在上颌手术中可能遇到的知名血管是腭大动脉。可能会在切除隆突或腭部全厚软组织瓣移植手术时碰到。在腭部中线或沿腭侧牙龈沟进行全层切开可避免损伤该血管。在腭大孔及周围进行骨膜下切开时应避免损伤该血管神经束。行腭部软组织瓣移植时最好使用中厚黏膜瓣；如果需行邻近带蒂全厚黏膜瓣移植时，切口应位于前磨牙区或更前的区域以免损伤腭大血管神经束。近期研究发现，女性腭大孔常位于第二磨牙腭侧（35.7%）或近第二、第三磨牙之间的腭侧（35.7%）；而男性腭大孔通常位于第二磨牙腭侧（65%）。女性腭大神经血管束常水平位于第一前磨牙腭侧（38%）或第一、第二磨牙腭侧（43%）；而男性通常位于第一、第二前磨牙腭侧（56%）或第二、第三磨牙腭侧（32%）[75]。在下颌骨行常规的牙槽外科手术操作过程中，由于舌下动静脉、下牙槽动静脉、颏动静脉距离手术区较近，术中可能伤及。为避免损伤舌下动静脉，在下颌骨舌侧手术时应沿下颌骨舌侧骨膜下进行切开分离，在牙槽突进行手术时应避免造成舌侧骨皮质穿孔。曾有研究报道，在下颌第二磨牙区行种植手术时，因穿透舌侧骨皮质引起危及生命的严重出血[48-49]。在拔除下颌阻生第三磨牙、去除下颌牙根或残片及种植牙手术过程中，都有可能伤及下牙槽动静脉。近期对下牙槽神经血管束研究发现，静脉位于神经之上，静脉的粗细、分支变异较大；动脉都略高于神经并独自走行于神经舌侧[76]，因此，下牙槽神经血管束中的血管比神经更易受到损伤。

在牙槽外科手术操作过程中可能会碰到血管病变性疾病。这些病变在 X 线片中看起来像根尖周肉芽肿或脓肿。详细询问病史和细致的临床检查有助于确定病变的性质。有些患者会告诉医生该区域曾发生过出血。当放射检查发现透射性病变时，应使用注射针穿刺抽取病变区的内容物来确诊病变是否为血管性病变，在抽取流动性内容物时还应对流速进行定性、定量评估，当抽出的是压力较大的血性液体时，应考虑该病变极有可能是动静脉畸形（除非其可能性被其他原因所排除）。由于该类疾病引起的出血是危及生命的，因此有必要增加辅助性检查（增强 CT）进行确诊。如果内容物是低流动性血性液体，则考虑是骨巨细胞瘤和动脉瘤性骨囊肿等其他疾病，应使用三维成像技术进行检查，其目的是在对这些病变组织进行确诊及妥善处理之前不要打开病变组织或在病变组织附近进行手术操作，以免发生致命的大出血。

许多患有系统性凝血障碍性疾病的患者会在口腔诊疗前告知医生自己所患的疾病及状况，但并不是所有患者都会这样。该事实再次强调了详细病史询问及临床检查的重要性，在任何外科操作之前都要对患者进行全身系统性检查。当患者告知因小伤口或小手术都会引起出血不止时，在手术前应对患者进行进一步的检查和评估。两种治疗 vWD 的主要药物是去氨加压素（1-二氨基 -8-D- 精氨酸加压素）和包含 vWF 与 FⅧ因子在内的浓缩凝血因子。许多血友病患者多选择替代因子进行治疗，为防止患有该类疾病的患者在术中发生大出血，应根据血友病的分类使患者血浆中的凝血因子达到正常人 60%~100% 的水平。使用 ε 氨基己酸有助于稳定凝血块，且拔牙后不需要使用额外的凝血因子[77]。

可通过输入血小板的方法治疗血小板减少症。当进行外科操作时，如果患者的血小板低于 30 000~50 000 应输入血小板[78-79]。晚期肝病患者也必须进行彻底的检查来评估其出血风险。为防止这些患者术中发生大出血，最好让患者凝血酶原时间国际标准化比值（INR）的化验结果接近正常范围。

一些药品可以延长出血时间，如抗血小板药(阿司匹林、氯吡格雷)和抗凝药(华法林、依诺肝素、达比加群酯)。如果因外科手术需要暂时停止使用这些药物，则必须与使用这些药物的医生进行协商，是否能在停药期间使用依诺肝素或肝素进行短期替代治疗，该常规处理方案对发生血栓的高风险患者来说非常重要，因对这类患者短期停药就可引起血栓形成。当患者的 INR 在 2~4 时，进行拔牙这类较小的牙槽外科手术是安全的 [80-82]，为避免发生大出血，当 INR 低于 2 时，才能进行复杂的拔牙或其他类似的牙槽外科手术。

如果患者血栓形成风险较低，则采取以下措施：

- 如需要停药，应与使用抗凝药物的医生协商有关中止抗凝治疗的计划。
- 术前 3~5 d 停止抗凝治疗。
- 如果 INR 在安全范围内，即可手术；如果 INR 超出安全范围，则推迟手术。

如果患者血栓形成风险较高，则采取以下措施：

- 评估患者血栓形成的风险。
- 如需要停药，应与使用抗凝药物的医生协商有关中止抗凝治疗的计划。
- 术前 3~5 d 停止抗凝治疗。
- 停用华法林后应使用依诺肝素。
- 手术当天停用依诺肝素（术前 8~12 h）。
- 手术当天检查 INR。如果在正常范围内，即可手术；如果超出安全范围，则推迟手术。继续使用依诺肝素，直到 INR 达到安全范围内。
- 术后继续使用依诺肝素（术后 6~12 h 开始使用）。
- 术后第 2 天重新开始使用华法林。
- 术后第 3 天检查 INR。如果处于抗凝治疗范围，则停用依诺肝素。

监测达比加群酯的最敏感方法是测量蛇静脉酶凝固时间，但不容易获得测量结果 [83]。曾有报道显示对高浓度达比加群酯进行检验时，其凝血酶时间的检验结果是不准确的。尽管利伐沙班和阿哌沙班可抑制 Xa 因子水平，但蛇静脉酶凝固时间或凝血酶时间并未受到影响。监测达比加群酯的最佳方法是检测部分活化凝血活酶时间，但如果达比加群酯浓度较高会影响其敏感度。尽管利伐沙班也可延长部分活化凝血活酶时间，但如果利伐沙班的浓度较高，那么部分活化凝血活酶时间的测量结果没有凝血酶原时间的测量结果可靠 [74,83]。

3. 处 理

处理出血的措施不仅要根据出血的病因及特点，还要根据手术的类型。与口腔前庭沟成形术或牙槽嵴增高术完全不同，拔牙不需要对口腔前庭或口底软组织进行广泛的解剖分离。

当拔牙创发生严重出血时，用吸收性明胶海绵或氧化纤维素等止血材料对牙槽窝进行充填后用食指进行按压，或用"8"字缝合法缝合牙槽窝，创面用纱布按压 20~30 min。

处理软组织或骨组织来源的出血时，比处理拔牙创出血复杂，应使用其他的技术手段。持续用手指按压出血点直到所有止血材料和设备准备完毕。对无名小血管出血可用电凝止血。对知名大血管和电凝无法控制的血管应使用结扎方法。如果这些措施都无法成功止血，应当用纱布按压止血。

如果上述措施都无法控制出血，则应将患者转诊或入院治疗，此时应为患者建立静脉通道，先输入乳酸林格液或生理盐水。如果因大量出血或肿胀波及呼吸道，则应立即为患者放置喉罩或进行气管内插管，紧急情况下可通过气管切开建立呼吸通道。一旦入院，则应为患者输入 O 型或与患者相同血型的新鲜血液。也可以通过输入红细胞的方法替代输入新鲜血液，当患者的血红蛋白水平低于 7 g/dL 时才能输血，以使成年或大多数儿童患者的血红蛋白水平达到 7~9 g/dL（70~90 g/L）[79,84-85]。对早产儿、患有发绀型心脏病的儿童、严重血氧浓度不足、严重活动性出血或血液动力不稳定的患者，当血红蛋白水平低于 9.5 g/dL 时就应输血，使其血红蛋白水平达到 11~12 g/dL[79,84-85]。此外，应增加一些检查以便明确患者出血的病因，包括凝血酶原时间（凝血酶原时间国际标准化比值）和血小板的全血计数。增强 CT 扫描有助于对局部病变组织的评估(增生物或血肿）。

当出血原因是损伤血管或血管性病变组织时，可采用手术结扎或填塞法进行处理。选择的治疗方法应根据是否容易接近出血点及手术的复杂程度来决定。一项研究表明，就近结扎出血血管的止血效果比结扎颈外动脉还有效，这是由于头颈部丰富的血管分支大量吻合所致。选择性填塞法主要用于处理动静脉畸形、手术难以接近出血部位和（或）结扎手术失败的病例。

如果患者是因凝血障碍导致出血时，必须对其病因进行治疗。凝血因子化验检查结果有助于确诊。这些检查需要花费一定的时间，但不能因等待化验结果而耽误对出血的处理。此时可以输入新鲜冷冻血浆或凝酶血原复合物迅速纠正凝血障碍。如果患者是活动性出血或 INR 高于 1.6 或曾正在进行抗凝治疗，在侵入性外科操作或手术之前应输入血浆。如果患者出现活动性出血，且当血小板计数低于 20 000 或在 20 000~30 000 时应输入血小板。

凝血酶原复合物是血浆中凝血因子复合的产物，典型的凝血酶原复合物包括凝血因子 Ⅱ、Ⅸ、Ⅹ 或血凝因子 Ⅱ、Ⅶ、Ⅸ、Ⅹ[74]。凝血酶原复合物比新鲜冷冻血浆的临床效果更好[86]；凝血酶原复合物用于使用华法林所致的非创伤性颅内出血的病例中[87]，其纠正 INR 的效果比使用新鲜冷冻血浆更有效[88]。新鲜冷冻血浆使用前需要溶解，而凝血酶原复合物就不需要花费更多的准备时间。凝血酶原复合物所含的凝血因子浓缩度比新鲜冷冻血浆高，使用的剂量也小[74,88]。

对术后发生出血的患者应特别小心，这类患者通常会通过电话告知医生或返回诊室。当患者用电话告知时，必须明确患者的出血量和出血程度，如果不及时处理，即使是缓慢的渗血都会导致较大的问题。如果出血不严重，可用纱布块覆盖出血点进行按压或让患者咬紧即可。如果止血失败或出血比较严重或出血时间较长，则应让患者及时复诊或转诊至医院进行急诊处理。有些病例出血部位较深，并扩散形成较大的血肿，应采用前面所述的治疗方案，即首先按压出血点，保持呼吸道通畅，增强 CT 扫描，血液检验，最后通过填塞封堵和（或）外科手术结扎、纠正凝血障碍而达到彻底止血的目的。

三、肿胀与张口受限

1. 背　景

术后通常会发生程度不一的肿胀反应，如果不十分严重，一般不认为是手术并发症。如果术后肿胀并伴发以下症状时应引起注意，包括伤口裂开、疼痛加重、功能受限、影响工作及社交等日常生活的时间延长。当拔除第三磨牙时，如果患者年龄较大（30 岁以上）、阻生位置较深、手术时间较长（10 min 以上），易发生比较严重的术后水肿[89]。阻生位置较深和手术时间较长也会提高术后的疼痛程度。

术后开口困难指因下颌闭口肌群痉挛导致的张口受限。张口受限通常是暂时的，一般在炎症消散后自然好转，但如果其病因是下颌闭口肌群受到感染或颞下颌关节疾病则需要额外处理。导致牙槽外科术后发生开口受限的原因包括局麻、深部间隙感染、咀嚼肌群发生血肿或出血、手术对咀嚼肌群的刺激、暴力拔牙导致咀嚼肌群或颞下颌关节损伤、手术时间过长。一项有关拔除下颌阻生第三磨牙的临床研究显示，术后 1 d 内发生开口度减小超过 10 mm 的概率为 18.3%，并且阻生位置越深发生概率越高[89]。

2. 预　防

预防牙槽外科术后肿胀的方法较多，特别是用于第三磨牙拔除和骨移植手术。预防措施主要包括冷敷和使用皮质类固醇。很多研究表明，围术期使用类固醇药物可有效预防术后肿胀。对有关文献进行临床回顾和统计分析发现，用皮质类固醇预防水肿和张口困难时，术中使用比术后使用效果好[90]。此外有研究报道，糖皮质激素可以减少术后恶心和呕吐反应[91-92]。

降低术后张口困难的方法包括术前用抗菌漱口水漱口，手术期间使用类固醇及非甾体类抗炎药，使用标准的局麻方法和技术（使用锐利细针头，避免污染局麻器械及药品，微创注射技术等），避免对下颌使用暴力，尽量减小手术范围，拔除下颌牙时使用开口粭垫，避免过度张口。

3. 处　理

应根据术后肿胀的原因及程度确定相关治疗方法。因出血、感染等其他原因导致的术后肿胀在其他章节讲到。单独发生术后严重肿胀并不常见，因此对肿胀患者应排除其他病因。术中使用激素可有效控制术后肿胀的发生。

明确患者术后发生严重张口困难的病因较难[93]，明确其病因的重要方法是仔细的临床及影像学检查。如果没有骨折，治疗方法包括物理治疗（张口训练、冷/热敷、超声波）、进软食和药物治疗（非皮质固醇类、皮质固醇类、肌肉松弛剂及抗生素）。

四、患牙移位

1. 背　景

牙或牙根或局麻用针头发生移位的概率较低，但其真实发生率很难估计。因为这些问题大都发生于口腔诊所，所以没有适当的临床调查报道能真实反映其实际发病率。患牙或牙根发生移位后应进行处理以预防感染，上颌牙及牙根可移位进入上颌窦、颊间隙和颞下窝。下颌牙及牙根可移位至舌下间隙、下颌下间隙、咽旁间隙和下牙槽神经管[94]，还有移位进入呼吸道和消化道的临床报道。牙根误入上颌窦、下颌下间隙、下牙槽神经管的潜在原因是骨壁太薄或用力过大或用力方向错误。牙或牙根移位进入颊间隙或颞下窝的原因通常是软组织瓣设计不当、软组织分离不充分导致术野不清，或设计的软组织瓣不能很好地显露患牙。

2. 预　防

如果规范地使用外科操作技术，可有效地预防牙或牙根发生移位。术前仔细的影像学检查对制订正确的操作计划非常重要，X 线片（根尖片或全景片）和三维 CT 或 CBCT 都可以。

对存在意识、中等程度以下的镇静患者，可在舌后部与软腭之间放置口咽屏障防止患牙或牙碎片坠入呼吸道。放置的口咽屏障物通常是一块带线的 10 cm×10 cm 的干纱布，选用干纱布块的原因是不容易误吞。手术期间应经常检查纱布块，必要时应予以更换。如果是全麻患者，咽部充填物应在手术开始前放置，通常是有放射元素标记的 10 cm×20 cm 纱布块。纱布块上附带的长线是用来及时、方便地去除纱布块。手术结束后必须及时去掉纱布块。

良好的软组织翻瓣设计和完善的翻瓣有助于手术视野的显露和患牙或牙根的暴露。将较宽的拉钩顶端抵在患牙或牙根水平以上的骨面上，可防止其移位进入颊间隙或颞下间隙。防止牙根进入上颌窦的原则是拔牙时要使用正确的用力方向。牙挺必须正确安放于牙根与牙槽窝骨壁之间，必须避免使用暴力拔牙，不能在断根面上施加压力。以上措施同样适用于下颌牙根的拔除。

如果断根非常接近上颌窦，可通过切开翻瓣的方法暴露牙根顶端之上的骨组织，在断根的根尖区开窗暴露断根的根尖部位，该方法可很好地保留牙槽嵴顶部的骨质，而牙槽嵴顶部骨质对今后的口腔种植非常重要。可通过骨窗放置牙挺并使用向后的力来移除牙根碎片，因此有助于防止牙根碎片进入窦腔。

3. 处 理

当牙或牙根发生移位后，要根据其移位后的位置确定处理方法。有人建议待移位后的患牙或牙根被周围组织发生纤维性包裹而不能移动时再拔除，但也有人主张为避免发生感染应立即拔除移位的患牙或牙根[95]。

如果患牙移位进入颊间隙，通常可以触及移位的患牙。术者可将移位的患牙固定在术者的手指之间或手指与骨面之间，在移位的患牙表面切开黏膜，用血管钳分离显露患牙，接着用血管钳或弯钳将其取出。

如果患牙或牙根移位进入上颌窦，首先将吸引器头从拔牙窝插入窦腔，观察是否能将患牙或牙根吸出。若不成功，可从上颌骨尖牙窝处开窗，骨窗可为手术提供很好的视野和入路，将吸引器头从骨窗插入上颌窦即可将患牙或牙根吸出，内镜有助于取出患牙或牙根的手术操作[96-97]。建立的骨窗是为了从上颌窦取出移位的患牙或牙根，因此术后要及时关闭，其原因将在口腔上颌窦交通的章节中介绍。

如果患牙或牙根移位进入下颌下间隙，术者有可能用手指在患者下颌骨舌侧骨面触及移位的患牙或牙根，此时可用手指轻轻地将其从原路推回牙槽窝。若不成功，可选用以下两种方式的一种。传统的方法是，在原切口基础上沿舌侧龈沟向远中切开。为避免损伤舌神经，在第三磨牙区向颊侧方向切开区，翻瓣时用食指将移位的患牙或牙根固定在下颌骨舌侧骨面，以免其向更深处移动。当移位的患牙或牙根被固定暴露后，用大号血管钳将其取出，但该手术途径仍有可能导致舌神经损伤或将患牙或牙根推向更深的间隙。近期报道了另外一种手术途径，即从第三磨牙牙槽窝舌侧去骨，将附丽在舌侧黏骨膜上的牙槽窝舌侧骨板从舌侧黏骨膜分离后去除[98]，从舌侧牙龈沟将舌侧黏骨膜瓣翻开，这样就可使牙槽窝的舌侧完全暴露，与传统的手术途径相比，这种方法可更直观地接近移位的患牙或牙根。笔者用此方法进行了 7 例下颌第三磨牙断根的取出，均未发生舌神经损伤。

取出进入下牙槽神经管的断根应在颊侧切开翻瓣。为了提供更好的手术空间和入路，应去除部分颊侧骨壁暴露下牙槽神经管，可用小或中号的外科球钻或超声骨刀去骨，显露断根后用根尖挺取出。

当上述手术方案失败或无法确定患牙或牙根移位的具体位置时，可用三维影像或多角度的 X 线片确定其具体位置[99]。若患牙或牙根移位进入上颌窦，通常不需要增加其他设施即可取出；如果进入其他间隙，可考虑使用导航的方法在术中确定其具体的位置。在术前即刻为患者实施颌面部薄层 CT 扫描。如果是下颌患牙或牙根发生移位的病例，可通过使用咬合垫的方法使患者 CT 扫描时下颌骨的位置关系与手术时下颌骨的位置关系完全一致。将扫描结果输入手术室安装有导航软件的电脑内以便手术时使用。当患者进入手术室并被全麻后，在消毒及铺巾前将患者摆放至合适的体位，用红外线探测仪确定并记录患者的摆放位置。使用导航系统有助于锁定患牙或牙根的位置，并缩短手术时间（图 15.5）。如果患牙牙或牙根进入颞下窝，可能需要冠状切口作为手术入路。

如果患牙或牙根进入咽腔，则可能被吸入呼吸道或吞入消化道。清醒或轻度镇静的患者吸入异物后可导致猛烈的咳嗽，如果未及时吸出，则应将患者即刻送至医院通过支气管镜急诊处理。如果吞入消化道，尽管意识清楚的患者可能会感到将患牙或牙根吞下，但不会引起任何不适。胸片检查可明确患牙或牙根是进入呼吸道还是消化道。

五、口腔上颌窦交通

1. 背　景

口腔上颌窦交通大都是由于拔除未萌或阻生的患牙、牙槽突成形术、上颌结节成形术、病变组织切除术、上颌窦底提升术等手术操作引起。如果患者存在以下情况，手术引起口腔上颌窦交通的可能性增加：上颌窦体积明显增大、患牙根尖接近窦腔、患牙根分叉较大、患牙根尖周有病变、拔牙用力过度、上颌窦底有病变、上颌窦炎。拔除上颌磨牙发生口腔上颌窦交通的比例约为 5%[100-101]，而拔除上颌第三磨牙的发生率为 11%~13%[102-103]。术中发生断根、患牙阻生位置越深、患者年龄越大，发生口腔上颌窦交通的可能性越大。拔牙是造成口腔上颌窦交通的最常见原因（73.3%），其次是上颌骨病变切除手术[104]。一项对发生口腔上颌窦交通或口鼻腔交通的病因进行分析的研究表明，27 例患者中拔牙引起的 13 例（占 48%）、肿瘤切除的 5 例（占 18.5%）、骨髓炎 3 例（占 11%）、上颌窦根治术 2 例（占 7.5%）、外伤引起 2 例（占 7.5%）、含牙囊肿 1 例（占 3.7%）、鼻中隔穿孔修补术 1 例（占 3.7%）。在这些病例中，23 例为口腔上颌窦交通，3 例为口腔上颌窦鼻腔交通，1 例为口鼻腔交通（图 15.6）[105]。

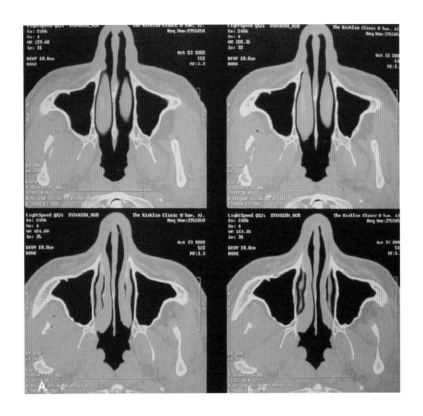

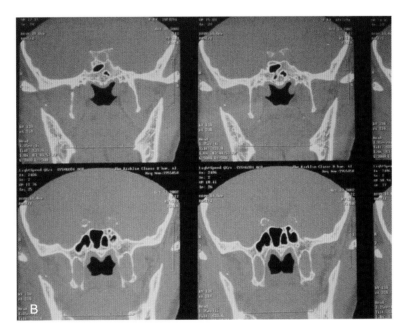

图 15.5　A.CT 水平面扫描显示右侧翼下颌间隙有一根断针。B.CT 冠状面显示右侧翼下颌间隙有一根断针

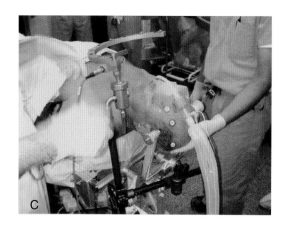
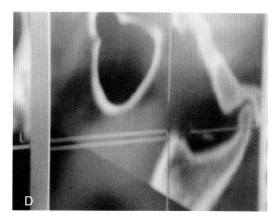
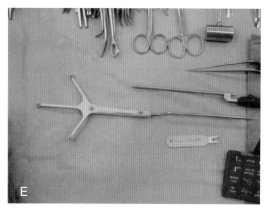
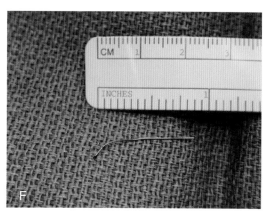

图15.5（续） C.术中使用导航系统。D.通过导航对断针定位的图像非常有助于断针的取出。E.手术中使用的探头有助于断针的定位。F.取出断针

2.预防

上颌窦与上颌磨牙或前磨牙之间的骨壁厚度变异很大（1~7 mm）[106]，因此在拔除骨壁薄而根分叉大的患牙时应特别小心。用牙钳拔除患牙时有可能将根分叉之间的牙槽骨同时拔除，为避免该情况发生，最好采用外科拔牙法将患牙分根后分别拔除。有关拔除患牙或牙根时防止发生口腔上颌窦交通的方法已在患牙移位的章节叙述。当切除上颌骨病变时，引起口腔上颌窦交通的原因各异且难以避免，也常导致较大范围的缺损，需要较大的组织瓣进行修补关闭。进行上颌结节成形术时，术前

X线检查有助于手术设计，当需要去除的骨隆凸较大，但与上颌窦之间的骨壁较薄时，可采用分次、逐步去骨的方法降低骨隆突高度。

3.处理

应根据发生口腔上颌窦交通的时间长短选择处理方法。如果在拔牙时即刻发生，对穿孔区进行简单的覆盖关闭即可。曾有报道显示，应根据穿孔缺损的大小确定是否需要对穿孔缺损区进行覆盖关闭处理，尽管该报道认为小于5 mm的穿孔缺损可不用处理而自愈，但这种临床随机评估并未得到公认[107]，因此，当发生口腔上颌

窦交通时应立即或在有可能进展成感染的 24~48 h 内进行覆盖关闭[108]。如果发生上颌窦瘘应通过尖牙窝的骨窗进行窦内探查，清除病变的窦腔黏膜（用吸引头吸引即可），去除异物，去除瘘管表面的上皮组织，双层封闭创口。对存在上颌窦鼻腔正常引流口的患者，不需要通过鼻窦开窗术制造新的窦腔引流通道。一项回顾性临床报道表明，50 例因牙源性上颌窦病变而接受上颌窦根治术的患者，虽然都没有实施鼻窦开窗术，但手术全部成功，该组中 44% 的患者在手术时患有慢性上颌

窦炎[109]。如果上颌窦的鼻腔引流口被堵塞，可考虑使用功能性窦腔内镜手术再造长期引流通道。如果牙根与窦腔或窦道之间没有骨质相隔则必须拔除，否则会导致关闭创口的手术失败。

最常用的关闭上颌窦瘘的方法是颊侧组织瓣滑行修补法，由 Rehrmann 和 Berger 分别于 1936 和 1939 年提出，其操作方法是在缺损创口颊侧骨壁设计一个基底较宽的梯形黏骨膜瓣滑行缝合修补缺损区，组织瓣游必须充分松弛以便向前伸展滑行，组织瓣基底较宽广以确保充足的血

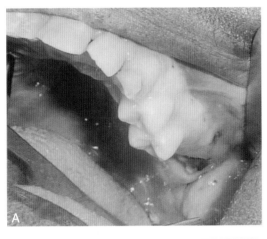
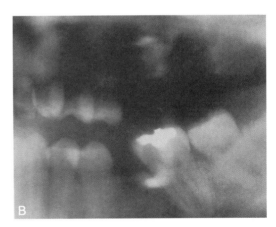
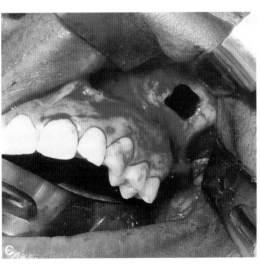
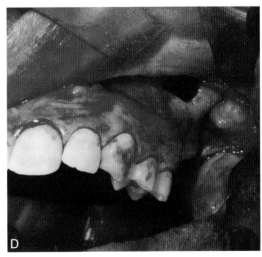

图 15.6　A. 拔除患者左上后区磨牙后发生口腔上颌窦交通。B. 全景片显示左上后牙区的拔牙窝。C. 左上窦开窗去除病变组织。D. 用颊脂垫组织瓣转移修补口腔上颌窦交通

供。该方法成功率较高（93%）[110]，缺点是可使前庭沟深度变浅。

颊脂垫每人都有，但变异较大，是轴向生长的软组织瓣样结构。很多文献报道用颊脂垫可作为封闭上颌窦瘘的衬里[111]，也可单独使用（图15.7）[112]。据报道，颊脂垫在术后6~8周即完全上皮化，并逐渐被纤维组织取代。另外两项临床研究表明，颊脂垫分别成功用于修补7 cm×4 cm×3 cm的缺损和6.1 cm×1.5 cm的缺损[114]。单独使用颊脂垫时，其优点是不会影响口腔前庭的深度。清理窦腔、切除瘘管上皮后，在前庭沟上方切开黏骨膜暴露颊脂垫，形成带蒂的隧道颊脂垫组织瓣，使用钝性方法分离暴露颊脂垫，不可使用暴力或用镊子进行牵拉，否则会导致颊脂垫完全撕脱分离。将颊脂垫组织瓣经隧道移植至缺损区，要确保与上腭黏骨膜间断水平褥式缝合固定组织瓣。为了确保颊脂垫的固定位置，可在腭侧钻孔，用金属丝通过钻孔将颊脂垫牵拉固定在合适的位置。颊脂垫组

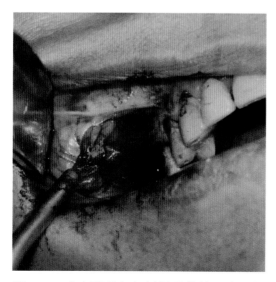

图15.7　右颊脂垫组织瓣转移修补口腔上颌窦交通

织瓣与颊侧黏骨膜组织瓣联合，可用于大面积缺损的创面，或当颊脂垫组织瓣发生穿孔、游离时[111,115]。

上腭全厚黏骨膜组织瓣也可用于关闭上颌窦瘘[116]。研究报道使用上腭黏骨膜瓣的手术成功率为76%[117]。上腭黏骨膜瓣基底的宽度与瓣长度的比例是决定临床效果的重要因素。如果选用轴向腭黏骨膜瓣，以腭大动脉为血供来源将极大地提高手术成功率。用于关闭腭裂的改良式上腭黏骨膜瓣也被用于大面积缺损上颌窦瘘[118]。但使用腭黏骨膜瓣会引起明显的术后疼痛和伤口愈合延迟。曾有人主张尽量避免使用腭黏骨膜瓣，以免引起腭部骨质裸露和术后创面愈合不良[119]。当使用腭黏骨膜瓣时，要确保瓣的面积能足够覆盖缺损创面，通过标准的模式以黏骨膜瓣中点为测量中心进行瓣的长度及宽度设计。如果需要可在瓣基底部继续向基底方向延长切口，即可辅助增加瓣的长度或旋转度以便覆盖缺损区。使用水平间断褥式缝合将瓣固定。

有关使用带骨的复合组织瓣用于牙槽骨重建，以便后期种植手术的临床报道不在本章讨论。

术后常规使用抗生素、减轻鼻黏膜充血的滴鼻剂和鼻腔喷剂，遵守上颌窦手术后的常规医嘱（手术后2个月内不得鼻鼓气，并且应在张口状态下打喷嚏，以便减少对修补创口的压力）。

六、干槽症

1. 背　景

牙槽骨骨炎（又称干槽症）是一种常见的拔牙术后并发症，由于牙槽窝内血凝

块消失导致骨组织暴露，其特点是拔牙术后早期牙槽窝内纤维蛋白溶解活动增强，可继发非感染性炎症。常规拔牙术后干槽症的平均发病率约 2%（1%~3%），拔除下颌阻生第三磨牙后的平均发病率约 20%（0.5%~37.5%）[120-126]。干槽症通常发生于术后 3 ~ 4d 或稍早[125]，其 3 个经典临床表现是：①凝血块消失；②恶臭；③剧烈疼痛。抽烟、口服避孕药、临床经验少的医生操作、口腔卫生差、患者年龄较大、女性患者、部分阻生牙、牙周病都会增加发生干槽症的风险[124, 127-129]。

2. 预 防

应采用综合方法预防干槽症。曾有大量的有关使用不同药剂预防干槽症发生的临床报道，但由于缺乏可靠的证据，且发表的论文均较早，目前仍存在争议。所用的药剂包括：全身使用抗生素[125,130]、局部使用抗生素、类固醇、非甾体类抗炎药、血凝块稳定剂（吸收性明胶海绵、氧化纤维素、阿维烯等）、氯己定漱口水、消毒液、抗纤维溶解剂、天然芦荟。

对全身预防性使用抗生素的文献进行临床回顾研究和统计分析发现，其有预防干槽症发生的效果。Hedstrom 等研究证实，四环素效果最好，青霉素、阿莫西林和克林霉素也都有一定的效果[131]。

Ren 和 Malmtrom 也证实，不管是广谱还是窄谱抗生素都对干槽症有效[132]。最近有研究报道，有证据显示使用抗生素可使下颌阻生第三磨牙拔除术后引起干槽症的风险减少 38%[133]。即便存在以上证据，但由于可能发生与使用抗生素相关并发症的风险，所以对拔除下颌第三磨牙是否常规全身性使用抗生素仍存在争议[134]。

局部联合用药（添加或不添加抗生素），尤其是联合四环素，可不同程度地降低干槽症的发病率[135-139]。抗生素明胶海绵也非常有效，但单独使用吸收性明胶海绵效果不好[139]。局部使用抗生素可导致伤口延迟愈合、巨细胞反应、神经受损和肌小球体病[135,140-142]。第三磨牙拔除术常规预防性使用抗生素也因以上问题而存在争议。一项很少被提及的研究发现，对 587 例（1031 个拔牙创）患者用浸泡克林霉素的明胶海绵置入拔牙窝，另外 607 例患者（1064 个拔牙创）拔牙后立即放置一种冻干产品（是以乙酰吗啉为基础结构的天然透明凝胶混合物，取自天然植物——芦荟）[143]。对拔除下颌阻生第三磨牙的牙槽窝进行统计分析，其中克林霉素明胶海绵组中 975 个拔牙窝有 78 个发生干槽症（8.0%），而冻干产品组中 958 个拔牙窝只有 11 个发生干槽症（1.1%），差异非常显著。尽管研究人数非常有限，但冻干产品这种天然提取物展现了较好的预防干槽症发生的效果。

由于氯己定漱口水预防干槽症具有副作用小、效果好的特点，可常规用于预防下颌阻生第三磨牙术后干槽症，使用方法是术前和术后 1 周每天漱口，该方法可使干槽症的发生率降至 8%（降幅达到 38%~60%）[124,144]。

3. 处 理

干槽症的处理方法主要是控制疼痛。确诊之后，用生理盐水或漱口水冲洗伤口，如果疼痛严重可使用局麻，冲洗、干燥拔牙窝后将干槽症敷料置于牙槽窝内即可。干槽症敷料成分包括丁香酚、苯佐卡因和秘鲁香脂，每 3~6 d 更换 1 次。另一种方法是牙槽窝刮治术，通过翻瓣、去除牙槽窝表面部分骨质、仔细刮治牙槽窝、清除肉芽组织后冲洗牙槽窝，该方法的优点是不会干扰拔牙窝的正常愈合，也不需要患者复诊换药。小剂量激光治疗也许在未来会完全替代干槽症的其他处理方法。与牙槽窝刮治和放置干槽症辅料相比，在冲洗、刮治后用 808 nm、100 mW 的砷化镓铝二极管激光持续照射牙槽窝，症状消失很快[145]。

症状消失后，拔牙窝通常会正常愈合。

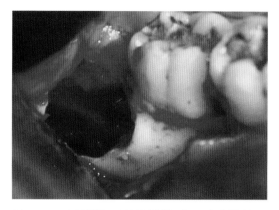

图 15.8 下颌第三磨牙拔除后，下牙槽神经暴露于拔牙窝底部

七、神经损伤

1. 背 景

由于有些三叉神经的感觉分支在牙槽突部位分布很表浅，因而在一些牙槽外科手术中（尤其是下颌）易受到损伤。容易受到损伤的三叉神经分支包括下牙槽神经、舌神经、颏神经、颊神经和眶下神经。下颌阻生第三磨牙拔除术导致神经损伤的发生率最高。

下颌阻生第三磨牙拔除术后下牙槽神经损伤的发生率为 0.4%~8.4%，造成永久性麻木的发生率少于 1%（图 15.8）[146-147]。其他手术导致三叉神经分支损伤的发生率较低，包括为重建牙槽嵴的骨移植手术、牙种植术、外科拔牙术、口腔前庭成形术和上颌窦底提升术。据报道，因种植手术导致下牙槽神经损伤发的生率为 0~33.2%[148]。

舌神经损伤最常发生于拔除下颌阻生第三磨牙时，这是由于舌神经邻近下颌骨第三磨牙区的舌侧面（图 15.9）[149]。第三磨牙拔除时舌神经受伤概率为 0.06% ~ 11.5%[150]，导致舌神经永久损伤

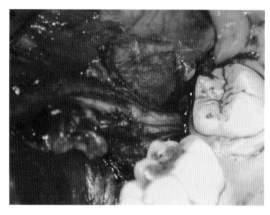

图 15.9 舌下腺摘除后可见舌神经非常临近第三磨牙区，注意其与下颌管的关系

的概率为 0.04% ~0.6%[150-154]。解剖学证实，在磨牙和磨牙后垫区域舌神经到下颌骨舌侧骨板的距离为 0.58~3.45 mm[149,155]。通过对志愿者行 MRI 检查的小样本研究表明，在第三磨牙区域舌神经至下颌骨舌侧牙槽嵴顶的平均垂直距离为 2.75 mm（1.52~4.61 mm），至舌侧骨板的平均水平距离为 2.53 mm（0~4.35 mm）。

由于手术类型和运动神经距离手术区域较远，所以牙槽外科手术通常不会损伤运动神经。在口腔前庭成形术和颊脂垫带蒂组织瓣手术中可能会损伤面神经颊支。

一项研究报道表明，面神经颊支穿过颊脂垫向颊侧走行的概率为 26.3%[156]。

2. 预 防

先进技术的出现降低了牙槽外科手术导致三叉神经分支损伤的发生率。诊所常规使用的 CBCT 提高了下牙槽神经损伤的风险评估能力，尤其是下颌阻生第三磨牙拔除和下颌后区的种植手术。

术前制订诊疗计划时就应考虑如何预防下牙槽神经损伤。术前评估包括对患者神经功能进行测评，高龄患者术后神经损伤的风险较高，必须拍摄 X 线片。对很多牙槽外科手术来说，全景 X 线片是一个很好的术前检查手段，很多研究都证实其可反映下牙槽神经损伤的风险程度。

阻生牙的埋藏深度与下牙槽神经管损伤风险密切相关。当全景 X 线片显示下颌第三磨牙牙根与下牙槽神经管重叠，如果出现重叠的牙根部变暗、弯曲、变窄、根尖明暗双影和下颌神经管变窄等影像学表现时，发生下牙槽神经损伤的风险较高[157]。但全景 X 线片的阳性预测值（出现以上风险较大的影像学表现概率）较低（0.7%~6.9%），导致对仅使用平片得出的结论产生质疑。因此当出现重叠的影像学表现时，最好使用 CBCT 进行确诊；若无重叠影像学表现，发生下牙槽神经损伤的风险很小[157]。

采用下颌第三磨牙冠切术可有效预防下牙槽神经损伤（图 15.10），但应告知患者该方法存在由于牙根萌出或并发感染而需要二次手术的风险。

预防舌神经损伤的方法是避免在下颌骨舌侧进行手术操作，用舌神经专用拉钩保护神经可将舌神经损伤的发生率降至 1.6%~9.1%。通常情况下，随着时间的推移神经感觉可恢复[158-159]。

3. 处 理

下牙槽神经损伤后的麻木症状通常在 6~12 个月内消失。评估神经损伤程度、症状持续时间和症状是减轻还是加重非常重要，初步临床检查包括对神经感觉进行系统的触诊评估，如轻微触诊、针刺检查、锐钝刺激辨别、刷痕方向和两点间距识别，将详细检查结果进行记录，以便以后复诊对比检查结果确定病情的发展变化。如果舌神经损伤后 1~3 个月病情无好转或下牙槽神经损伤后 3~6 个月病情无好转可采用神经吻合修复术，其手术适应证包括：术后完全麻木、Sunderland Ⅲ 或 Ⅳ 或 Ⅴ 的剩余感觉少于 50%；Sunderland Ⅰ 或 Ⅱ 的剩余感觉为 50%，但患者不能接受麻木的感觉（表 15.4）。

舌神经损伤后进行手术吻合修复的时间对手术效果影响较大。一项研究表明，早期进行手术修复的患者（伤后 90 d 内）93% 于术后 1 年内恢复感觉及功能，而晚期进行手术修复的患者（伤后超过 90d）只有 62.9% 得到恢复[160]。一项类似研究表明，伤后 6 个月内接受手术的 125 例患者，94% 恢复了功能及感觉；而 6 个月后接受手术的患者只有 85.4% 得到恢复[161]。

4. 神经修复

根据三叉神经分支的损伤程度，有不同的手术修复方法，手术的具体细节不在本章讨论。

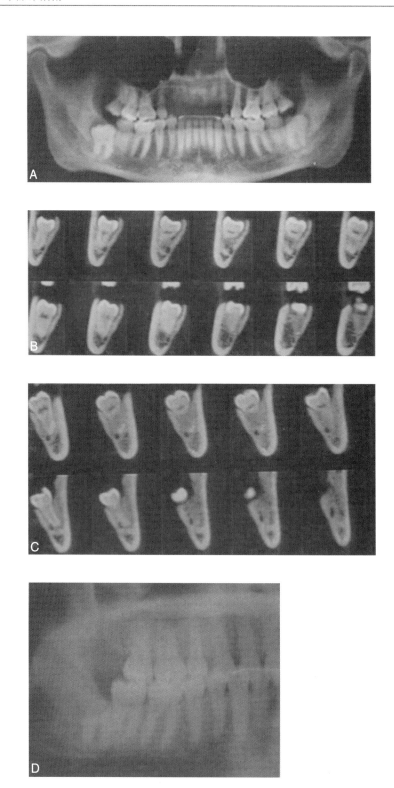

图 15.10　A. 全景片显示下颌第三磨牙牙根与下牙槽神经管重叠。B. CBCT 显示右侧下颌第三磨牙牙根与下牙槽神经管关系密切。C. CBCT 显示左侧下颌第三磨牙牙根与下牙槽神经管相距较远。D. 术后全景片显示通过冠切术处理右侧下颌第三磨牙。左侧第三磨牙原计划也采用冠切法处理，但在操作过程中牙根已松动，所以在术中将牙根同时拔除，并未伤及下牙槽神经

表 15.4　三叉神经周围支损伤后 Seddon 和 Sunderland 两种分类方法的比较

Seddon	神经功能丧失	轴突断裂	神经断裂
Sunderland	I	II、III、IV	V
神经鞘	完整	完整	中断[*]
轴突	完整	部分中断	全部中断
神经末梢变性	无	部分末梢轴突变性	末梢轴突完全变性
传导中断	间断性	持续性	永久性
自我修复的潜力	完全恢复	部分恢复	很少甚至无恢复
自我修复的时间	4 周内	5 ~ 12 周开始；可持续数月	没有可能或从 12 周开始

Seddon 分类对临床医生是否选择及时神经吻合修复手术有帮助；[*]Sunderland 也有第Ⅵ类（神经复合伤），它与 I ~ V 类的神经损伤结合出现复合损伤（引自 Meyer RA, Bagheri SC. Microsurgical reconstruction of the trigeminal nerve. Oral Maxillofac Surg Clin North Am, 2013, 25: 287–302）

八、骨 折

1. 背 景

据报道，拔牙导致下颌骨骨折的发生率为 0.003 4%~0.007 5%[162]，骨折可发生于术中或术后 4 周内。发生骨折的原因与以下因素有关：阻生牙埋藏程度、阻生类型、牙根长度、患者年龄、术者经验、阻生牙周围存在囊肿或病变组织、系统性疾病或全身用药降低了骨质强度、患牙术前存在感染和术前评估不充分[163–168]。

研究报道，在萎缩的下颌骨进行种植手术时也会发生下颌骨骨折，发生率非常低，多发生于下颌骨体部和正中联合[169–172]。骨折的发生时间变化很大，多发生于种植术后 3~6 周或 3 个月，少数发生于术后即刻或负载前、后[169,173]。

拔牙可导致上颌结节或牙槽突骨折，并可能影响后期的种植。发生上颌结节骨折的真实比例可能比报道的高，并可能会伴随严重出血（图 15.11）[174]。

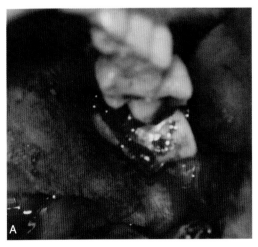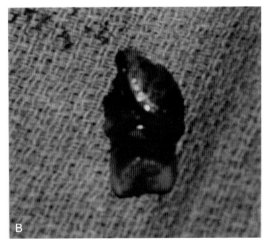

图 15.11　A. 用牙挺拔除萌出的上颌第三磨牙向远中用力时导致上颌结节骨折。B. 将上颌第三磨牙从上颌结节的骨组织中分离后拔除，这样就可使绝大多数附丽在黏膜上的上颌结节组织得到保留

2. 预 防

拔除深度埋藏阻生牙引起下颌骨骨折风险增加的因素是需要去除较多的骨质。经验不足的医生可能会被一些部分阻生或萌出的下颌第三磨牙 X 线片表现所误导，认为拔除比较简单。不适当的去骨和分牙不当或未分牙都因需要更大的力量进行操作而可能导致下颌骨骨折，明智的做法是适当去骨和分割患牙，这样可避免去除较多的骨组织和较大的拔牙力量[175-178]。近期有篇文献综述指出，74% 的骨折发生在术后，26% 的骨折发生在术中[173]，建议存在下颌骨骨折风险的牙列完整的患者术后 4 周内进食软食[162,179-181]。

对下颌骨萎缩的患者，应避免使用直径较宽的种植体和将种植体植入下颌骨下缘，这会严重降低颌骨强度[172]。对于下颌骨萎缩患者，良好的口腔卫生和恰当的种植体维护可减少局部骨质的丢失，有助于预防骨折[169]。颌骨生物力学应力的及时恢复可预防迟发性骨折[169]。颌骨萎缩的患者在神经重新生长分布的过程也会导致下颌骨体部骨折[169,182]。对这类患者应尽量减少去骨。

3. 处 理

下颌骨骨折可通过保守或开放手术进行治疗，但必须遵循骨折的处理原则[183-185]。

骨折线上的种植体如已发生骨结合、不松动、无感染，且未发生种植体周围炎时，可保留[170]。

参考文献

1. Akintoye SO, Hersh EV. Risks for jaw osteonecrosis drastically increases after 2 years of bisphosphonate therapy. Journal of Evidence-Based Dental Practice,2012,12 (3 Suppl): 251–253.

2. Allen MR, Burr DB. The pathogenesis of bisphosphonate-related osteonecrosis of the jaw: so many hypotheses, so few data. Journal of Oral and Maxillofacial Surgery,2009,67(5Suppl): 61–70.

3. Lambade PN, Lambade D, Goel M. Osteoradionecrosis of the mandible: a review. Oral and Maxillofacial Surgery, 2013,17(4): 243–249.

4. Carlson ER. The radiobiology, treatment, and prevention of osteoradionecrosis of the mandible. Recent Results in Cancer Research, 1994,134: 191–199.

5. Sisson R, Lang S, Serkes K,et al. Comparison of wound healing in various nutritional deficiency states. Surgery, 1958, 44(4): 613–618.

6. Beumer J, Harrison R, Sanders B,et al. Osteoradionecrosis: predisposing factors and outcomes of therapy. Head and Neck Surgery,1984,6(4): 819–827,

7. Epstein JB, Rea G, Wong FL, et al.Osteonecrosis: study of the relationship of dental extractions in patients receiving radiotherapy. Head and Neck Surgery,1987,10(1): 48–54.

8. Marx RE. Osteoradionecrosis: a new concept of its pathophysiology. Journal of Oral and Maxillofacial Surgery,1983, 41(5): 283–288.

9. Delanian S, Lefaix JL. The radiation-induced fibroatrophic process: therapeutic perspective via the antioxidant pathway. Radiotherapy in Oncology,2004,73(2): 119–131.

10. Lee IJ, Koom WS, Lee CG, et al. Risk factors and dose-effect relationship for mandibular osteoradionecrosis in oral and oropharyngeal cancer patients. International Journal of Radiation Oncology, Biology, Physics, 2009, 75(4): 1084–1091.

11. Nussbaum SR, Younger J, Vandepol C J, et al. Single-dose intravenous therapy with pamidronate for the treatment of hypercalcemia

of malignancy: comparison of 30-, 60-, and 90-mg dosages. American Journal of Medicine, 1993, 95(3): 297–304.

12. Major P, Lortholary A, I-Ion J, et al. Zoledronic acid is superior to pamidronate in the treatment of hypercalcemia of malignancy: a pooled analysis of two randomized, controlled clinical trials. Journal of Clinical Oncology, 2001, 19(2): 558–567.

13. Delmas PD, Meunier PJ. The management of Paget's disease of bone. New England Journal of Medicine, 1997, 336 (8): 558–566.

14. Delmas PD. The use of bisphosphonates in the treatment of osteoporosis. Current Opinion in Rheumatology, 2005, 17(4): 462–466.

15. Berenson JR. Treatment of hypercalcemia of malignancy with bisphosphonates. Seminars in Oncology, 2 002, 29(6Suppl 21): 12–18.

16. Berenson JR. Advances in the biology and treatment of myeloma bone disease. Seminars in Oncology, 2002, 29(6Suppl 17): 11–16.

17. Berenson JR, I-Iillner BE, Kyle RA, et al. American Society of Clinical Oncology clinical practice guidelines: the role of bisphosphonates in multiple myeloma. Journal of Clinical Oncology, 2002, 20(17): 3719–3736.

18. Bone HG, Hosking D, Devogelaer JP, et al. Ten years' experience with alendronate for osteoporosis in postmenopausal women. New England Journal of Medicine, 2004, 350(12): 1189–1199.

19. Murakami H, Takahashi N, Sasaki T, et al. A possible mechanism of the specific action of bisphosphonates on osteoclasts: tiludronate preferentially affects polarized osteoclasts having ruffled borders. Bone, 1995, 17(2): 137–144.

20. Hall A. Rho GTPases and the actin cytoskeleton. Science, 1998, 279(5350): 509–514.

21. Sato M, Grasser W, Endo N, et al. Bisphosphonate action. Alendronate localization in rat bone and effects on osteoclast ultrastructure. Journal of Clinical Investigation, 1991, 88(6): 2095–2105.

22. Bamias A, Kastritis E, Bamia C, et al. Osteonecrosis of the jaw in cancer after treatment with bisphosphonates: incidence and risk factors. Journal of Clinical Oncology, 2005, 23(34): 8580–8587.

23. Ruggiero SL, Dodson TB, Fantasia J, et al. American Association of Oral and Maxillofacial Surgeons. American Association of Oral and Maxillofacial Surgeons position paper on medication-related osteonecrosis of the jaw-2014 update. Journal of Oral and Maxillofacial Surgery, 2014, 72(10): 1938–1956.

24. Durie BG, Katz M, Crowley J. Osteonecrosis of the jaw and bisphosphonates. New England Journal of Medicine, 2005, 353(1): 99–102; discussion 99–102.

25. Dimopoulos MA, Kastritis E, Anagnostopoulos A, et al. Osteonecrosis of the jaw in patients with multiple myeloma treated with bisphosph-onates: evidence of increased risk after treatment with zoledronic acid. Haematologica, 2006, 91(7): 968–971.

26. Zavras Al, Zhu S. Bisphosphonates are associated with increased risk for jaw surgery in medical daims data: is it osteonecrosis? Journal of Oral and Maxillofacial Surgery, 2006, 64(6): 917–923.

27. Mavrokokki T, Cheng A, Stein B, et al. Nature and frequency of bisphosphonate-associated osteonecrosis of the jaws in Australia. Journal of Oral and Maxillofacial Surgery, 2007, 65(3): 415–423.

28. Marx RE, Johnson RP. Studies in the radiobio-logy of osteoradionecrosis and their dinical significance. Oral Surgery, Oral Medicine, and Oral Pathology, 1987, 64(4): 379–390.

29. Thom JJ, Hansen HS, Specht L, et al. Osteo-radionecrosis of the jaws: clinical characteristics and relation to the field of irradiation. Journal of Oral and Maxillofaeial Surgery, 2000, 58(10): 1088-1093; discussion

93–95.

30. Nabil S, Samman N. Incidence and prevention of osteoradionecrosis after dental extraction in irradiated patients: a systematic review. International Journal of Oral and Maxillofacial Surgery, 2011, 40(3): 229–243.

31. Studer G, Gratz KW, Glanzmann C. Osteoradio-necrosis of the mandibula in patients treated with different fractionations. Strahlentherapie und Onkologie, 2004, 180(4): 233–240.

32. Vissink A, Jansma J, Spijkervet FK, et al. Oral sequelae of head and neck radiotherapy. Critical Reviews in Oral Biological Medicine, 2003, 14(3): 199–212.

33. Delanian S, Chatel C, Porcher R, et al. Complete restoration of refractory mandibular osteoradio-necrosis by prolonged treatment with a pentoxifylline-tocopherol-clodronate combination (PENTOCLO): a phase II trial. International Journal of Radiation Oncology, Biology, Physics, 2011, 80(3): 832–839.

34. Dimopoulos MA, Kastritis E, Bamia C, et al. Reduction of osteonecrosis of the jaw (ONJ) after implementation of preventive measures in patients with multiple myeloma treated with zoledronic acid. Annals of Oncology, 2009, 20 (1): 117–120.

35. Ripamonti CI, Maniezzo M, Campa T, et al. Decreased occurrence of osteonecrosis of the jaw after implementation of dental preventive measures in solid tumour patients with bone metastases treated with bisphosphonates. The experience of the National Cancer Institute of Milan. Annals of Oncology, 2009, 20(1): 137–145.

36. Black DM, Delmas PD, Eastell R, et al. Once-yearly zoledronic acid for treatment of postmenopausal osteoporosis. New England Journal of Medicine, 2007, 356(18): 1809–1822.

37. Oh HK, Chambers MS, Martin JW, et al. Osteoradionecrosis of the mandible: treatment outcomes and factors influencing the progress of osteoradionecrosis. Journal of Oral and Maxillofacial Surgery, 2009, 67(7): 1378–1386.

38. Chuang SK. Limited evidence to demonstrate that the use of hyperbaric oxygen (HBO) therapy reduces the incidence of osteoradionecrosis in irradiated patients requiring tooth extraction. Journal of Evidence-Based Dental Practice, 2012, 12(3 Suppl): 248–250.

39. Marx RE, Johnson RE Kline SN. Prevention of osteoradionecrosis: a randomized prospective clinical trial of hyperbaric oxygen versus penicillin. Journal of the American Dental Association, 1985, 111 (1): 49–54.

40. Gal T J, Yueh B, Futran ND. Influence of prior hyperbaric oxygen therapy in complications following microvascular reconstruction for advanced osteoradionecrosis. Archives of Otolaryngology, Head and Neck Surgery, 2003, 129(1): 72–76.

41. Marx RE, Cillo JE Jr., Ulloa JJ. Oral bisphosph-onate-induced osteonecrosis: risk factors, prediction of risk using serum CTX testing, prevention, and treatment. Journal of Oral and Maxillofacial Surgery, 2007, 65 (12): 2397–2410.

42. Wasson M, Ghodke B, Dillon JK. Exsanguinating hemorrhage following third molar extraction: report of a case and discussion of materials and methods in selective embolization. Journal of Oral and Maxillofacial Surgery, 2012, 70(10): 2271–2275.

43. Moghadam HG, Caminiti MF. Life-threatening hemorrhage after extraction of third molars: case report and management protocol. Journal of the Canadian Dental Association, 2002, 68(11): 670–674.

44. Lamberg MA, Tasanen A, Jaaskelainen J. Fatality from central hemangioma of the mandible. Journal of Oral Surgery, 1979, 37(8): 578–584.

45. Flanagan D. Important arterial supply of the mandible, control of an arterial hemorrhage, and report of a hemorrhagic incident. Journal of Oral Implantology, 2003, 29(4): 165–173.

46. Orlian Al, Karmel R. Postoperative bleeding in an undiagnosed hemophilia A patient: report of case. Journal of the American Dental Association, 1989, 118(5): 583–584.

47. Hong C, Napenas JJ, Brennan M, et al. Risk of postoperative bleeding after dental procedures in patients on warfarin: a retrospective study. Oral Surgery, Oral Medicine, Oral Pathology, Oral Radiology, 2012, 114(4): 464–648.

48. Givol N, Chaushu G, Halamish-Shani T, et al. Emergency tracheostomy following life-threatening hemorrhage in the floor of the mouth during immediate implant placement in the mandibular canine region. dournalofPeriodontology, 2000, 71(12): 1893–1895.

49. Mason ME, Triplett RG, Alfonso WF. Life-threatening hemorrhage from placement of a dental implant. Journal of Oral and Maxillofacial Surgery, 1990, 48(2): 201-204.

50. Ennis JT, Bateson EM, Moule NJ. Uncommon arteriovenous fistulae. ClinicalRadiology, 1972, 23(3): 392–398.

51. Hassard AD, Byrne BD. Arteriovenous malformations and vascular anatomy of the upper lip and soft palate. Laryngoscope, 1985, 95(7 Pt 1): 829–832.

52. Darlow LD, Murphy JB, Berrios RJ, et al. Arteriovenous malformation of the maxillary sinus: an unusual clinical presentation. Oral Surgery, Oral Medicine, OralPathology, 1988, 66(1): 21–23.

53. Mulliken JB, Glowacki J. Classification of pediatric vascular lesions. Plastic and Reconstructive Surgery , 1982, 70(1): 120–121.

54. Mulliken JB, Glowacki J. Hemangiomas and vascular maiformations in infants and children: a classification based on endothelial characteristics. Plastic and Reconstructive Surgery, 1982, 69(3): 412–422.

55. Buckmiller LM. Update on hemangiomas and vascular malformations. Current Opinion in Otolaryngology, Head and Neck Surgery, 2004, 12(6): 476–487.

56. Padwa BL, Denhart BC, Kaban LB. Aneurysmal bone cyst-"plus": a report of three cases. Journal of Oral and Maxillofacial Surgery, 1997, 55(10): 1144–1152.

57. Vollmer E, Roessner A, Lipecki KH, et al. Biologic characterization of human bone tumors. VI. The aneurismal bone cyst: an enzyme histochemical, electron microscopical, and immunohistological study. Virchows Archiv B Cell Pathology lnduding Molecular Pathology, 1987, 53(1): 58–65.

58. O'Malley M, Pogrel MA, Stewart JC, et al. Central giant cell granulomas of the jaws: phenotype and proliferation-associated markers. Journal of Oral Pathology and Medicine, 1997, 26(4): 159–163.

59. Kaban LB, Dodson TB. Management of giant cell lesions. International Journal of Oral and Maxillofacial Surgery, 2006, 35(11): 1074–1075; author reply 76.

60. Rodeghiero F, Castaman G, Dini E. Epidemiological investigation of the prevalence of yon Willebrand's disease. Blood, 1987, 69(2): 454–459.

61. Werner EJ, Broxson EH, Tucker EL, et al. Prevalence of von Willebrand disease in children: a muhiethnic study. Journal of Pediatrics, 1993, 123(6): 893–898.

62. Bloom AL. von Willebrand factor: clinical features of inherited and acquired disorders. Mayo Clinic Proceedings, 1991, 66(7): 743–751.

63. Sadler JE, Budde U, Eikenboom JC, et al. Update on the pathophysiology and classification of von Willebrand disease: a report of the Subcommittee on von Willebrand Factor. Journal of Thrombosis and Haemostasis, 2006,

4(10): 2103–2114.

64. Sucker C, Michiels JJ, Zotz RB. Causes, etiology and diagnosis of acquired yon Willebrand disease: a prospective diagnostic workup to establish the most effective therapeutic strategies. Acta Haematologica, 2009, 121 (2–3): 177–182.

65. Federici AB. Acquired von Willebrand syndrome: an underdiagnosed and misdiagnosed bleeding complication in patients with lymphoproliferative and myeloprolifera-tive disorders. Seminars in Hematology, 2006, 43(1 Suppl 1): S48–58.

66. James PD, Goodeve AC. von Willebrand disease. Genetics in Medicine, 2011, 13(5): 365–376.

67. Cheng CK, Chan J, Cembrowski GS, et al. Complete blood count reference interval diagrams derived from NHANES III: stratification by age, sex, and race. Laboratory Hematology, 2004, 10(1): 42–53.

68. Rodeghiero F, Stasi R, Gernsheimer T, et al. Standardization of terminology, definitions and outcome criteria in immune thrombocytopenic purpura of adults and children: report frmn an international working group. Blood, 2009, 113(11): 2386–2393.

69. Stasi R. How to approach thrombocytopenia. Hematology American Society of Hematologists Education Program, 2012: 191–197.

70 Aster RH. Pooling of platelets in the spleen: role in the pathogenesis of "hypersplenic" thrombocytopenia. Journal of Clinicallnvestigation, 1966, 45(5): 645–657.

71. Clemetson KJ. Platelet glycoproteins and their role in diseases. Transfusion ClinicalBiology, 2001, 8(3): 155–162.

72. Cattaneo M. Inherited platelet-based bleeding disorders. Journal of Thrombosis and Haemostasis, 2003, 1(7): 1628–1636.

73. CAPRIE Steering Committee. A randomised, blinded, trial of clopidogrel versus aspirin in patients at risk of ischaelnic events (CAPRIE). Lancet, 1996, 348(9038): 1329–1339.

74. Nitzki-George D, Wozniak I, Caprini JA. Current state of knowledge on oral anticoagulant reversal using procoagulam factors. Annals of Pharmacotherapy, 2013, 47(6): 841–855.

75. Klosek SK, Rungruang T. Anatomical study of the greater palatine artery and related structures of the palatal vauh: considerations for palate as the subepithelial connective tissue graft donor site. Surgical Radiology and Anatomy, 2009, 31 (4): 245–250.

76. Pogrel MA, Dorfman D, Fallah H. The anatomic structure of the inferior alveolar neurovascular bundle in the third molar region. Journal of Oral and Maxillofacial Surgery, 2009, 67(11): 2452–2454.

77. Needleman HL, Kaban LB, Kevy SV. The use of epsilonaminocaproic acid for the management of hemophilia in dental and oral surgery patients. Journal of the American DentalAssociation, 1976, 93(3): 586–590.

78. Holland LL, Brooks JP. Toward rational fresh frozen plasma transfusion: The effect of plasma transfusion on coagulation test results. American Journal of Clinical Pathology, 2006, 126(1): 133–139.

79. Sharma S, Sharma P, Tyler LN. Transfusion of blood and blood products: indications and complications. American Family Physician, 2011, 83(6): 719–724.

80. Beirne OR. Evidence to continue oral anticoagulant therapy for ambulatory oral surgery. Journal of Oral and Maxillofacial Surgery, 2005, 63 (4): 540–545.

81. Evans IL, Sayers MS, Gibbons AJ, et al. Can warfarin be continued during dental extraction? Results of a randomized controlled trial. British Journal of Oral and Maxillofacial Surgery, 2002, 40(3): 248–252.

82. Dodson TB. Strategies for managing anticoagulated patients requiring dental extractions: an

exercise in evidence-based clinical practice. Journal of the Massachusetts Dental Society, 2002, 50(4): 44–50.

83. Favaloro EJ, Lippi G, Kouns J. Laboratory testing of anti-coagulants: the present and the future. Pathology, 2011, 43(7): 682–692.

84. Hebert PC, Wells G, Blajchman MA, et al. A multicenter, randomized, controlled clinical trial of transfusion requirements in critical care. Transfusion Requirements in Critical Care Investigators, Canadian Critical Care Trials Group. New England Journal of Medicine, 1999, 340(6): 409–417.

85. Carless PA, Henry DA, Carson JL, et al. Transfusion thresholds and other strategies for guiding allogeneic red blood cell transfusion. Cochrane Database Systematic Reviews, 2010, (10): CD002042,

86. Bershad EM, Suarez JI. Prothrombin complex concen-trates for oral anticoagulant therapy-related intracranial hemorrhage: a review of the literature. Neurocritical Care, 2010, 12(3): 403–413.

87. Fredriksson K, Norrving B, Stromblad LG. Emergency reversal of anticoagulation after intracerebral hemorrhage. Stroke, 1992, 23(7): 972–977.

88. Lemon SJ Jr, Crannage AJ. Pharmacologic anticoagulation reversal in the emergency department. Advances in Emergency Nursing Journal, 2011, 33(3): 212-223; quiz 24–25.

89. Kim JC, Choi SS, Wang S J,et al. Minor complications after mandibular third molar surgery: type, incidence, and possible prevention. Oral Surgery, Oral Medicine, Oral Pathology, Oral Radiology and Endodontics, 2006, 102(2): e4–11.

90. Markiewicz MR, Brady MF, Ding EL, et al. Corticosteroids reduce postoperative morbidity after third molar surgery: a systematic review and meta-analysis. Journal of Oral and Maxillo-facial Surgery, 2008, 66(9): 1881–1894.

91. Tolver MA, Strandfelt P, Bryld EB, et al. Randomized clinical trial of dexamethasone versus placebo in laparoscopic inguinal hernia repair. British Journal of Surgery, 2012, 99(10): 1374–1380.

92. Mataruski MR, Keis NA, Smouse DJ, et al. Effects of steroids on postoperative nausea and vomiting. Nurse Anesthesia, 1990, 1(4): 183–188.

93. Osunde OD, Adebola RA, Omeje UK. Management of infiamnratory complications in third molar surgery: a review of the literature. African Health Sciences, 2011, 11(3): 530–537.

94. Esen E, Aydogan LB, Akcali MC. Accidental displacement of an impacted mandibular third molar into the lateral pharyngeal space. Journal of Oral and Maxillofacial Surgery, 2000, 58(1): 96–97.

95. Gay-Escoda C, Berini-Aytes L, Pinera-Penalva M. Accidental displacement of a lower third molar. Report of a case in the lateral cervical position. Oral Surgery, Oral Medicine, Oral Pathology, 1993, 76(2): 159–160.

96. Iwai T, Matsui Y, Hirota M, et al. Endoscopic removal of a maxillary third molar displaced into the maxillary sinus via the socket. Journal of Craniofacial Surgery, 2012, 23(4): e295–296.

97. Iwai T, Chikumaru H, Shibasaki M,et al. Safe method of extraction to prevent a deeply-impacted maxillary third molar being displaced into the maxillary sinus. British Journal of Oral and Maxillofacial Surgery, 2013, 51(5): e75–76.

98. Huang IY, Wu CW, Worthington P. The displaced lower third molar: a literature review and suggestions for management. Journal of Oral and Maxillofacial Surgery, 2007, 65(6): 1186–1190.

99. Campbell A, Costello BJ. Retrieval of a displaced third molar using navigation and active image guidance. Journal of Oral and Maxillofacial

Surgery, 2010, 68(2): 480–485.

100. del Rey-Santamaria M, Valmaseda Castellon E, Berini Aytes L, et al. Incidence of oral sinus communications in 389 upper thirmolar extraction. Medicina Oral Patologia Oral y Cirugia Bucal, 2006, 11 (4): E334–338.

101. Bodner L, Gatot A, Bar-Ziv J. Technical note: oroantral fistula: improved imaging with a dental computed tomography software program. British Journal of Radiology, 1995, 68(815): 1249–1250.

102. Wachter R, Stoll P. [Complications of surgical wisdom tooth removal of the maxilla. A clinical and roentgenologic study of 1,013 patients with statistical evaluation]. FortschrKiefer Gesichtschir, 1995, 40: 128–133.

103. Rothamel D, Wahl G, d'Hoedt B, et al. Incidence and predictive factors for perforation of the maxillary antrum in operations to remove upper wisdom teeth: prospective multicentre study. British Journal of Oral and Maxillofacial Surgery, 2007, 45(5): 387–391.

104. Jain MK, Ramesh C, Sankar K, et al. Pedicled buccal fat pad in the management of oroantral fistula: a clinical study of 15 cases. International Journal of Oral andMaxillofacial Surgery, 2012, 41 (8): 1025–1029.

105. Yilmaz T, Suslu AE, Gursel B. Treatment of oroantral fistula: experience with 27 cases. American Journal of Otolaryngology, 2003, 24(4): 221–223.

106. Skoglund LA, Pedersen SS, Holst E. Surgical management of 85 perforations to the maxillary sinus. International Journal of Oral Surgery, 1983, 12(1): 1–5.

107. von Wowern N. Correlation between the development of an oroantral fistula and the size of the corresponding bony defect. Journal of Oral Surgery, 1973, 31 (2): 98–102.

108. Schulz D, Bfihrmann K. Pathological changes in the maxillary sinus important secondary findings in orthodontic X-ray diagnosis.

FortschrKieferorthop, 1987, 48(4): 298–312.

109. Huang YC, Chen WH. Caldwell-Luc operation without inferior meatal antrostomy: a retrospective study of 50 cases. Journal of Oral and Maxillofacial Surgery, 2012, 70 (9): 2080–2084.

110. Killey HC, Kay LW. Observations based on the surgical closure of 362 oro-antral fistulas. International Surgery, 1972, 57(7): 545–549.

111. Candamourty R, Jain MK, Sankar K, et al. Double-layered closure of oroantral fistula using buccal fat pad and buccal advancement flap. Journal of Natural Sciences Biology Medicine, 2012, 3(2): 203–205.

112. Poeschl PW, Baumann A, Russmueller G, et al. Closure of oroantral communications with Bichat's buccal fat pad. Journal of Oral and Maxillofacial Surgery, 2009, 67(7): 1460–1466.

113. Fan L, Chen G, Zhao S, et al. Clinical application and histological observation of pedicled buccal fat pad grafting. Chinese Medical Journal (English), 2002, 115 (10): 1556–1559.

114. Rapidis AD, Alexandridis CA, Eleftheriadis E, et al. The use of the buccal fat pad for recon-struction of oral defects: review of the literature and report of 15 cases. Journal of Oral and Maxillofacial Surgery, 2000, 58(2): 158–163.

115. Samman N, Cheung LK, Tideman H. The buccal fat pad in oral reconstruction. International Journal of Oral and Maxillofacial Surgery, 1993, 22(1): 2–6.

116. Ehrl PA. Oroantral communication. Epicritical study of 175 patients, with special concern to secondary operative closure. International Journal of Oral Surgery, 1980, 9(5): 351–358.

117. Lee JJ, Kok SH, Chang HH, et al. Repair of oroantral communications in the third molar region by random palatal flap. International Journal of Oral and Maxillofacial Surgery,

2002, 31(6): 677–680.

118. James RB. Surgical closure of large oroantral fistulas using a palatal island flap. Journal of Oral Surgery, 1980, 38(8): 591–595.

119. Yamazaki Y, Yarnaoka M, Hirayama M, et al. The submucosal island flap in the closure of oro-antral fistula. British Journal of Oral and Maxillofacial Surgery, 1985, 23(4), 259–263.

120. Field EA, Speechley JA, Rotter E, et al. Dry socket incidence compared after a 12 year interval. British Journal of Oral and Maxillofacial Surgery, 1985, 23(6): 419–427.

121. Turner PS. A clinical study of "dry socket." International Journal of Oral Surgery, 1982, 11 (4): 226–231.

122. Osborn TP, Frederickson G Jr., Small IA,et al. A prospective study of complications related to mandibular third molar surgery. Journal of Oral and Maxillofacial Surgery, 1985, 43(10): 767–769.

123. Kolokythas A, Olech E, Miloro M. Alveolar osteitis: a comprehensive review of concepts and controversies. International Journal of Dentistry, 2010: 249073.

124. Larsen PE. Alveolar osteiris after surgical removal of impacted mandibular third molars. Identification of the patient at risk. Oral Surgery Oral Medicine Oral Pathology, 1992, 73(4): 393–397.

125. Blum IR. Contemporary views on dry socket (alveolar osteiris): a clinical appraisal of standardization, aefiopathogenesis and management: a critical review. International Journal of Oral and MaxiUofacial Surgery, 2002, 31(3): 309–317.

126. Heasman PA, Jacobs DJ. A clinical investigation into the incidence of dry socket. British Journal of Oral and Maxillofacial Surgery, 1984, 22(2): 115–122.

127. Nitzan DW. On the genesis of "dry socket." Journal of Oral and Maxillofacial Surgery, 1983, 41 (11): 706–710.

128. Rood JP, Murgatroyd J. Metronidazole in the prevention of 'dry socket'. British Journal of Oral Surgery, 1979, 17(1): 62–70.

129. Catellani JE, Harvey S, Erickson SH, et al. Effect of oral contraceptive cycle on dry socket (localized alveolar osteitis). Journal of the American Dental Association, 1980, 101(5): 777–780.

130. Bergdahl M, Hedstrom L. Metronidazole for the prevention of dry socket after removal of partially impacted mandibular third molar: a randomised controlled trial. British Journal of Oral and Maxillofacial Surgery, 2004, 42(6): 555–558.

131. Hedstrom L, Sjogren P. Effect esrimates and methodological quality of randomized controlled trials about prevention of alveolar osteitis following tooth extraction: a systematic review. Oral Surgery Oral Medicine Oral Pathology Oral Radiology and Endodontics, 2007, 103 (1): 8–15.

132. Ren YF, Malmstrom HS. Effectiveness of antibiotic prophylaxis in third molar surgery: a meta-analysis of randomized controlled clinical trials. Journal of Oral and Maxillofaci-alSurgery, 2007, 65(10): 1909–1921.

133. Lodi G, Figini L, Sardella A, et al. Antibiotics to prevent complications following tooth extractions. Cochrane Database of Systematic Reviews, 2012, 11: CD003811.

134. Ataoglu H, Oz GY, Candirli C, et al. Routine antibi-otic prophylaxis is not necessary during operations to remove third molars. British Journal of Oral and Maxillofacial Surgery, 2008, 46(2): 133–135.

135. Swanson AE. A double-blind study on the effectiveness of tetracycline in reducing the incidence of fibrinolytic alveolitis. Journal of Oral and Maxillofadal Surgery, 1989, 47 (2): 165–167.

136. Davis WM Jr., Buchs AU, Davis WM. The use of granular gelatin-tetracycline compound

after third molar removal. Journal of Oral Surgery, 1981, 39(6): 466–467.

137. Sorensen DC, Preisch JW. The effect of tetracycline on the incidence of postextraction alveolar osteitis. Journal of Oral and Maxillofacial Surgery, 1987, 45(12): 1029–1033.

138. Akota I, Alvsaker B, Bjornland T. The effect of locally applied gauze drain impregnated with cblortetracycline ointment in mandibular third-molar surgery. Acta Odonto[ogica Scandinavica, 1998, 56(1): 25–29.

139. Fridrich KL, Olson RA. Alveolar osteitis following surgical removal of mandibular third molars. Anesthesia Progress, 1990, 37(1): 32–41.

140. Schow SR. Evaluation of postoperative localized osteitis in mandibular third molar surgery. Oral Surgery Oral Medicine OralPathology, 1974, 38(3): 352–358.

141. Zuniga JR, Leist JC. Topical tetracycline-induced neuritis: a case report. Journal of Oral and Maxillofacial Surgery, 1995, 53(2): 196–199.

142. Lynch DP, Newland JR, McClendon JL. Myospherulosis of the oral hard and soft tissues. Journal of Oral and Maxillofacial Surgery, 1984, 42(6): 349–355.

143. Poor MR, Hall JE, Poor AS. Reduction in the incidence of alveolar osteitis in patients treated with the SaliCept patch, containing Acemannan hydrogel. Journal of Oral and Maxillofacial Surgery, 2002, 60(4): 374–379; discussion 79.

144. Hermesch CB, Hilton TJ, Biesbrock AR, et al. Perioperative use of 0.12% chlorhexidine gluconate for the prevention of alveolar osteitis: efficacy and risk factor analysis. Oral Surgery Oral Medicine Oral Pathology Oral Radiology and Endodontics, 1998, 85(4): 381–387.

145. Kaya GS, Yapici G, Savas Z, et al. Comparison of alvogy1, SaliCept patch, and low-level laser therapy in the management of alveolar osteitis. Journal of Oral and Maxillofacial Surgery, 2011, 69(6): 1571–1577,

146. Sisk AL, Hammer WB, Shelton DW, et al. Complications following removal of impacted third molars: the role of the experience of the surgeon. Journal of Oral and Maxillofacial Surgery, 1986, 44(11): 855–859.

147. Lopes V, Mumenya R, Feinmann C, et al. Third molar surgery: an audit of the indications for surgery, post-operative complaints and patient satisfaction. British Journal of Oral and Maxillofacial Surgery, 1995, 33 (1): 33–35.

148. Renton T, Dawood A, Shah A, et al. Post-implant neuropathy of the trigeminal nerve. A case series. British Dental Journal, 2012, 212(11): El7.

149. Pogrel MA, Renaut A, Schmidt B, et al. The relationship of the lingual nerve to the mandibular third molar region: an anatomic study. Journal of Oral and MaxillofacialSurgery, 1995, 53(10): 1178–1181.

150. Valmaseda-Castellon E, Berini-Aytes L, Gag-Escoda C. Lingual nerve damage after third lower molar surgical extraction. Oral Surgery Oral Medicine Oral Pathology Oral Radiology and Endodontics, 2000, 90(5): 567–573.

151. Blackburn CW, Bramley PA. Lingual nerve damage associated with the removal of lower third molars. British Dentaldournal, 1989, 167(3): 103–107.

152. Mason DA. Lingual nerve damage following lower third molar surgery. International Journal of Oral and Maxillofacial Surgery, 1988, 17(5): 290–294.

153. Robert RC, Bacchetti P, Pogrel MA. Frequency of trigeminal nerve injuries following third molar removal. Journal of Oral and Maxillofacial Surgery, 2005, 63(6): 732–735; discussion 36.

154. Hillerup S, Stoltze K. Lingual nerve injury in third molar surgery I. Observations on

recovery of sensation with spontaneous healing. International Journal of Oral and Maxillofacial Surgery, 2007, 36(10): 884–889.

155. Kiesselbach JE, Chamberlain JG. Clinical and anatomic observations on the relationship of the lingual nerve to the mandibular third molar region. Journal of Oral and Maxillofacial Surgery, 1984, 42 (9): 565–567.

156. Hwang K, Cho HJ, Battuvshin D, et al. Interrelated buccal fat pad with facial buccal branches and parotid duct. Journal of Craniofacial Surgery, 2005, 16(4): 658–660.

157. Kim JW, Cha IH, Kim S J,et al. Which risk factors are associated with neurosensory deficits of inferior alveolar nerve after mandibular third molar extraction? Journal of Oral and Maxillofacial Surgery, 2012, 70(11): 2508–2514.

158. Pogrel MA, Goldman KE. Lingual flap retraction for third molar removal. Journal of Oral and Maxillofacial Surgery, 2004, 62(9): 1125–1130.

159. Gomes AC, Vasconcelos BC, de Oliveira e Silva ED, et al. Lingual nerve damage after mandibular third molar surgery: a randomized clinical trial. Journal of Oral and Maxillofacial Surgery, 2005, 63(10): 1443–1446.

160. Susarla SM, Kaban LB, Donoff RB, et al. Does early repair of lingual nerve injuries improve functional sensory recovery? Journal of Oral and Maxillofacial Surgery, 2007, 65(6): 1070–1076.

161. Bagheri SC, Meyer RA, Khan HA,et al. Retrospective review of microsurgical repair of 222 lingual nerve injuries. Journal of Oral and Maxillofacial Surgery, 2010, 68(4): 715–723.

162. Libersa P, Roze D, Cachart T, et al. Immediate and late mandibular fractures after third molar removal. Journal of Oral and Maxillofacial Surgery, 2002, 60(2): 163–5; discussion 65–66.

163. Sakr K, Farag IA, Zeitoun IM. Review of 509 mandibular fractures treated at the University Hospital, Alexandria, Egypt. British Journal of Oral and Maxillofacial Surgery, 2006, 44(2): 107–111,

164. Yamaoka M, Furusawa K, Iguchi K, et al. The assessment of fracture of the mandibular condyle by use of computerized tomography. Incidence of sagittal molar removal. Journal of Oral and Maxillofacial Surgery, 2000, 58(10): 1110–1112.

169. Chrcanovic BR, Custodio AL. Mandibular fractures associated with endosteal implants. Oral and Maxillofacial Surgery, 2009, 13(4): 231–238.

170. Mason ME, Triplett RG, Van Sickels JE, et al. Mandibular fractures through endosseous cylinder implants: report of cases and review. Journal of Oral and Maxillofacial Surgery, 1990, 48 (3): 311–317.

171. Raghoebar GM, Stellingsma K, Batenburg RH, et al. Etiology and management of mandibular fractures associated with endosteal implants in the atrophic mandible. Oral Surgery Oral Medicine Oral Pathology Oral Radiology and Endodontics, 2000, 89(5): 553–559.

172. Oh WS, Roumanas ED, Beumer J 3rd. Mandibular fracture in conjunction with bicortical penetration, using wide-diameter endosseous dental implants. Journal of Prosthodontics, 2010, 19(8): 625–629.

173. Boffano P, Roccia F, Gallesio C, et al. Pathological mandibular fractures: a review of the literature of the last two decades. Dental Traumatology, 2013, 29(3): 185–196.

174. Bertram AR, Rao AC, Akbiyik KM,et al. Maxillary tuberosity fracture: a life-threatening haemorrhage following simple exodontia. Australian Dental Journal, 2011, 56(2): 212–215.

175. Coletti D, Ord RA. Treatment rationale for

pathological fractures of the mandible: a series of 44 fractures. International Journal of Oral and Maxillofacial Surgery, 2008, 37(3): 215–222.

176. Grau-Manclus V, Gargallo-Albiol J, Almendros-Marques N, et al. Mandibular fractures related to the sur-gical extraction of impacted lower third molars: a report of 11 cases. Journal of Oral and Maxillofacial Surgery, 2011, 69(5): 1286–1290.

177. Bodner L, Brennan PA, McLeod NM. Characteristics of iatrogenic mandibular fractures associated with tooth removal: review and analysis of 189 cases. British Journal of Oral and Maxillofacial Surgery, 2011, 49 (7): 567–572.

178. AI-Belasy FA, Tozoglu S, Ertas U. Mastication and late mandibular fracture after surgery of impacted third molars associated with no gross pathology. Journal of Oral and Maxillofacial Surgery, 2009, 67(4): 856–861.

179. Perry PA, Goldberg MH. Late mandibular fracture after third molar surgery: a survey of Connecticut oral and maxillofacial surgeons. Journal of Oral and Maxillofacial Surgery, 2000, 58(8): 858–861.

180. Komerik N, Karaduman AI. Mandibular fracture 2 weeks after third molar extraction. Dental Traumatology, 2006, 22(1): 53–55.

181. Kao YH, Huang IY, Chen CM, et al. Late mandibular fracture after lower third molar extraction in a patient with Stafne bone cavity: a case report. Journal of Oral and Maxillofacial Surgery, 2010, 68(7): 1698–1700.

182. Karlis V, Bae RD, Glickman RS. Mandibular fracture as a complication of inferior alveolar nerve transposition and placement of endosseous implants: a case report. Implant Dentistry, 2003, 12(3): 211–216.

183. Moreno JC, Fernandez A, Ortiz JA, et al. Complication rates associated with different treatments for mandibular fractures. Journal of Oral and Maxillofacial Surgery, 2000, 58(3): 273-280; discussion 80–81.

184. Ellis E 3rd, Walker LR. Treatment of mandibular angle fractures using one noncompression miniplate. Journal of Oral and Maxillofacial Surgery, 1996, 54(7): 864–871; discussion 71–72.

185. Ellis E 3rd. Treatment methods for fractures of the mandibular angle. Journal of Craniomaxillofacial Trauma, 1996, 2(1): 28–36.

（张博伦 译，胡开进 审）